慢性内脏痛介入治疗

[美] 丹尼尔·J.帕克　[美]R.杰森勇　[美]克里希纳·B.沙　主编

李水清　刘广召　陈黔　赵玉兰　主译

清华大学出版社

北京

北京市版权局著作权合同登记号　图字：01-2023-2920

ELSEVIER

Elsevier (Singapore) Pte Ltd.
3 Killiney Road,
#08-01 Winsland House I,
Singapore 239519
Tel: (65) 6349-0200; Fax: (65) 6733-1817

Interventional Management of Chronic Visceral Pain Syndromes
Copyright © 2021 by Elsevier Inc. All rights reserved.
ISBN: 9780323757751

This translation of Interventional Management of Chronic Visceral Pain Syndromes by DANIEL J. PAK, R. JASON YONG and KRISHNA B. SHAH was undertaken by Tsinghua University Press and is published by arrangement with Elsevier (Singapore) Pte Ltd.
Interventional Management of Chronic Visceral Pain Syndromes by DANIEL J. PAK, R. JASON YONG and KRISHNA B. SHAH由清华大学出版社进行翻译，并根据清华大学出版社与爱思唯尔（新加坡）私人有限公司的协议约定出版。

《慢性内脏痛介入治疗》（李水清　刘广召　陈黔　赵玉兰　主译）
ISBN: 9787302647812
Copyright © 2023 by Elsevier (Singapore) Pte Ltd. and Tsinghua University Press.
All rights reserved. No part of this publication may be reproduced or transmitted in any form or by any means, electronic or mechanical, including photocopying, recording, or any information storage and retrieval system, without permission in writing from Elsevier (Singapore) Pte Ltd and Tsinghua University Press.

Printed in China by Tsinghua University Press. under special arrangement with Elsevier (Singapore) Pte Ltd. This edition is authorized for sale in the People's Republic of China only, excluding Hong Kong, Macao SAR and Taiwan. Unauthorized export of this edition is a violation of the contract.

版权所有，侵权必究。举报：010-62782989，beiqinquan@tup.tsinghua.edu.cn。

图书在版编目（CIP）数据

慢性内脏痛介入治疗 / （美）丹尼尔·J. 帕克，（美）R. 杰森勇，（美）克里希纳·B. 沙主编；李水清等主译. —北京：清华大学出版社，2023.10
书名原文：Interventional Management of Chronic Visceral Pain Syndromes
ISBN 978-7-302-64781-2

Ⅰ.①慢… Ⅱ.①丹… ②R… ③克… ④李… Ⅲ.①内脏－慢性病－疼痛－介入性治疗 Ⅳ.①R441.1

中国国家版本馆CIP数据核字（2023）第204783号

责任编辑：肖　军
封面设计：钟　达
责任校对：李建庄
责任印制：宋　林

出版发行：清华大学出版社
　　　网　　址：https://www.tup.com.cn, https://www.wqxuetang.com
　　　地　　址：北京清华大学学研大厦A座　　　邮　编：100084
　　　社 总 机：010-83470000　　　　　　　　邮　购：010-62786544
　　　投稿与读者服务：010-62776969, c-service@tup.tsinghua.edu.cn
　　　质量反馈：010-62772015, zhiliang@tup.tsinghua.edu.cn
印 装 者：三河市龙大印装有限公司
经　　销：全国新华书店
开　　本：185mm×260mm　　　印　张：15.75　　　字　数：300千字
版　　次：2023年11月第1版　　　　　　　　印　次：2023年11月第1次印刷
定　　价：198.00元

产品编号：099444-01

主　译　李水清　刘广召　陈　黔　赵玉兰
副主译　任玉娥　易　端　王　永
译　者（按姓氏笔画排序）

马云龙　北京大学第三医院

马擎宇　北京大学第三医院

王　永　航空总医院

任玉娥　河北医科大学第二医院

刘广召　河北医科大学第二医院

孙　杰　北京大学第三医院

李　君　北京大学第三医院

李　赓　北京大学第三医院

李水清　北京大学第三医院

陈　黔　北京积水潭医院贵州医院

易　端　北京大学第三医院

罗启鹏　北京大学第三医院

赵玉兰　西藏自治区人民医院

谢卫东　华润武钢总医院

窦　智　首都医科大学宣武医院

Newaj Abdullah, MD
Resident Physician
Department of Anesthesiology
Baylor College of Medicine
Houston, TX, United States

Mark Abumoussa, MD
Resident Physician
Department of Anesthesia & Perioperative Medicine
Medical University of South Carolina
Charleston, SC, United States

Heena S. Ahmed, MD
Resident Physician
Department of Anesthesiology
Baylor College of Medicine
Houston, TX, United States

Rana AL-Jumah, MD
Resident Physician
Department of Anesthesiology
Baylor College of Medicine
Houston, TX, United States

Mansoor M. Aman, MD
Division of Pain Medicine
Department of Anesthesiology
Advocate Aurora Health
Oshkosh, WI, United States

Jessica Beatty, MD
Resident Physician
Department of Anesthesiology
University of Colorado School of Medicine
Aurora, CO, United States

Alina Boltunova, MD
Resident Physician
Department of Anesthesiology
NewYork-Presbyterian Hospital
New York, NY, United States

Joel Ehrenfeld, MD
Resident Physician
Department of Anesthesiology
NewYork-Presbyterian Hospital
New York, NY, United States

Christine S. Haddad, MD, PhD
Fellow Physician
Department of Anesthesia, Critical Care &
  Pain Medicine
Massachusetts General Hospital
Harvard Medical School
Boston, MA, United States

David Hao, MD
Resident Physician
Department of Anesthesia, Critical Care &
  Pain Medicine
Massachusetts General Hospital
Harvard Medical School
Boston, MA, United States

Cathy He, MD
Interventional Pain Physician and
  Anesthesiologist
Private Practice
Baltimore, MD, United States

Josianna Henson, MD
Fellow
Pain Medicine
Department of Anesthesiology
University of Colorado School of Medicine
Aurora, CO, United States

M. Gabriel Hillegass, MD
Associate Professor of Anesthesiology
MUSC Health University Medical Center
Medical University of South Carolina
Charleston, SC, United States

Ronnie M. Ibrahim, MD
Resident Physician
Department of Anesthesia, Critical Care &
    Pain Medicine
Massachusetts General Hospital
Harvard Medical School
Boston, MA, United States

Benjamin L. Katz, MD, MBA
Resident Physician
Department of Anesthesia, Critical Care &
    Pain Medicine
Massachusetts General Hospital
Harvard Medical School
Boston, MA, United States

Ammar Mahmoud, MD
Division of Pain Medicine
Department of Anesthesiology
Northern Light Eastern Maine Medical Center
Bangor, ME, United States

Anokhi D. Mehta, MD
Fellow
Department of Anesthesiology
Brigham and Women's Hospital
Harvard Medical School
Boston, MA, United States

Neel D. Mehta, MD
Associate Professor of Clinical Anesthesiology
NewYork-Presbyterian Hospital
Weill Cornell Medicine
New York, NY, United States

Vwaire Orhurhu, MD
Fellow
Department of Anesthesia, Critical Care &
    Pain Medicine
Massachusetts General Hospital
Harvard Medical School
Boston, MA, United States

Daniel J. Pak, MD
Assistant Professor of Clinical Anesthesiology
New York-Presbyterian Hospital
Weill Cornell Medicine
New York, NY, United States

Samantha Royalty, MD
Resident Physician
Department of Anesthesiology
Baylor College of Medicine
Houston, TX, United States

A. Sassan Sabouri, MD
Assistant Professor of Anaesthesia
Massachusetts General Hospital
Harvard Medical School
Boston, MA, United States
Visiting Professor
Anesthesiology
Shahid Beheshti Medical University
Tehran, Iran

Javier Sanchez, MD
Resident Physician
Department of Anesthesiology
NewYork-Presbyterian Hospital
Weill Cornell Medicine
New York, NY, United States

Meron Selassie, MD
Assistant Professor of Anesthesiology
MUSC Health University Medical Center
Medical University of South Carolina
Charleston, SC, United States

Krishna B. Shah, MD
Assistant Professor of Anesthesiology
Baylor St. Luke's Medical Center
Baylor College of Medicine
Houston, TX, United States

Matthew A. Spiegel, MD
Resident Physician
Department of Anesthesiology
NewYork-Presbyterian Hospital
New York, NY, United States

Kim A. Tran, MD
Resident Physician
Department of Anesthesiology
Baylor College of Medicine
Houston, TX, United States

Trudy Van Houten, PhD
Assistant Professor
Anatomy and Neurobiology
Boston University School of Medicine
Boston, MA, United States

Clinical Instructor in Radiology
Brigham and Women's Hospital
Boston, MA, United States

Narayana Varhabhatla, MD
Assistant Professor of Anesthesiology
UCHealth University of Colorado Hospital
University of Colorado School of Medicine
Aurora, CO, United States

R. Jason Yong, MD
Assistant Professor of Anesthesia
Brigham and Women's Hospital
Harvard Medical School
Boston, MA, United States

Salim Zerriny, MD
Resident Physician
Department of Anesthesiology
Critical Care, and Pain Medicine
Brigham and Women's Hospital
Harvard Medical School
Boston, MA, United States

目 录

HEENA S. AHMED, MD · KRISHNA B. SHAH, MD · DANIEL J. PAK, MD

概　述

据估计，全球20%以上的人口患有慢性内脏疼痛综合征（简称，内脏痛），这也是患者寻求医学帮助的最常见原因之一[1]。在美国，每年有1200万余人次因腹痛而就诊，其中功能性胃肠道疾病，如肠易激综合征，占就诊腹痛患者中的绝大多数[2, 3]。据报道，全球有超过25%的育龄妇女患有慢性盆腔疼痛[4]。在门诊患者中，达47%以上的胸痛属于非心源性胸痛[5]。

此外，慢性疼痛在内脏恶性肿瘤患者中普遍存在，有52%的患者不论肿瘤分期都会感到腹部疼痛，而在晚期疾病患者中，这一比例增加到71%[6]。考虑到疼痛随着疾病进展的不可预测性和逐渐恶化的性质，它可能是与癌症斗争患者最害怕的症状之一。此外，随着诊断工具的改进和癌症治疗的进步，越来越多的幸存者面临着与治疗相关的慢性疼痛综合征（如放化疗诱发的神经病理性疼痛和术后疼痛）造成的困扰。

鉴于其不确切的临床表现和潜在的伴随因素，内脏痛的诊断和治疗给社会带来重大的经济负担。35%～41%的非特异性腹痛急诊入院接受进一步的诊断评估[7, 8]。据估计，在美国，慢性胰腺炎每年给医疗系统带来约1.5亿美元的花费[9]。慢性盆腔痛是转诊至女性卫生健康服务机构的唯一最常见的指征，占所有门诊预约量的20%，仅在美国每年就产生8.815亿美元的支出[4]。胃肠道疾病的经济负担也很高，估计每年的医疗费用为150亿～200亿美元[10]。除了慢性内脏痛带来的直接医疗成本外，与生产力下降、工作时间缩短以及长期残疾风险增加相关的间接成本也会带来巨大的经济负担[1]。

临床表现和痛觉传递

相对于其他组织，内脏的感觉神经支配密度较低，而且感觉传入信号在外周和中枢神经系统中传导时分化，导致内脏痛表现为弥散性及难以定位的特点[1]。临床上，引起内脏痛的机制多种多样，包括中空脏器的扩张、缺血、肠系膜牵拉、中空脏器的肌肉收缩、化学刺激和恶性肿瘤压迫神经等[2, 11]。内脏疼痛可累及胸部、腹部或盆腔器官，也可产生非特异性运动、自主和情感反应[1]。

大多数内脏同时接受交感神经和副交感神经双重支配，最终投射到中枢神经系统。发生伤害性刺激时，脊髓丘脑束和背柱是脊髓中两个主要的上行纤维束，将内脏的感觉信号传递给大脑[12]。随后向丘脑腹内侧核的投射与疼痛引发的情绪和自主反应密切相关，而向丘脑腹后外侧核的投射提供与疼痛感知相关的信息，包括位置和强度。内脏疼痛也会优先增加前扣带回皮质的电生理活动，这可解释对于内脏疼痛强烈的情绪反应的原因[13]。此外，为了应对持续性损伤或炎症，内脏传入信号可导致神经元兴奋性增强而引起外周和中枢敏化。这可导致痛觉敏感性增强，以及一些内脏疼痛综合征（如肠易激综合征、消化不良和间质性膀胱炎）的牵涉痛范围扩大[11]。

心理社会影响

慢性内脏痛的心理社会影响应作为患者综合评估的一部分。由于内脏传入通路投射到前扣带回皮质，因此除了疼痛之外，内脏痛还有一个很大的情感问题需要解决。因此，患者通常表现为多个模糊和重叠症状的内脏疼痛综合征及伴随的情绪障碍。

内脏痛对生活质量有不利影响。疼痛对情绪的影响因个体而异，可导致抑郁、焦虑、睡眠障碍、疲劳、身体机能和认知功能下降、性功能障碍以及情绪和个性改变。它还可能对与家人和同事的关系产生不利影响[1, 15]。

治 疗

由于内脏疼痛综合征的复杂性和对其潜在机制的了解不足，很少有治疗指南可供遵循。非手术治疗通常包括使用非阿片类药物，如非甾体抗炎药、5-羟色胺能药物、抗惊厥药和对乙酰氨基酚等[1]。尽管阿片类药物常用于恶性疼痛综合征，但其用于慢性非恶性内脏疼痛综合征仍存在争议，可由治疗者自行决定。如前所述，慢性内脏疼痛综合征的心理社会影响不容低估，因此，应在适当的时候使用行为治疗方法。当非手术治疗措施无效时，可以考虑针对脊髓传入通路的治疗方案，包括疼痛阻滞或手术干预。治疗这些患者通常需要多学科共同参与。

本书旨在提供一种治疗慢性内脏疼痛综合征的综合方法，包括药物治疗、心理治疗、物理治疗、注射治疗和更高级别的干预措施。

（易 端译 孙 杰校）

[1] Sikandar S, Dickenson AH. Visceral pain: the ins and outs, the ups and downs. *Curr Opin Support Palliat Care*. 2012; 6 (1): 17-26. http://dx.doi.org/10.1097/SPC.0b013e32834f6ec9.

[2] Kocoglu H, Pirbudak L, Pence S, Balat O. Cancer pain, pathophysiology, characteristics and syndromes. *Eur J Gynaecol Oncol*. 2002; 23 (6): 527-532.

[3] Kamin RA, Nowicki TA, Courtney DS, Powers RD. Pearls and pitfalls in the emergency department evaluation of abdominal pain. *Emerg Med Clin North Am*. 2003; 21 (1): 61-72. http://dx.doi.org/10.1016/S0733-8627 (02) 00080-9.

[4] Ayorinde AA, Bhattacharya S, Druce KL, Jones GT, Macfarlane GJ. Chronic pelvic pain in women of reproductive and post-reproductive age: a population-based study. *Eur J Pain*. 2017; 21 (3): 445-455. http://dx.doi.org/10.1002/ejp.938.

[5] Bosner S, Becker A, Hani MA, et al. Chest wall syndrome in primary care patients with chest pain: presentation, associated features and diagnosis. *Fam Pract*. 2010; 27 (4): 363-369. http://dx.doi.org/10.1093/fampra/cmq024.

[6] van den Beuken-van Everdingen MHJ, de Rijke JM, Kessels AG, Schouten HC, van Kleef M, Patijn J. Prevalence of pain in patients with cancer: a systematic review of the past 40 years. *Ann Oncol*. 2007; 18 (9): 1437-1449. http://dx.doi.org/10.1093/annonc/mdm056.

[7] Austin PD, Henderson SE. Biopsychosocial assessment criteria for functional chronic visceral pain: a pilot review of concept and practice. *Pain Med*. 2011; 12 (4): 552-564. http://dx.doi.org/10.1111/j.1526-4637.2010.01025.x.

[8] Merskey H, Bogduk N, International Association for the Study of Pain, eds. *Classification of Chronic Pain: Descriptions of Chronic Pain Syndromes and Definitions of Pain Terms*. 2nd ed. IASP Press; 1994.

[9] Lew D, Afghani E, Pandol S. Chronic pancreatitis: current status and challenges for prevention and treatment. *Dig Dis Sci*. 2017; 62 (7): 1702-1712. http://dx.doi.org/10.1007/s10620-017-4602-2.

[10] Kellerman R, Kintanar T. Gastroesophageal reflux disease. *Prim Care Clin Off Pract*. 2017; 44 (4): 561-573. http://dx.doi.org/10.1016/j.pop.2017.07.001.

[11] Mayer EA, Gebhart GF. Basic and clinical aspects of visceral hyperalgesia. *Gastroenterology*. 1994; 107 (1): 271-293. http://dx.doi.org/10.1016/0016-5085 (94) 90086-8.

[12] Willis Jr. WD. Dorsal root potentials and dorsal root reflexes: a double-edged sword. *Exp Brain Res*. 1999; 124 (4): 395-421. http://dx.doi.org/10.1007/s002210050637.

[13] Benzon HT, Raj PP, eds. *Raj's Practical Management of Pain*. 4th ed. Mosby-Elsevier; 2008.

[14] Hsia RY, Hale Z, Tabas JA. A national study of the prevalence of life-threatening diagnoses in patients with chest pain. *JAMA Intern Med*. 2016; 176 (7): 1029. http://dx.doi.org/10.1001/jamainternmed.2016.2498.

[15] Phillips CJ. The cost and burden of chronic pain. *Rev Pain*. 2009; 3 (1): 2-5. http://dx.doi.org/10.1177/204946370900300102.

BENJAMIN L. KATZ, MD, MBA · TRUDY VAN HOUTEN, PHD · A. SASSAN SABOURI, MD

自主神经系统概述

　　自主神经系统调节身体功能，如心率、血压、呼吸频率、体温、消化和瞳孔反应。自主神经传出（运动）纤维的特定靶点是平滑肌、心肌和腺体（图2.1）。自主神经系统包括三个基本部分：交感神经、副交感神经和肠神经系统。虽然外源性交感神经和副交感神经输入可以调节胃肠道系统中平滑肌和腺体的活动，但分布在整个胃肠道壁上的肠神经系统的内源性神经元可以在没有外源性输入的情况下维持消化功能。在本节中，我们将阐述维持胸腹部正常功能的自主神经和神经丛，以及内脏疼痛的生理机制。

交感神经系统

　　交感神经系统的一般功能包括收缩血管、加快心率、抑制腺体分泌和平滑肌收缩以及括约肌收缩。除了肾上腺髓质嗜铬细胞上突触的交感神经纤维外，所有自主内脏传出通路至少由两个神经元组成。

　　交感突触前神经元的胞体位于脊髓T1至L2段的外侧灰质（图2.2）。交感神经链，也称为交感干，由一系列相互连接的神经节组成，这些神经节从颅底延伸至脊柱尾骨的外侧（图2.3）。交感神经链允许交感突触前神经元的轴突在其脊髓节段起源上方或下方的神经节处突触。所有交感突触前神经元的有髓纤维离开胸、腰脊神经腹根的脊髓，通过白交通支进入交感干。

　　交感内脏传导冲动可能有几种途径。

　　1. 突触前交感神经元的纤维，在交感链神经节处向周围血管、皮肤腺体和平滑肌突触传递冲动。相应地，突触后交感神经元的纤维通过灰质交通支连接脊神经，以达到其相应支配区域。

　　2. 突触前交感神经元的纤维从上胸椎脊髓水平在交感链内上行，并在颈交感神经节上形成突触，向头颈部结构传递冲动。相应地，突触后交感神经元的纤维通常沿着

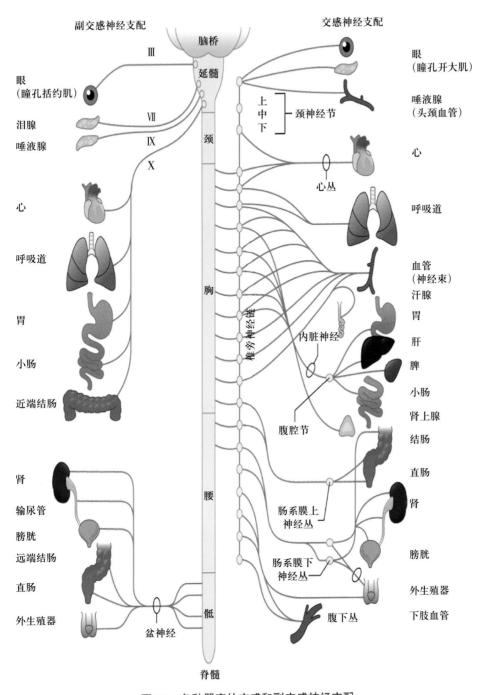

图2.1 各种器官的交感和副交感神经支配

自主神经系统的神经分布多样，广泛分布于胸、腹和盆腔脏器。请注意，有多条神经支配着盆腔脏器

颈动脉的分支到达其相应支配区域。

3.突触前交感神经元的纤维将冲动传递到胸部内脏器官，如心脏、肺和食管，进入脊神经腹侧支，通常在相邻的交感链神经节处形成突触。相应地，突触后交感神经

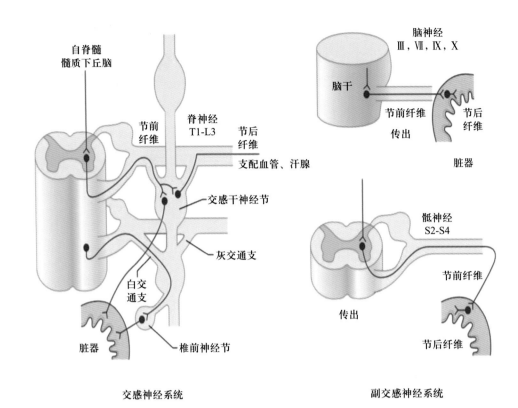

图2.2　自主神经：交感和副交感神经的节前节后纤维

交感干由一系列相互连接的神经节组成，而副交感神经元则分布在脑干内脏运动核和脊髓S2至S4节段。请注意，只有交感神经到胸腔脏器的突触在交感干上。交感神经连接腹部和盆腔脏器的突触位于主动脉前神经节

元的纤维通常通过直接分支到达心脏、肺和食管自主神经丛。

　　4. 大多数突触前交感神经元到腹部和盆腔脏器的轴突穿过交感干而不发生突触，形成明显的胸内脏或腰内脏神经，并在围绕腹主动脉主要分支的众多自主神经丛中的一个神经节内形成突触。相应地，突触后交感神经元通常沿着主动脉的相应内脏分支到达其支配区域。

　　5. 一些下腰椎突触前交感神经元的轴突将脉冲传递到泌尿生殖器官的远端和会阴勃起组织，这些纤维可能在交感链中下降到骶交感链神经节的突触中。相应的突触后交感神经元纤维，即"骶内脏神经"，通过直接的、可能是血管的分支向前运动，到达它们的目标。

副交感神经系统

　　突触前副交感神经元的神经细胞体位于脑干内脏运动核和脊髓S2至S4段。一般来

说，副交感神经系统的功能包括减慢心率、增加腺体分泌、增加平滑肌收缩。

　　迷走神经是人体内最长的神经之一，含有副交感神经纤维。它起源于脑干，是第10对脑神经。左右迷走神经通过颈静脉孔离开颅腔，与颈动脉和颈内静脉一起在颈动脉鞘内向下走行。其内脏分支支配腺体以及心脏、呼吸系统和胃肠系统的肌肉。

胸部器官的自主神经支配

　　心脏、肺和食管丛是交感神经和副交感神经的混合丛。这些神经丛的交感神经主要来自突触后神经元，在T1到T4交感干中有神经细胞体。随迷走神经走行的副交感节前纤维沿迷走神经的分支，分布在神经丛内的神经节或胸腔器官壁。

　　心丛的浅部位于右肺动脉前方，主动脉弓下方。心丛的深部位于主动脉弓的后方，气管分叉的前方，正好位于隆突的上方。然后神经丛产生各种分支，到达窦房结以调节心率。

　　左、右肺丛位于主支气管和肺门的前后表面。总的来说，肺丛支配支气管和内脏胸膜，尽管后肺丛支配70%以上的肺[1]。

　　食管丛是一组由副交感神经和交感神经支配的神经纤维，它们在不同部位进入食管。当迷走神经穿过胸腔时和交感干构成食管丛，像大多数副交感神经一样，节前神经纤维进入器官壁，最终与节后神经元形成突触。食管丛的迷走神经成分包含兴奋性和抑制性神经纤维，取决于释放的神经递质及其在背运动核中的来源[2]。

腹部和盆腔脏器自主神经支配

腹部和盆腔器官的交感神经支配

　　内脏大（胸上）神经通常由源自T5至T9脊髓节段的突触前纤维组成。然而，神经纤维也可以从高达T1和低至T11的水平发出（图2.3）。内脏大神经通常位于T12椎体的前外侧。内脏大神经离开胸腔，穿过膈肌脚，进入后腹膜，在此突触前轴突与腹腔神经丛中的突触后神经元突触。来自腹腔丛的突触后交感神经纤维通常沿着腹腔干的动脉分支到达胃、近端十二指肠、胰、脾和肝胆。内脏大神经突触中的一些突触前交感神经纤维直接与肾上腺髓质中的嗜铬细胞相连。内脏小神经通常由源自T9至T11脊髓节段的突触前纤维组成。内脏小神经的突触前纤维通常与位于腹腔神经丛或肠系膜

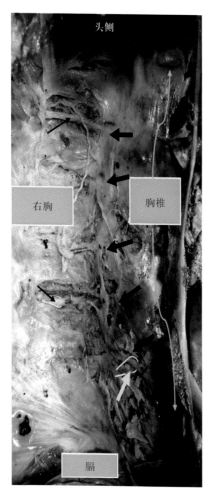

**图2.3 尸体解剖胸交感神经链和内脏
大神经**

切除肺和胸膜，显露胸交感神经链（黑色箭
头）。大（胸上）内脏神经周围有一个夹子
（黄色箭头）。T5肋间神经被绑住用黑色的小
箭头标记。

上丛的突触后神经元发生突触。突触后轴突通常沿着肠系膜上动脉的分支到达远端十二指肠、其余的小肠、升结肠和脾曲近端的横结肠。

内脏最小神经通常由T11至T12脊髓节段的突触前纤维组成。内脏神经中的突触前纤维通常与位于主肾神经节的突触后神经元发生突触。突触后轴突沿着肾动脉到达肾。

腰内脏神经通常起源于L1至L2脊髓节段。突触前轴突与肠系膜下神经丛突触后神经元突触。突触后轴突沿着肠系膜下动脉的分支到达脾曲、降结肠、乙状结肠和直肠近端。突触后轴突也通过直接分支（下腹干）下降到骨盆，到达上腹下丛、下腹下丛以及直肠和盆腔器官侧壁上的特定内脏丛。子宫阴道丛或前列腺丛的分支沿着尿道下降，到达会阴部勃起组织。

来自胃肠道的内脏传入纤维通常沿着交感内脏运动通路返回脊髓。

腹部和盆腔器官的副交感神经支配

左、右迷走神经进入食管的腹部，分别作为食管神经丛的前支和后支穿过食管裂孔。前支支配腹内食管和胃；后支支配肝、胆道、胆囊和小网膜，并连接腹腔丛。来自腹腔神经丛的迷走神经支供应脾曲附近的小肠和大肠。突触后副交感神经元位于肠壁的肌间神经丛（Auerbach）和黏膜下神经丛（Meissner）（图2.2）。

腹部和盆腔自主神经丛

腹主动脉的主要分支周围有一系列相互沟通的神经丛和神经节（图2.4）。突触前交感神经元的轴突通过胸、腰内脏神经和神经丛内交感神经节的突触到达主动脉丛。突触后交感神经元的轴突沿着血管到达腹部器官。

来自迷走神经和盆内脏神经的突触前副交感神经纤维不相交穿过血管丛，通过直

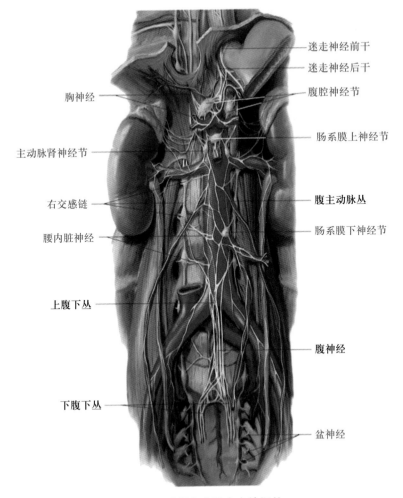

迷走神经前干
迷走神经后干
腹腔神经节
肠系膜上神经节
胸神经
主动脉肾神经节
右交感链
腰内脏神经
腹主动脉丛
肠系膜下神经节
上腹下丛
腹神经
下腹下丛
盆神经

图2.4　腹部和盆腔自主神经丛

腹、盆腔自主神经丛广泛分布于腹膜后间隙。红色标签表示交感神经的贡献，蓝色标签表示副交感神经的贡献，黑色标签表示交感神经和副交感神经的混合成分

接分支或血管分支到达腹部器官。

腹腔丛

腹腔丛是围绕T12～L1椎体水平腹主动脉腹腔干的交感神经和副交感神经纤维网络（图2.5）。内脏大神经和内脏小神经为腹腔神经丛提供交感神经纤维。副交感神经纤维由迷走神经前干的一小部分和迷走神经后干的大部分组成。腹腔神经节的大小差别很大。离开腹腔丛的神经纤维通常沿着腹主动脉的分支到达胃、肝和胆道系统、胰腺和十二指肠近端。从侧面看，腹腔丛与主动脉和性腺自主丛相关。另外，腹腔丛与肠系膜上丛相关。

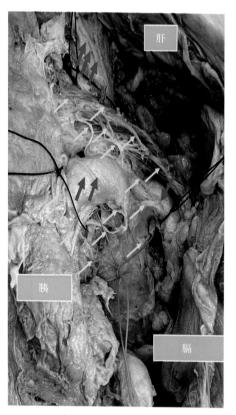

图2.5　腹腔神经丛解剖
在打开小囊（网膜滑囊）和移动肝脏后，胰、脾、腹腔神经丛为腹腔干周围的弥漫性神经丛。一个红色箭头和黑色缝合线（右）围绕着左胃动脉。两个红色箭头和黑色缝合线（左）围绕着脾动脉。两条动脉都接近腹腔干（蓝色领带）。黄色小箭头表示腹腔神经丛的分布。三个红色箭头表示肝总动脉（图像顶部的黑色缝合线）

肠系膜上丛和肠系膜下丛

肠系膜上丛是围绕肠系膜上动脉的交感神经和副交感神经混合丛。肠系膜上丛的交感神经主要来自内脏小神经（T10～T11），副交感神经主要来自迷走神经的后支。肠系膜下动脉周围有肠系膜下丛和相关神经节。交感神经主要来自腰内脏神经。副交感神经来自盆内脏神经（S2～S4）。

肠系膜间丛（腹主动脉丛）

肠系膜间丛位于腹主动脉的肠系膜上动脉和肠系膜下动脉起始部之间，由来自腰内脏神经的交感神经纤维和来自迷走神经的副交感神经纤维构成。

上腹下丛

上腹下丛位于L5～S1椎体前面，主要由从肠系膜下丛下行的腰内脏神经节后交感纤维和从骶脊髓水平通过左、右下腹神经上行的节前盆腔内脏神经组成（图2.6）。从上腹下丛开始，左、右下腹神经下降到骨盆，形成下腹下丛。

下腹下丛

下腹下丛，也称为盆丛，是位于直肠侧面的成对神经丛。该神经丛分布于盆腔脏器，在男性中分出前列腺丛，在女性中分出子宫阴道丛。由上腹下丛、骶内脏神经和盆内脏神经合成。盆丛由下行的腹下神经交感神经纤维和来自盆内脏神经或腹下丛的副交感神经纤维组成，腹下丛神经损伤可导致盆腔器官功能障碍。

腹盆部感觉神经分布

来自腹部和盆腔器官以及邻近脏胸膜的感觉由内脏传入纤维传导，来自腹膜壁层和体壁的感觉由躯体传入纤维传递、内脏传入纤维和躯体传入纤维的神经元胞体均位于背根神经节内。内脏和躯体传入神经元胞体的中央突起进入脊髓和中间神经元突触，中间神经元通过通向脑干和大脑皮质的不同束传递疼痛和感觉。参与疼痛的神经纤维几乎完全是A_δ和C纤维。

来自腹部和盆腔脏器以及相邻脏胸膜的内脏传入通路由一个神经元组成。大部分胃肠道内脏传入神经纤维的外周突与交感内脏传出纤维一起运动。内脏传入纤维的外周突通过主动脉周围的自主神经丛，跟随内脏神经到达交感神经干，通过白交通支离开交感神经干，进入脊神经背根和背根神经节。与躯体传入神经元一样，内脏传入神经元的神经胞体位于背根神经节内，这些神经元的中央突起继续通过背根到达脊髓，并与脊髓内的中间神经元上形成突触，背根神经节与中间神经元突触，来自远端结肠和骨盆的内脏传入纤维通常与来自骶神经根的副交感传出纤维一起返回脊髓。表2.1总结了各种内脏器官的神经支配。

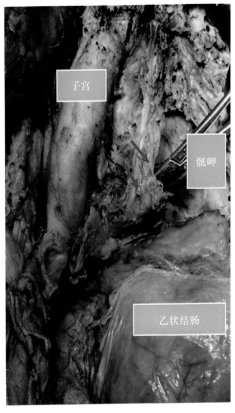

图2.6 上腹下丛

上腹下丛（红色箭头，在手术器械上方）位于骶岬前腹膜后间隙内。拉开子宫和乙状结肠暴露神经丛

表2.1 胃肠道的内脏感觉

器官	内脏传入与交感传出纤维的传导		内脏传入与副交感传出纤维的传导
肝胆	T5～T10	通过腹腔神经丛	迷走神经
胃	T7～T9	通过腹腔神经丛	迷走神经
胰腺	T6～T10	通过腹腔神经丛	迷走神经
小肠	T9～L1	通过腹腔神经丛	迷走神经
盲肠，升结肠和横结肠	T9～L1	通过腹腔神经丛	迷走神经
降结肠	T9～T12	通过腹腔神经丛	S2～S4通过骨盆神经
乙状结肠、直肠	T11～L1	通过胃下神经丛	S2～S4通过骨盆神经

肝和胆道系统

肝和胆道系统的感觉由躯体和内脏感觉神经纤维传导。感觉冲动通过腹腔丛和胸内脏神经的交感内脏通路与迷走神经的副交感通路返回中枢部。

胃

来自胃的感觉冲动通过腹腔丛和T7~T9脊神经根的交感神经纤维传入，也可通过迷走神经的副交感神经纤维传入。

胰腺

来自胰腺的感觉冲动通过腹腔丛和T6~T10脊神经根的交感神经纤维传入，也可通过迷走神经的副交感神经纤维传入。

小肠、盲肠、升结肠和横结肠

来自小肠、盲肠、升结肠和横结肠的感觉冲动通过腹腔丛和T9到L1脊神经根的交感神经纤维传入，也可通过迷走神经的副交感神经纤维传入。

降结肠、乙状结肠和直肠

降结肠通过腹腔神经丛接受来自T9~T12神经根的交感神经支配。乙状结肠和直肠通过腹下神经丛接受来自T11~L1神经根的交感神经支配。此时，骶神经S2~S4在胃肠道前方提供副交感神经支配。

内脏痛生理学

腹痛是患者寻求医生诊疗的最常见原因之一。根据患者的症状和体征，鉴别诊断很多。虽然部分腹痛通过诊断和治疗得以治愈，但很大一部分可能会转为慢性。慢性腹痛很难控制，因为我们对疼痛和内脏感觉的发病机制还不完全了解。

自主神经系统的功能组织

中枢神经系统最终接收并处理来自腹部脏器的疼痛信号。支配内脏的神经通过交感神经和副交感神经纤维投射到中枢神经系统。然而，疼痛信号从起源到中枢神经系统的过程并不一定是直接的。如前面所述，在最终到达脊髓和其他中枢神经系统之前，疼痛信号的过程可能涉及腹部脏器的内在和外在神经。

胆碱能、肾上腺素能节前和节后突触

自主神经系统很复杂，全身有各种突触。一般来说，交感神经和副交感神经的突触前神经元都含有烟碱类乙酰胆碱（胆碱能）受体。交感和副交感传出神经在节后受体方面有所不同。交感神经节后纤维释放儿茶酚胺，儿茶酚胺作用于肾上腺素能受体。肾上腺素能受体包含多种在不同终末器官中发现的亚型。副交感神经释放乙酰胆碱，激活烟碱类乙酰胆碱受体。当然，也有值得讨论的例外情况。一个例外是汗腺，它由交感神经和副交感神经共同支配，这两个分支都释放乙酰胆碱并含有胆碱能受体。另一个例外是肾上腺髓质，它含有烟碱类乙酰胆碱受体，其激活最终导致儿茶酚胺的释放。

神经递质：乙酰胆碱、儿茶酚胺

乙酰胆碱（ACh）：是所有自主神经节前末梢以及神经肌肉连接处副交感神经节后纤维释放的神经递质。ACh受体在自主神经节属于烟碱类，与神经肌肉连接处的自主神经节属于同一类。所有胆碱能传出细胞均存在毒蕈碱类受体。心脏的毒蕈碱类受体是抑制性的，而胃肠道的毒蕈碱类受体是兴奋性的，可增加肠道运动。

儿茶酚胺（去甲肾上腺素和肾上腺素）：去甲肾上腺素（NE）是交感神经节后纤维释放的神经递质。NE和肾上腺素（EP）也从肾上腺髓质释放到血液中，以加强其神经传递特性。肾上腺素能受体有两类，即α和β受体。刺激受体通常会导致神经兴奋，如血管收缩或平滑肌收缩，包括胃肠道和膀胱括约肌，在胰腺中，会抑制胰岛素和外分泌。刺激β2肾上腺素能受体可导致肝糖原分解，抑制胃肠道运动。

疼 痛 机 制

内脏器官引起的疼痛的机制非常复杂，可由各种刺激产生，包括牵引、扩张、

压迫、缺氧或缺血、化学刺激等。然而，并非所有刺激都产生疼痛，伤害感受器会对持续刺激敏感[19]。之所以会发生这种情况，是因为各种伤害感受器受到各种炎症和抗炎介质的调节，如果刺激达到一定值，最终可导致动作电位的产生[20]。此外，各种激素会影响腹痛和感觉[21]。内脏痛的病因往往很复杂。腹部内脏痛的起源可能来自内脏腹膜或壁腹膜，或两者兼有。壁腹膜通常有躯体感觉神经分布。可将疼痛定位到特定区域。而脏腹膜和内脏器官本身由大量自主神经支配，会导致模糊或牵涉痛。

伤害感受和内脏伤害感受器

内脏伤害感受是由多种刺激引起的，并根据刺激的强度产生多种反应。腹部内脏伤害感受器包括化学感受器、温度感受器和机械感受器。内脏传入神经利用神经肽传导，如降钙素基因相关肽（CGRP）、生长抑素、血管活性肠肽和P物质[3]。器官扩张、缺血和炎症都会根据刺激强度引起不同的反应。传入纤维有两种，即交感传入纤维和副交感传入纤维。根据研究，副交感传入纤维可以调节疼痛信号，而不是直接传递疼痛信号[4]。交感传入纤维负责将疼痛信号传回脊髓[5]。然而，迷走神经传入纤维也可能对影响交感传入纤维的一些神经递质有反应，如5-HT、三磷酸腺苷、前列腺素和辣椒素[6]。与上述物质相关的内脏刺激激活迷走神经传入纤维可引起恶心和呕吐等症状，因为其中一些神经投射到脑干。这有助于解释疼痛与某些自主反应之间的联系[7-9]。

内脏痛理论

内脏痛虽然无处不在，但人们对其了解甚少。这是由于内脏器官、自主神经系统和中枢神经系统之间相互作用的复杂性所致。例如，并非所有内脏器官都对刺激有反应，一些器官比其他器官更敏感，并且并非所有刺激都会引起疼痛。此外，情绪和压力可通过下丘脑-垂体-肾上腺轴影响内脏疼痛[10, 21]。因此，多种因素在内脏痛的发展中起作用。内脏痛信号可传输至中枢神经多个位置，并可与躯体传入信号会聚，从而导致中枢神经系统内的牵涉痛和信号调制。调节障碍也会发生并导致痛觉过敏[22]。身体也会出现内脏痛样痉挛。最近的研究表明，一方面肠道微生物群可以调节疼痛[11]，益生菌可以改善肠易激综合征（Irritable Bowel Syndrome，IBS）患者的疼痛[12-14]；另一方面，病原菌可能含有或分泌引起炎症和疼痛的物质[15, 16, 23]。

牵涉痛

来自内脏器官的疼痛通常被描述为深度疼痛，这种疼痛难以定位，并且经常能在与其真实起源不同的区域感觉到。这种现象被描述为牵涉痛。牵涉性疼痛的发生是因为自主传入纤维在突触之前通过多个神经丛，其水平可能与其起源完全不同。一个典型的例子是阑尾炎。阑尾炎的疼痛是始于脐周隐痛。这种疼痛背后的生理机制是，内脏传入神经"感知"疼痛并通过肠道椎前神经节发送信号，最终进入脊髓的各个层面。导致局部疼痛不适。然而，一旦阑尾炎相关的炎症蔓延到壁层胸膜，疼痛就会被感知为右下腹痛。这是因为躯体传入神经更直接地进入脊髓，并通过脊髓丘脑束上传为疼痛信号。

内脏-躯体会聚描述了内脏神经元和躯体神经元之间的通信。内脏传入神经元的脊髓终末可能比躯体神经元少，因此在信号进入中枢神经系统之前与躯体神经元发生突触[18]。这能有助于解释内脏和躯体疼痛的同时发生。当一个内脏器官的疼痛转移到另一个内脏器官时，就会发生内脏-内脏会聚。来自不同内脏器官的传入神经纤维在接近中枢神经系统时汇聚在一起。

引起内脏疼痛的有害刺激物

基于人群的大量研究表明，年轻患者身上的伤害性刺激可能会导致后期腹痛[17]。慢性疼痛背后的理论是，刺激会导致内脏痛觉过敏。然而，对所述疼痛部位的有害刺激也可导致脊髓水平的痛觉过敏，从而导致内脏痛觉过敏。这种现象被称为躯体内脏会聚。

（罗启鹏 译 孙 杰 审校）

原书参考文献

[1] Weijs TJ, Ruurda JP, Luyer MD, Cuesta MA, vanHillegersberg R, Bleys RL. New insights into the surgicalanatomy of the esophagus. J Thorac Dis. 2017; 9 (Suppl8): S675.

[2] Goyal RK, Chaudhury A. Physiology of normal esophagealmotility. J Clin Gastroenterol. 2008; 42 (5): 610.

[3] Coelho AM, Fioramonti J, Buéno L. Systemic lipopolysaccharideinfluences rectal sensitivity in rats: role of mastcells, cytokines, and vagus nerve. Am J Physiol GastrointestLiver Physiol. 2000; 279 (4):

G781~G790.

［4］ Dubin AE, Patapoutian A. Nociceptors: the sensors of thepain pathway. J Clin Invest. 2010; 120 (11): 3760~3772.

［5］ Ness TJ, Fillingim RB, Randich A, Backensto EM, Faught E.Low intensity vagal nerve stimulation lowers human thermalpain thresholds. Pain. 2000; 86: 81~85.

［6］ Mazzone SB, Undem BJ. Vagal afferent innervation of theairways in health and disease. Physiol Rev. 2016; 96 (3): 975~1024.

［7］ Andrews PL, Sanger GJ. Abdominal vagal afferent neurones: an important target for the treatment ofgastrointestinal dysfunction. Curr Opin Pharmacol. 2002; 2 (6): 650~656.

［8］ Rudd JA, Nalivaiko E, Matsuki N, Wan C, Andrews PL. Theinvolvement of TRPV1 in emesis and anti-emesis. Temperature.2015; 2 (2): 258~276.

［9］ Bulmer DC, Roza C. Visceral pain. In: The Oxford Handbookof the Neurobiology of Pain. 2018.

［10］ Heinricher MM. Pain modulation and the transition fromacute to chronic pain. In: Translational Research in Pain andItch. Dordrecht: Springer; 2016: 105~115.

［11］ Camilleri M, Boeckxstaens G. Dietary and pharmacologicaltreatment of abdominal pain in IBS. Gut. 2017; 66 (5): 966~974.

［12］ Hadizadeh F, Bonfiglio F, Belheouane M, et al. Faecalmicrobiota composition associates with abdominal painin the general population. Gut. 2018; 67 (4): 778~779.

［13］ Pokusaeva K, Johnson C, Luk B, et al. GABA-producingBifidobacterium dentium modulates visceral sensitivityin the intestine. Neuro Gastroenterol Motil. 2017; 29 (1): e12904.

［14］ Harper A, Naghibi M, Garcha D. The role of bacteria, probioticsand diet in irritable bowel syndrome. Foods. 2018; 7 (2): 13.

［15］ Chiu IM, Heesters BA, Ghasemlou N, et al. Bacteria activatesensory neurons that modulate pain and inflammation.Nature. 2013; 501 (7465): 52.

［16］ Sengupta JN. Visceral pain: the neurophysiological mechanism.In: Sensory Nerves. Berlin, Heidelberg: Springer; 2009: 31e74.

［17］ Gebhart GF. Visceral painperipheral sensitisation. Gut.2000; 47 (suppl 4): iv54~iv55.

［18］ Gold MS, Gebhart GF. Nociceptor sensitization in painpathogenesis. Nat Med. 2010; 16 (3): 1248~1257.

［19］ Janig W. Neurobiology of visceral afferent neurons: neuroanatomy, functions, organ regulations and sensations. BiolPsychol. 1996; 42 (1e2): 29e51.

［20］ Sagami Y, Shimada Y, Tayama J, Nomura T, SatakeM, Endo Y. Effect of a corticotropin releasing hormone receptorantagonist on colonic sensory and motor function inpatients with irritable bowel syndrome. Gut. 2004; 53: 958~964.

［21］ Gebhart GF, Bielefeldt K. Physiology of visceral pain.Comprehensive Physiol. 2011; 6 (4): 1609~1633.

［22］ Sikandar S, Dickenson AH. Visceral painethe ins and outs, the ups and downs. Curr Opin Support Palliat Care. 2012; 6 (1): 17.

［23］ Wood JN, ed. The Oxford Handbook of the Neurobiology ofPain. Oxford University Press; 2018.

延 伸 阅 读

［1］ Wood JD, Alpers DH, Andrews PLR. Fundamentals ofneurogastroenterology. Gut. 1999; 45 (suppl 2): II6～II16.

［2］ Elias M. Cervical sympathetic and stellate ganglion blocks.Pain Physician. 2000; 3 (3): 294～304.

［3］ Chung IH, Oh CS, Koh KS, Kim HJ, Paik HC, Lee DY.Anatomic variations of the T2 nerve root (including thenerve of Kuntz) and their implications for sympathectomy.J Thorac Cardiovasc Surg. 2002; 123 (3): 498～501.

［4］ Zaidi ZF, Ashraf A. The nerve of Kunz: incidence, locationand variations. J Appl Sci Res. 2010; 6: 659～664.

［5］ Oh CS, Chung IH, Ji HJ, et al. Clinical implications of topographicanatomy on the ganglion impar. Anesthesiology.2004; 101: 249～250.

［6］ Toshniwal GR, Dureja GP, Prashanth SM. Transsacrococcygealapproach to ganglion impar block formanagement of chronic perineal pain: a prospective observationalstudy. Pain Physician. 2007; 10: 661～666.

第一部分
盆腔疼痛综合征

第3节 女性盆腔痛

MANSOOR M. AMAN, MD · AMMAR MAHMOUD, MD

概　　述

女性慢性盆腔痛（chronic pelvic pain，CPP）是指持续超过6个月的非周期性疼痛，所有年龄段都有患病风险。它与性功能、情绪和行为健康异常有关。患者表现为盆底、泌尿、肠道、性或妇科功能障碍的症状，包括痛经、性交痛、排尿困难以及腹股沟、阴道或会阴部的疼痛。在临床实践中常见的CPP来源包括子宫内膜异位症、盆腔炎、非恶性附件肿块、外阴痛、阴部神经痛、术后神经病理性疾病和盆腔周围的肌筋膜疼痛。对于一些疾病，经治疗后疼痛未能改善，被认为是顽固性疼痛。

世界卫生组织估计，慢性盆腔炎的全球患病率为5.7%～26.6%[1]。鉴于许多国家没有报告相关的数据，这一数字可能被低估。确定CPP潜在病因从而制订有效的治疗计划通常需要多学科团队合作，包括初级保健医师及妇科、泌尿科、胃肠病科、行为健康和疼痛管理专家。

CPP常与子宫内膜异位症相关；但许多患者难以找到明确的疼痛病因[2]。一项在10个国家进行的研究表明，在以CPP症状为主的女性中，子宫内膜异位症的诊断平均延迟6.7年，而在体重指数（BMI）升高的女性中，其延迟时间更长[3]。活动受限和生育能力低下并常伴随着严重的社会心理障碍[4, 5]。经济负担主要来自生产力的损失和生活质量的下降[6, 7]。盆腔炎（pelvic inflammatory disease，PID）是由生殖系统感染导致的炎症[8]，常见于15～25岁的女性。其发病率难以量化。各种人口统计学、临床和行为风险因素（如吸烟）已被确定为盆腔炎发生后导致CPP的预测因素[9]。盆腔炎的后遗症是粘连，可能与疼痛产生有关，并可能导致胃肠道机械性梗阻或生殖器官扭转。根据年龄、种族、体重指数以及糖尿病和高血压等共患病，非恶性附件肿块（如平滑肌瘤、输卵管卵巢囊肿）的终身发病率较高，为5%～71%[10, 11]。外阴痛的患病率为8%[12]，容易漏诊，从而发病率为4.2%[13]。本章将重点讨论顽固性盆腔痛，这种疼痛在常规医疗管理下没有得到改善。

病因和发病机制

与炎症、创伤或感染引起的急性疼痛不同，CPP的潜在病因复杂，涉及不同的神经、躯体、内脏和肌肉骨骼病变（图3.1）。其发病机制涉及遗传、内分泌、行为和中枢神经系统。

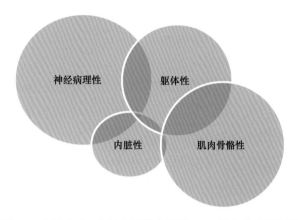

图3.1　多种疼痛来源交叉重叠解释了 CPP 的多种临床表现

根据CPP患者伴其他慢性疼痛综合征的发病率增加，可推断其遗传机制[14, 15]。内分泌系统也与CPP的发病机制有关，因为性激素失调与某些疾病（如子宫内膜异位症）相关，并且可以调节伤害感受和疼痛感知[16, 17]。通过其行为机制可发现潜在的诱因，如负面情绪体验[18-20]。中枢敏化可导致背角神经元的疼痛反应放大和伤害感受阈值降低，这又可导致感觉障碍和器官功能障碍。低于阈值的内脏刺激可以被感知到，并被视为有害刺激，这就是内脏痛觉过敏。

盆腔内的许多结构都由位于腹膜后的上腹下丛及其分支支配，位于L5椎体前方的两侧。它包括交感神经和副交感神经内脏传入和传出纤维[21]。交感神经链的尾部汇聚形成奇神经节，它为盆腔内脏提供交感神经支配，并同时支配会阴、远端直肠、肛周区域和远端尿道等。盆腔的副交感神经起源于S2～S4脊神经根，包括盆腔内脏神经。盆腔的躯体神经支配，包括传入感觉纤维，也来自S2～S4神经根。

临　床　表　现

患者发作时可能有许多症状和体征。患者自述腹盆腔疼痛，特点为深部的、难忍的、剧烈的、绞痛的、尖锐的、烧灼样的或针刺样的。疼痛可沿背部、腹股沟或大腿呈非神经分布状放射分布。患者常述痛经、月经过多、排尿困难、沿骨盆边缘疼痛或外阴触痛。性交困难对患者和她们的性伴侣影响很大。

诊　断

全面的病史和体格检查是初步诊断的主要依据。应评估和排除可能导致持续性盆腔痛的常见原因。应询问其社会心理因素，寻找近期的压力源，如失去家庭成员或既往的负面经历，以评估抑郁和焦虑共存的情况。应详细进行基于器官的系统查体，并注意泌尿系统、胃肠道、妇科和肌肉骨骼受累情况。最后，应排除提示全身性疾病的危险信号，包括绝经后出血、性交后出血、盆腔肿块、体重明显减轻和血尿。

如果出现已知疾病的症状，应根据特定指南，对疾病进行治疗。在大多数没有可识别疾病的患者中，如果以器官特异性症状为主，则应考虑亚专科会诊。如果没有特定器官的疼痛来源，建议寻求疼痛医师帮助。

常用的检查包括经腹、经阴道超声[22, 23]和盆腔CT，有助于评估任何潜在的盆腔肿瘤。诊断性腹腔镜检查被认为是诊断子宫内膜异位症、子宫腺肌病和平滑肌病的金标准。如果临床需要，可以考虑进行实验室检查，包括LH、FHS、雌二醇、尿液分析、阴道拭子和粪便培养。

鉴 别 诊 断

鉴别诊断应首先排除感染和恶性肿瘤。CPP的其他原因可按器官分类。泌尿系统疼痛综合征包括间质性膀胱炎和尿道疼痛。妇科疼痛来源包括痛经、子宫内膜异位症、PID、附件肿瘤和与分娩有关的损伤。胃肠道疼痛来源包括痔疮、肛裂和肠易激综合征。肌肉骨骼和神经肌肉疼痛来源包括阴部神经痛、盆底肌功能障碍和外阴痛。

体 格 检 查

体格检查应以患者肌肉、神经和器官为目标，发现疼痛的来源。对慢性盆腔痛患者的体格检查很少有特征性地发现，应检查腹部是否有任何明显的畸形或肿块。应评估既往手术切口愈合情况和对应皮肤迟钝感觉或异常性疼痛。对腹直肌和腹外斜肌轻轻触诊，检查压痛，以评估肌肉骨骼受累程度。Carnett试验：患者取仰卧位，检查者将手指放在腹部肌肉上，要求患者抬高腿部或头部以收缩腹直肌，若疼痛加重，即Carnett试验阳性，该试验阳性提示与内脏疼痛不同，可能是肌肉卡压神经所致。更深的触诊可用于评估附件压痛或肿瘤。

由于痛觉过敏或触痛，应谨慎进行外生殖器检查和镜检。闭孔内肌和外肌可能存在触发点，因此骨盆边缘肌肉的触诊可能会引起疼痛。由于对阴部神经的刺激，沿坐骨棘的触诊可能会引发剧烈的神经性疼痛。腰椎关节突关节、骶髂关节、髋关节以及腰部和臀部肌肉的脊柱检查有助于排除肌肉骨骼疼痛来源。

治　疗

多模式治疗十分必要，并且应联合物理、行为、药物、介入和手术治疗，以确保治疗成功（图3.2）。

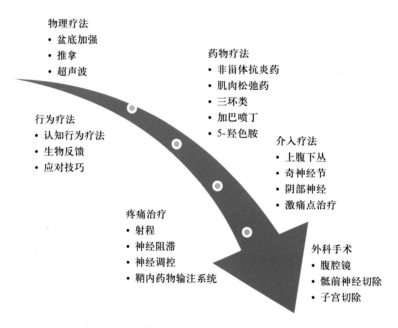

图3.2　CPP的多模式治疗方案

药物治疗

CPP的药物治疗需要个体化和多学科化。由于盆腔疼痛病因的复杂性以及并存的医学和社会心理共患病，治疗需要从其他慢性疼痛疾病的治疗中借鉴，以帮助指导盆腔痛药物治疗[2]。女性患者的CPP药物治疗证据有限。

CPP的药物治疗首先要明确可能的疼痛机制（躯体性、神经性、内脏性、交感性）。这些机制经常重叠，需要多模式策略来协同镇痛，从而提高治疗的成功率。药物治疗通常从非甾体抗炎药和肌肉松弛药开始，因为患者对该类药物的耐受性良好且副作用有限。并经常加用对乙酰氨基酚，尽管缺乏相关疗效的证据，但常用于治疗合并的躯体性疼痛。

如果患者同时存在躯体神经痛和交感神经痛，三环类抗抑郁药、抗惊厥药（如加巴喷丁）和选择性去甲肾上腺素再摄取抑制剂可能有一定的治疗效果。已经证明联合应用治疗神经病理性疼痛的药物在CPP中更有效。具体而言，联合使用比单独使用加巴喷丁或阿米替林更能缓解疼痛[24]。

对于CPP周期性加重的患者，可以考虑使用雌孕激素联合避孕药、单独孕激素避孕药或促性腺激素释放激素类似物进行激素治疗，激素治疗应由妇产科医师进行。不推荐长期使用阿片类药物治疗CPP[2]。

注射治疗

当非手术治疗未能取得满意的疼痛缓解时，应考虑介入治疗来改善患者功能。靶向注射可以帮助诊断并为具有复杂疼痛的患者提供治疗益处。通过评估可能的疼痛来源（内脏性、躯体神经性或交感神经性），为进一步的治疗提供依据。

上腹下丛阻滞

上腹下丛（superior hypogastric plexus，SHP）包含位于L5椎体前方两侧的交感神经纤维和副交感神经纤维，以及来自降结肠、直肠、膀胱、输尿管、子宫和附件结构的初级内脏传入神经，这些交感神经和交感神经节一起向近端行进，可以对其进行诊断性阻滞。上腹下丛阻滞常在透视引导下完成，但是也可以使用CT。它通常从后旁正中入路，靶向L5下1/3和S1上1/3的水平，针尖到达椎体前缘（图3.3）。上腹下丛阻滞已被证明可有效治疗因子宫内膜异位症引起的非肿瘤性慢性疼痛[25, 26]。如果诊断性阻滞成功，可以进一步进行乙醇和苯酚上腹下丛毁损术，实现非恶性盆腔疼痛的更大缓解[27]。

奇神经节阻滞

两侧交感神经链的末端汇合形成一个单一的神经节，称为奇神经节或瓦尔特神经节。来自会阴、远端直肠、远端尿道、外阴、肛周区和阴道远端1/3的初级内脏传入神经与内脏交感神经纤维汇聚在奇神经节内。

已经有多种神经节阻滞方法的报道，但最流行的方法是经尾骨法，因为它的轨迹

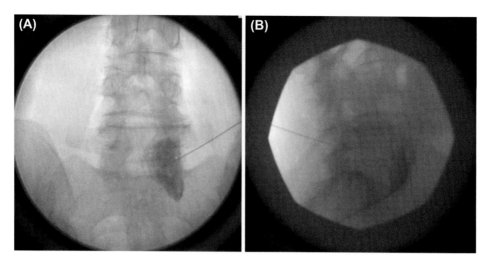

图3.3 （A）单侧上腹下神经丛阻滞造影剂注射后正位视图；（B）L5和S1椎体前方造影剂分布的侧位视图

最短。患者取俯卧位，向骶尾韧带处推进穿刺针，针尖略位于直肠后方（图3.4）。应格外小心，不要将针尖推进到直肠内。注入造影剂以确认针尖位置。可以注射含或不含类固醇激素的局部麻醉药。一项回顾性研究评估了83例慢性顽固性盆腔痛和会阴痛患者，并提供了一系列的使用0.75%罗哌卡因的奇神经节阻滞病例。其中62例患者完成了该研究，疼痛能暂时缓解，结果具有统计学差异[28]。

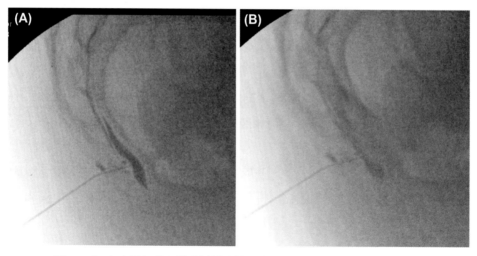

图3.4 （A）奇神经节阻滞造影剂注射后的侧位透视图；（B）用药后视图

目前，没有慢性难治性盆腔疼痛射频消融疗效的相关研究。在一项对尾骨痛患者的研究中，在80℃下患者接受了90秒的常规射频消融术，90.2%的患者在6个月的随访中报告疼痛缓解[29]。在患有慢性盆腔疼痛且诊断性奇神经节阻滞阳性的患者中，可以考虑进行神经毁损和冷冻消融以获得长期缓解。

阴部神经阻滞

阴部神经起源于第2至第4骶神经的腹支，穿过骨盆，终止于直肠下神经、会阴神经和阴蒂背神经。阴部神经是骶骨的主要躯体神经丛，由感觉、运动和节后交感神经纤维组成。可以使用解剖标志法、透视引导、CT或超声引导下进行注射。根据患者疼痛情况进行单侧或双侧注射。

在女性患者中使用解剖标志治疗时，经阴道入路需要将患者置于截石位。触诊坐骨棘并且将针朝向坐骨棘的尖端。针头穿过阴道黏膜，直到骶棘韧带。在透视或CT引导下，患者处于俯卧位，穿刺针被推进到坐骨棘的尖端（图3.5）。在与坐骨棘接触后将针头略微回撤，回抽后注射药物。

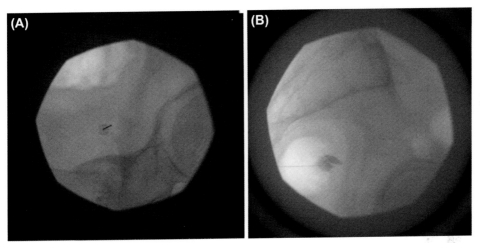

图3.5 （A）单侧阴部神经阻滞造影剂注射前的正位视图。最终的针头位置显示在坐骨棘的尖端。（B）侧位视图显示造影剂分布在坐骨棘水平

对于既往诊断阻滞阳性但短期可缓解的患者，可以进行脉冲射频消融（PRF），通过神经调控来实现治疗目的，而不影响运动或感觉神经纤维[30]。PRF应避免使用高温与传统的连续射频。一项研究对顽固性阴部神经痛的CPP女性进行了经阴道PRF治疗，温度为42℃，持续时间为90秒，重复4次。在至少一轮PRF后，所有女性的疼痛评分均显著下降[31]。

激痛点注射

局部激痛点，指紧绷的盆底肌肉，可以通过经阴道或经直肠检查来触发疼痛。尽管进行了盆底治疗和药物治疗，但难以控制的患者可能是盆底激痛点注射（TPI）的候选者。针对闭孔内肌、髂腰肌、肛提肌和耻骨肌等的注射已有报道[32]。虽然作用机制尚未被完全确定，但TPI会破坏异常收缩肌肉的反射弧和力学，并释放内啡肽。注射剂

通常由局部麻醉药和皮质类固醇组成。对于没有通过传统TPI获得长期缓解的患者，也可以行肉毒杆菌毒素注射。据报道，在有或没有肌电图的情况下，可以经阴道向痉挛区域注射多达200U的肉毒杆菌毒素[32]。

神经调控

背根神经节电刺激

背根神经节（dorsal root ganglia，DRG）是接近脊髓的神经结构，与慢性神经病理性疼痛的发生和发展有着错综复杂的关系[33]。DRG有感觉神经元的胞体并与神经根相连。它被认为包含躯体感觉和交感传入神经。针对这种神经结构进行的治疗，有利于治疗局灶性疼痛，同时可限制附近区域的不必要刺激。因此，与传统的脊髓电刺激相比，DRG刺激在腹部、腹股沟、骨盆、膝盖和足部等难以覆盖的区域，能凸显出其优势。

鉴于DRG所在的神经孔的脑脊液最少，因此施加的电流耗散较少。植入后6个月时，这种感觉异常、独立于感觉异常的治疗参数，与频率为20 Hz、脉宽300 ms和振幅0.650 mA的脊髓电刺激明显不同[34]。

关于背根神经节电刺激建议，仅在使用严格的选择标准的患者来治疗盆腔疼痛时才考虑行DRG刺激[35]。他们描述了明确的损伤机制，手术后或相关的创伤，以及疼痛分为内脏或躯体疼痛。性虐待史或严重的心理合并症仍然是治疗的相对禁忌证，直到患者接受足够的咨询并且行为健康专家评估后才可能同意植入。在这个患者群体中，进行DRG神经调控的决策应该是由多学科制订的，涉及妇科、泌尿科、心理学和初级保健。在CPP管理中使用DRG刺激得到了Ⅲ级证据的支持，这些证据表明这些建议是基于临床经验的意见、描述性研究、临床观察或专家委员会的报告。在针对CPP的DRG时，有各种电极放置位置和组合方案[36, 37]。L1和S2的DRG可以覆盖下腹部、腹股沟和盆腔[38, 39]。L1 DRG参与了3个腰丛神经组成，即髂腹股沟神经L1～L2、髂腹下神经L1～L2和生殖股神经L1～L2。靶向S2的DRG会中断来自骶神经丛的初级传入信号输入，包括阴部神经（S2～S4）和骶内脏交感神经丛。DRG的关键研究还提出了其他可能用于治疗难治性CPP的靶点组合[40]。

脊髓电刺激

传统的脊髓电刺激通过向脊髓背柱的固定能量输入从而传递强直刺激。在临床相关设置下，具有恒定幅度、脉冲宽度（持续时间）和频率（脉冲间隙）的单个脉冲会在疼痛区域产生感觉异常。使用低频（基于感觉异常）、高频（感觉异常）和突发波形

（感觉异常）的脊髓电刺激仍然是一种公认的治疗方法，有Ⅰ级证据推荐用于复杂的区域疼痛综合征、椎板切除术后和其他神经病理性疼痛[41-44]。证据主要来源于病例报告、病例系列和小型前瞻性研究。

一项病例系列显示，当使用低频、基于感觉异常的脊髓电刺激（电极尖端位于T11～T12水平）治疗因子宫内膜异位症需要多次手术探查引起的盆腔疼痛时，疼痛缓解至少50%和阿片类药物用量减少[45]。刺激脊髓圆锥治疗阴部神经痛[46]和用10 kHz高频刺激治疗神经性盆腔痛[47]也显示出很好的前景。建议使用较低的腰椎硬膜外入路，电极尖端处在T11/T12或L1水平，来进行脊髓圆锥电刺激。盆腔痛患者的永久电极植入率仍高达33%。最常见的原因是39%的患者经脊髓电刺激治疗后无效[48]。

鞘内药物输注系统

靶向药物输注（targeted drug delivery，TDD）到鞘内具有绕过血脑屏障的优势，从而在减轻不良反应的同时具有更好的镇痛效果[49]。与全身疼痛主诉的患者相比，局灶性伤害性或神经性疼痛综合征的患者可以得到有效控制。目前没有鞘内药物治疗慢性盆腔疼痛疗效的相关研究，但如果对常规的药物治疗无效，则可以考虑TDD。FDA批准的TDD药物包括吗啡、齐考诺肽和巴氯芬。超说明书鞘内药物包括氢吗啡酮、芬太尼、舒芬太尼、丁哌卡因和可乐定[50]。

多学科鞘内镇痛专家小组会议建议在尝试鞘内药物输注系统之前应考虑患者的心理社会状态、疼痛特征、疾病状态和既往治疗失败病史。不同的医院治疗决策不同，然而，一种常见的方法是在门诊环境中进行单次鞘内试验。成功试验后，将进行永久性手术植入。目前尚无慢性盆腔痛的最佳鞘内导管尖端位置的循证数据。但导管尖端通常沿着下胸椎到上腰椎水平（T10～L2）放置。TDD并非没有风险，医师必须了解可能发生的内科和外科并发症[51]。目前缺乏专门针对盆腔痛TDD治疗的证据，必须根据临床判断来选择合适的患者。

手术干预

对于持续经历药物治疗和非药物治疗难以控制的持续性疼痛和残疾的女性，应考虑进行手术干预。手术治疗包括诊断性腹腔镜检查、粘连松解术、骶前神经切除术和子宫切除术。在没有可识别和可手术纠正的病理改变的情况下，应谨慎选择手术治疗。在没有任何明显病理变化的情况下，子宫切除术应作为难治性和持续性疼痛的最后手段，因为高达40%的患者会出现持续性疼痛，5%的患者会出现新发或恶化的疼痛[52]。腹腔镜骶前神经切除术涉及手术切除SHP。经证实，骶前神经切除术可为患有和未患有子宫内膜异位症的患者缓解长期的疼痛[53, 54]。此外，与单独腹腔镜子宫内膜异位症治疗相比，对于痛经女性，骶前神经切除术和腹腔镜治疗子宫内膜异位症的联合治疗效果更好[55]。

盆底物理治疗

在CPP管理的多学科方法中应侧重物理治疗。盆底肌筋膜功能障碍通常发生在CPP患者中，并且可能随着时间的推移导致中枢敏化，从而使疼痛恶化。针对持续疼痛的病因，由经验丰富的物理治疗师来完成物理治疗，物理治疗师在盆底强化技术、软组织推拿、生物反馈和超声波方面具有专业的知识。

（罗启鹏 译 孙 杰 审校）

原书参考文献

［1］ Ahangari A. Prevalence of chronic pelvic pain among women: an updated review. *Pain Physician*. 2014; 17 (2): E141-E147.

［2］ Chronic pelvic pain: ACOG practice bulletin, number 218. *Obstet Gynecol*. 2020; 135 (3): e98-e109.

［3］ Nnoaham KE, Hummelshoj L, Webster P, et al. Impact of endometriosis on quality of life and work productivity: a multicenter study across ten countries. *Fertil Steril*. 2011; 96 (2): 366-373. e8.

［4］ Fourquet J, Gao X, Zavala D, et al. Patients' report on how endometriosis affects health, work, and daily life. *Fertil Steril*. 2010; 93 (7): 2424-2428.

［5］ Ozkan S, Murk W, Arici A. Endometriosis and infertility. *Ann N Y Acad Sci*. 2008; 1127 (1): 92-100.

［6］ Simoens S, Dunselman G, Dirksen C, et al. The burden of endometriosis: costs and quality of life of women with endometriosis and treated in referral centres. *Hum Reprod*. 2012; 27 (5): 1292-1299.

［7］ Gao X, Yeh YC, Outley J, Simon J, Botteman M, Spalding J. Health-related quality of life burden of women with endometriosis: a literature review. *Curr Med Res Opin*. 2006; 22 (9): 1787-1797.

［8］ Jennings LK, Krywko DM. *Pelvic Inflammatory Disease (PID)*. Treasure Island (FL): StatPearls Publishing; 2020.

［9］ Haggerty CL, Peipert JF, Weitzen S, et al. Predictors of chronic pelvic pain in an urban population of women with symptoms and signs of pelvic inflammatory disease. *Sex Transm Dis*. 2005; 32 (5): 293-299.

［10］ Sparic R, Mirkovic L, Malvasi A, Tinelli A. Epidemiology of uterine myomas: a review. *Int J Fertil Steril*. 2016; 9 (4): 424-435.

［11］ Okolo S. Incidence, aetiology and epidemiology of uterine fibroids. *Best Pract Res Clin Obstet Gynaecol.* 2008; 22 (4): 571-588.

［12］ Reed BD, Harlow SD, Sen A, et al. Prevalence and demographic characteristics of vulvodynia in a population-based sample. *Am J Obstet Gynecol.* 2012; 206 (2): 170.e1-170.e9.

［13］ Reed BD, Legocki LJ, Plegue MA, Sen A, Haefner HK, Harlow SD. Factors associated with vulvodynia incidence. *Obstet Gynecol.* 2014; 123 (2 Pt 1): 225-231.

［14］ Kolesnikov Y, Gabovits B, Levin A, et al. Chronic pain after lower abdominal surgery: do catechol-O-methyl transferase/opioid receptor mu-1 polymorphisms contribute? *Mol Pain.* 2013; 9: 19.

［15］ Hawkins SM, Creighton CJ, Han DY, et al. Functional microRNA involved in endometriosis. *Mol Endocrinol.* 2011; 25 (5): 821-832.

［16］ Heim C, Ehlert U, Hanker JP, Hellhammer DH. Psychological and endocrine correlates of chronic pelvic pain associated with adhesions. *J Psychosom Obstet Gynaecol.* 1999; 20 (1): 11-20.

［17］ Wingenfeld K, Hellhammer DH, Schmidt I, Wagner D, Meinlschmidt G, Heim C. HPA axis reactivity in chronic pelvic pain: association with depression. *J Psychosom Obstet Gynaecol.* 2009; 30 (4): 282-286.

［18］ Anda RF, Felitti VJ, Bremner JD, et al. The enduring effects of abuse and related adverse experiences in childhood. A convergence of evidence from neurobiology and epidemiology. *Eur Arch Psychiatr Clin Neurosci.* 2006; 256 (3): 174-186.

［19］ Raphael KG. Childhood abuse and pain in adulthood: more than a modest relationship? *Clin J Pain.* 2005; 21 (5): 371-373.

［20］ Savidge CJ, Slade P. Psychological aspects of chronic pelvic pain. *J Psychosom Res.* 1997; 42 (5): 433-444.

［21］ Origoni M, Leone Roberti Maggiore U, Salvatore S, Candiani M. Neurobiological mechanisms of pelvic pain. *BioMed Res Int.* 2014; 2014: 903848.

［22］ Shwayder JM. Pelvic pain, adnexal masses, and ultrasound. *Semin Reprod Med.* 2008; 26 (3): 252-265.

［23］ Joshi M, Ganesan K, Munshi HN, Ganesan S, Lawande A. Ultrasound of adnexal masses. *Semin Ultrasound CT MR.* 2008; 29 (2): 72-97.

［24］ Sator-Katzenschlager SM, Scharbert G, Kress HG, et al. Chronic pelvic pain treated with gabapentin and amitriptyline: a randomized controlled pilot study. *Wien Klin Wochenschr.* 2005; 117 (21-22): 761-768.

［25］ Wechsler RJ, Maurer PM, Halpern EJ, Frank ED. Superior hypogastric plexus block for chronic pelvic pain in the presence of endometriosis: CT techniques and results. *Radiology.* 1995; 196 (1): 103-106.

［26］ Kanazi GE, Perkins FM, Thakur R, Dotson E. New technique for superior hypogastric plexus block. *Reg Anesth Pain Med.* 1999; 24 (5): 473-476.

［27］ Richard III HM, Marvel RP. CT-guided diagnostic superior hypogastric plexus block and alcohol ablation treatment for nonmalignant chronic pelvic pain. *J Vasc Intervent Radiol.* 2013; 24 (4):

S167-S168.

[28] Le Clerc QC, Riant T, Levesque A, et al. Repeated ganglion impar block in a cohort of 83 patients with chronic pelvic and perineal pain. *Pain Physician*. 2017; 20 (6): E823-E828.

[29] Adas C, Ozdemir U, Toman H, Luleci N, Luleci E, Adas H. Transsacrococcygeal approach to ganglion impar: radiofrequency application for the treatment of chronic intractable coccydynia. *J Pain Res*. 2016; 9: 1173-1177.

[30] Rhame EE, Levey KA, Gharibo CG. Successful treatment of refractory pudendal neuralgia with pulsed radiofrequency. *Pain Physician*. 2009; 12 (3): 633-638.

[31] Frank CE, Flaxman T, Goddard Y, Chen I, Zhu C, Singh SS. The use of pulsed radiofrequency for the treatment of pudendal neuralgia: a case series. *J Obstet Gynaecol Can*. 2019; 41 (11): 1558-1563.

[32] Fouad LS, Pettit PD, Threadcraft M, Wells A, Micallef A, Chen AH. Trigger point injections for pelvic floor myofascial spasm refractive to primary therapy. *J Endometriosis Pelvic Pain Disorders*. 2017; 9 (2): 125-130.

[33] International Neuromodulation Society 12th World Congress Neuromodulation: Medicine Evolving Through Technology June 6-11, 2015 Montreal, Canada. *Neuromodul Technol Neural Interface*. 2015; 18 (6): e107-e399.

[34] Deer TR, Levy RM, Kramer J, et al. Dorsal root ganglion stimulation yielded higher treatment success rate for complex regional pain syndrome and causalgia at 3 and 12 months: a randomized comparative trial. *Pain*. 2017; 158 (4): 669-681.

[35] Deer TR, Pope JE, Lamer TJ, et al. The Neuromodulation Appropriateness Consensus Committee on best practices for dorsal root ganglion stimulation. *Neuromodulation*. 2019; 22 (1): 1-35.

[36] Rowland DC, Wright D, Moir L, FitzGerald JJ, Green AL. Successful treatment of pelvic girdle pain with dorsal root ganglion stimulation. *Br J Neurosurg*. 2016; 30 (6): 685-686.

[37] Liem L, Russo M, Huygen FJPM, et al. A multicenter, prospective trial to assess the safety and performance of the spinal modulation dorsal root ganglion neurostimulator system in the treatment of chronic pain. *Neuromodul Technol Neural Interface*. 2013; 16 (5): 471-482.

[38] Hunter CW, Yang A. Dorsal root ganglion stimulation for chronic pelvic pain: a case series and technical report on a novel lead configuration. *Neuromodulation*. 2019; 22 (1): 87-95.

[39] Patel KV. Dorsal root ganglion stimulation for chronic pelvic pain [39T]. *Obstet Gynecol*. 2019; 133: 223S.

[40] Hunter CW, Sayed D, Lubenow T, et al. DRG FOCUS: a multicenter study evaluating dorsal root ganglion stimulation and predictors for trial success. *Neuromodulation*. 2019; 22 (1): 61-79.

[41] Deer T, Slavin KV, Amirdelfan K, et al. Success Using Neuromodulation with BURST (SUNBURST) study: results from a prospective, randomized controlled trial using a novel burst waveform. *Neuromodulation*. 2018; 21 (1): 56-66.

[42] Kapural L, Yu C, Doust MW, et al. Comparison of 10-kHz high-frequency and traditional low-

frequency spinal cord stimulation for the treatment of chronic back and leg pain: 24-month results from a multicenter, randomized, controlled pivotal trial. *Neurosurgery.* 2016; 79 (5): 667-677.

[43] Kapural L, Yu C, Doust MW, et al. Novel 10-kHz high-frequency therapy (HF10 therapy) is superior to traditional low-frequency spinal cord stimulation for the treatment of chronic back and leg pain: the SENZA-RCT randomized controlled trial. *Anesthesiology.* 2015; 123 (4): 851-860.

[44] Kumar K, Taylor RS, Jacques L, et al. Spinal cord stimulation versus conventional medical management for neuropathic pain: a multicentre randomised controlled trial in patients with failed back surgery syndrome. *Pain.* 2007; 132 (1-2): 179-188.

[45] Kapural L, Narouze SN, Janicki TI, Mekhail N. Spinal cord stimulation is an effective treatment for the chronic intractable visceral pelvic pain. *Pain Med.* 2006; 7 (5): 440-443.

[46] Buffenoir K, Rioult B, Hamel O, Labat JJ, Riant T, Robert R. Spinal cord stimulation of the conus medullaris for refractory pudendal neuralgia: a prospective study of 27 consecutive cases. *Neurourol Urodyn.* 2015; 34 (2): 177-182.

[47] Simopoulos T, Yong RJ, Gill JS. Treatment of chronic refractory neuropathic pelvic pain with high-frequency 10-kilohertz spinal cord stimulation. *Pain Pract.* 2018; 18 (6): 805-809.

[48] Hayek SM, Veizi E, Hanes M. Treatment-limiting complications of percutaneous spinal cord stimulator implants: a review of eight years of experience from an academic center database. *Neuromodulation Technol Neural Interface.* 2015; 18 (7): 603-609.

[49] Deer TR, Pope JE, Hanes MC, McDowell GC. Intrathecal therapy for chronic pain: a review of morphine and ziconotide as firstline options. *Pain Med.* 2019; 20 (4): 784-798.

[50] Deer TR, Pope JE, Hayek SM, et al. The Polyanalgesic Consensus Conference (PACC): recommendations on intrathecal drug infusion systems best practices and guidelines. *Neuromodulation.* 2017; 20 (2): 96-132.

[51] Deer TR, Pope JE, Hayek SM, et al. The Polyanalgesic Consensus Conference (PACC): recommendations for intrathecal drug delivery: guidance for improving safety and mitigating risks. *Neuromodulation.* 2017; 20 (2): 155-176.

[52] Lamvu G. Role of hysterectomy in the treatment of chronic pelvic pain. *Obstet Gynecol.* 2011; 117 (5): 1175-1178.

[53] Jedrzejczak P, Sokalska A, Spaczynski RZ, Duleba AJ, Pawelczyk L. Effects of presacral neurectomy on pelvic pain in women with and without endometriosis. *Ginekol Pol.* 2009; 80 (3): 172-178.

[54] Liu KJ, Cui LQ, Huang Q, et al. Effectiveness and safety of laparoscopic presacral neurectomy in treating endometriosis-associated pain. *Zhongguo Yi Xue Ke Xue Yuan Xue Bao.* 2011; 33 (5): 485-488.

[55] Zullo F, Palomba S, Zupi E, et al. Effectiveness of presacral neurectomy in women with severe dysmenorrhea caused by endometriosis who were treated with laparoscopic conservative surgery: a 1-year prospective randomized double-blind controlled trial. *Am J Obstet Gynecol.* 2003; 189 (1): 5-10.

KIM A. TRAN, MD · SAMANTHA ROYALTY, MD · KRISHNA B. SHAH, MD · DANIEL J. PAK, MD

概　　述

据估计，约60%的恶性肿瘤患者会出现慢性疼痛，其中56%～82%的患者疼痛控制不满意[1]。结直肠癌是男性和女性最常见的盆腔恶性肿瘤。2018年男性和女性新诊断病例超过100万例[2]，女性恶性肿瘤中，卵巢癌的发病率最高，为21 750例[3]。宫颈癌的发病率排第二，约为13 800例[4]；前列腺癌是男性最常见的盆腔恶性肿瘤，2018年有164 690例新诊断病例[5]。这些恶性肿瘤以及许多其他盆腔肿瘤可导致癌性盆腔痛。随着疾病的进展，癌性盆腔痛可能使人衰弱、功能受限并严重降低生活质量。慢性疼痛可增加疾病负担，表现为多种形式包括原发性肿瘤的占位效应、附近神经血管结构的侵袭以及区域和远端部位的转移。此外，随着诊断和治疗方法的进步，越来越多的癌症幸存者面临着治疗后慢性疼痛综合征的出现，例如放疗和化疗引起的神经病变[1]。世界卫生组织提出了一种癌性疼痛阶梯治疗策略，旨在指导癌性疼痛患者非阿片类药物和阿片类药物治疗[6]。当非手术治疗不能提供足够的疼痛缓解时，应考虑介入治疗方案。

病因和发病机制

盆腔恶性肿瘤可引起肠梗阻、神经血管受卡压和附近内脏浸润从而导致疼痛[7]。侵袭血管和淋巴管会导致转移性病变，包括肺、骨和脑转移。

女性盆腔恶性肿瘤可累及整个生殖系统，包括外阴、阴道、子宫、输卵管和卵巢。这些结构接受交感神经和副交感神经支配（表4.1）。上腹下丛位于腹膜后，位于双侧L5椎体前方，是盆腔自主神经系统的一部分，接受T10～L2自主神经支配[7]。在女性中，卵巢丛分支来自上腹下丛，并传递子宫和宫颈伤害感受信息[1]。交感神经链的尾端汇聚形成奇神经节，它为盆腔内脏提供交感神经支配，并包含会阴、远端直肠、肛周区域和远端尿道交感和伤害感受纤维。盆腔的副交感神经通过盆腔内脏神经起源于S2～S4。在女性中，它分布在阴道、子宫颈和子宫下部。躯体传入感觉纤维，来自S2～S4，以分布在阴道、会阴和外阴[7]。

表4.1 脊髓水平自主神经支配

盆腔器官的自主神经支配			
盆腔器官	交感神经	副交感神经	神经丛
子宫颈	T10，T11，T12，L1	S2，S3，S4	上腹下丛
卵巢	T10，T11，T12	S2，S3，S4	上、下腹下丛
子宫，输卵管	T11，T12，L1	S2，S3，S4	上、下腹下丛/卵巢神经丛
睾丸	T10，T11，T12	S2，S3，S4	肾/主动脉丛
输精管，附睾	T10，T11，T12，L1	S2，S3，S4	肾/主动脉丛
精索，阴道	L1，L2	S2，S3，S4	生殖股神经
前列腺	L1，L2	S2，S3，S4	上、下腹下丛
膀胱	T10，T11，T12，L1	S2，S3，S4	上、下腹下丛
直肠	T10，T11，T12，L1	S2，S3，S4	下腹下丛/奇神经节

备注：交感神经和副交感神经支配起源于不同的脊髓水平。这些纤维穿过多个神经丛，如最后一列所示[1, 42]

男性特有的恶性肿瘤会累及前列腺、阴囊、睾丸、输精管、精索和阴茎等结构。男性的盆腔器官也受交感神经和副交感神经纤维的支配。肾丛包含支配睾丸、输精管和附睾的交感神经纤维。上腹下丛包含供应前列腺和膀胱的神经。下腹下丛位于骶前和直肠外侧S2～S4椎体腹侧，供应直肠、前列腺和膀胱。精索和阴道由生殖股神经的生殖支（L1～L2）支配[1]。

抑郁症和疼痛在症状和病理生理学方面高度相关和重叠[8]。例如，抑郁症与高水平的应激激素和细胞因子有关，这反过来会增加炎症和疼痛[9]。慢性疼痛还会导致大脑中与情绪调节有关的区域发生变化，如前扣带皮层和前额叶皮层，还会加重抑郁症的症状，特别是当它干扰功能状态、睡眠和性功能时[10]。5-羟色胺、去甲肾上腺素和肾上腺素参与疼痛和情绪过程，因此这些神经递质有可能同时治疗两者[11]。

临 床 表 现

如前所述，盆腔恶性肿瘤可引起躯体、内脏的神经病理性疼痛，并伴有多种症状。因此，全面的病史询问是必不可少的。内脏痛多呈弥漫性，而神经病理性疼痛可表现为烧灼感、麻木、痛觉超敏和痛觉过敏[12]。

疼痛的位置因人而异，包括腰部、腹部、盆腔和下肢。腹股沟和阴茎疼痛可以来自肾、输尿管或睾丸的疾病，因为它们均由T10～L1神经根支配。由于受S2～S4神经支配，男性阴囊疼痛可来自前列腺、尿道、膀胱或精囊。在女性中，子宫受累通常会导致中线下腹痛，而宫颈受累会导致腰痛。卵巢疼痛难以预测，通常发生在临床后期[1]。

此外，被诊断出患有恶性肿瘤并不得不应对慢性疼痛，通常会导致情绪障碍，如抑郁和焦虑。在一项针对退伍军人的研究中，约25%的癌症患者出现抑郁症状。这通常表现为精力不足和睡眠困难。抑郁症状在41~88岁的癌症患者中更为常见。缺乏情感支持也与抑郁症状有关。有影响日常生活的疼痛患者更容易患抑郁症，因此强调早期疼痛管理很重要[13]。这对于慢性盆腔疼痛的患者尤其重要，因为他们的疼痛综合征可能对其性健康产生影响[14]。

诊　　断

盆腔疼痛可由多种癌症和疾病引起。诊断应从全面的病史和体格检查开始，全面的疼痛评估至关重要。详细的病史描述应包括疼痛的发作时间、部位、特征、强度、持续时间、时间特征、缓解和加重因素，疼痛记录可以帮助患者回忆和识别疼痛模式。首诊时使用自我报告的疼痛评估工具，并在随后的随访中重新评估。三种最常用的疼痛评估量表包括数字分级评分量表、视觉模拟量表和语言分级评分量表。同样重要的是要关注到，由于患者的应对方式不同，其行为与自我报告的疼痛评分可能存在差异[1]。存在主动和被动应对方式。主动的应对方式包括解决问题、收集信息和重新关注问题以及调节情绪，被动的应对方式是回避和逃避。主动应对已被证明可以降低疼痛强度，并整体提高生活质量，而被动应对可以增加对疼痛的感知并降低生活质量[15]。在评估时，应考虑心理因素[1]。

通常还需要进行实验室检查和影像学检查。常见的实验室检查包括全血细胞计数、综合代谢指标、凝血功能指标、镁和磷酸盐。超声通常用于识别妇科恶性肿瘤（如卵巢癌、子宫癌和阴道癌）的初始成像。计算机断层扫描（CT）和磁共振成像（MRI）通常用于确诊并进一步评估肿瘤位置、肿块特征和分期。其他检查可用于进一步评估转移性疾病，包括正电子发射断层扫描和内镜检查，如食管胃十二指肠镜检查、结肠镜检查和膀胱镜检查。肿瘤标志物有助于疾病的诊断和监测，包括前列腺特异性抗原、癌症抗原125（CA-125）、降钙素、甲胎蛋白、人绒毛膜促性腺激素和癌胚抗原。可以通过细针活检、针芯活检、切除或切开活检以及内镜活检做出明确诊断。

体 格 检 查

体格检查的作用通常是有限的，患者的病史和症状应能指导检查。全身检查可提供有关患者痛苦程度、情绪、营养状况和行走能力的有用信息[12]。对于局部或弥漫性压痛，腹部检查可能很重要。如果出现腹部僵硬或紧绷，那么这可能是腹膜炎的迹象。这些症状也可由肿瘤继发占位效应或肠梗阻引起。对于腹部、盆腔或泌尿系统不适的患者，应进行直肠检查[1]。直肠检查可能会发现前列腺异常、可触及肿块和可能由恶性肿瘤浸润直肠或占位效应引起的粪便嵌塞所导致的直肠受压[7]。对于女性，初始盆腔检查应包括双手触诊子宫、阴道、宫颈和卵巢以评估肿块。初级保健或妇科医师通常会在患者到介入性疼痛诊所就诊之前提供详细的盆腔和直肠检查结果[1]。

全面的神经系统检查应包括深肌腱反射、感觉和运动测试，以进一步评估外周和中枢神经系统受累情况[7]。应紧急评估和治疗包括肠/膀胱功能障碍和持续神经功能障碍在内的高危症状。检查疼痛和麻木的分布区域对治疗方案的制订很有帮助。

严重的疼痛影响了患者的负重能力，这可能是病理性骨折的征兆。在检查骨盆骨折时，按压骨盆、用力推大腿、髋关节旋转和单腿跳时会出现疼痛。耻骨联合疼痛可发生在腹股沟前内侧，表现为耻骨联合或结节压痛，以及髋关节伸展屈曲时的疼痛[16]。骶髂关节受累情况采用激发性试验评估，包括后侧骨盆疼痛激发试验、"4"字试验和骶髂关节扭转试验；牵引试验具有较高的正向预测价值[12]。

治　疗

恶性肿瘤通常伴有难治性和复发性疼痛。行为治疗和药物治疗通常是一线治疗；然而，应及早考虑介入治疗，以避免与全身治疗相关的副作用，并缓解疼痛。这包括交感神经阻滞/神经松解、神经调控和鞘内药物输注系统。

药物治疗

世界卫生组织提供了一种非阿片类药物和阿片类药物缓解癌性疼痛的阶梯治疗方法[6]。第1步使用非阿片类药物和辅助镇痛药。如果无法提供足够的缓解；第2步建议在非阿片类药物和辅助镇痛药的基础上，开始使用弱阿片类药物；第3步要求使用效力更高的阿片类药物来治疗持续且不断加重的严重癌性疼痛。

非阿片类药物是相对安全和有效的。最常见的药物包括对乙酰氨基酚、非甾体抗炎药（Nonsteroidal anti-inflammatory agents，NSAID）、皮质类固醇、抗抑郁药和加巴喷丁类药物。

用于治疗疼痛的常见非甾体抗炎药包括布洛芬、美洛昔康、萘普生、酮咯酸和塞来昔布。作用机制依赖于对环氧合酶1和2的抑制，减少可激活外周伤害感受器的炎症介质[17]。非甾体抗炎药的副作用包括胃肠道、心血管系统，肝和肾器官的毒性。

对乙酰氨基酚已经使用了100多年。其机制尚不清楚，但它被认为可以抑制脂氧合酶和环氧合酶的产生，从而导致炎症介质的数量减少[18]。对于60岁以下无肝病的患者，最大剂量为4 g，可有效治疗轻度疼痛。较高的每日剂量会导致肝毒性，不建议用于有肝病、饮酒和肝炎病史的患者[17]。

皮质类固醇主要通过减少促炎细胞因子和类花生酸起镇痛作用。它还可以减少因组织肿胀、肿瘤侵袭引起的疼痛性占位效应。首选口服地塞米松，因为其效力高、作用持续时间长和盐皮质激素作用最小。推荐的起始剂量为8 mg/d，但应定期对患者进行评估，以便开出最低有效剂量[19]。长时间使用高剂量会导致不良反应，包括葡萄糖耐受不良、体液潴留、睡眠障碍、谵妄、骨质疏松、胃溃疡和精神状况恶化[17]。这些不良反应与患者已经存在的慢性疼痛相结合，会进一步恶化患者的生活质量。

加巴喷丁类药物、三环类抗抑郁药、5-羟色胺和去甲肾上腺素再摄取抑制剂通常用于治疗神经病理性疼痛。然而，很少有试验研究这些药物用于治疗神经性恶性肿瘤综合征的有效性。加巴喷丁、普瑞巴林和阿米替林之间的比较研究表明，它们均对癌性神经病理性疼痛有效。普瑞巴林被证明在减少灼热感和感觉迟钝方面更有效。经过1个月以上的滴定，加巴喷丁的剂量可以增加到1800 mg/d，普瑞巴林的剂量可以增加到600 mg/d，阿米替林的剂量可以增加到100 mg/d。在滴定期间应监测不良反应，包括嗜睡、头晕、精神状态改变和水肿[20]。

阿片类药物仍被认为是中度至重度癌痛的主要治疗方法。最常用的是μ受体激动剂（吗啡、芬太尼、氢吗啡酮、美沙酮、羟考酮、氢可酮）。需要注意的是，每个个体对不同的μ受体激动剂有不同的反应，这导致从业者对阿片类药物轮换使用，以确定最有效的药物剂量，最大限度地减少副作用[21]。因此，虽然世界卫生组织镇痛阶梯一般建议使用弱阿片类药物如曲马多和可待因来治疗中度疼痛，但也应考虑使用更强效的阿片类药物如低剂量的羟考酮或吗啡作为替代方案。在开始使用任何阿片类药物时，应经常监测患者以评估不良反应和治疗效果。中度至重度疼痛患者的合理起始剂量为30 mg/d口服吗啡毫克当量。阿片类药物的不良反应包括恶心、镇静、便秘、呼吸抑制和神经毒性[22]。如果患者出现无法忍受的不良反应或缓解不足，应考虑使用其他阿片类药物。在这些情况下，新阿片类药物的镇痛剂量应减少20%～30%，以解决不完全的交叉耐受性。评估患者的神经心理功能和对不良反应的耐受性对于提供个体化治疗至关重要[21]。

交感神经阻滞

上腹下丛阻滞，神经毁损术：如前所述，上腹下丛位于双侧第5腰椎体水平的髂总血管分叉处，并接受来自腰交感神经链和源自 S2～S4 的副交感神经纤维的支配[23]。上腹下丛向下投射到下腹下丛，位于骶骨和S2～S4骶前孔的前面。上腹下丛、下腹下丛共同为盆腔脏器提供神经支配，包括子宫、卵巢、睾丸、输尿管、前列腺、膀胱、直肠和会阴。因此，上腹下丛是治疗慢性盆腔痛的热门靶点[24]。

上腹下丛阻滞通常在俯卧位下进行。在CT或透视引导下，两根针通过正中入路插入并向前外侧推进，直到针尖位于L5S1椎间隙的前缘。回抽无回血以确认针尖未在血管内后，给予注射液。尽管术者可能会选择局部麻醉药进行诊断性阻滞，但对于晚期疾病患者而言，直接进行神经毁损可能是一种可行的选择。神经毁损剂注射通常使用50%～100%乙醇或4%～10%苯酚，对神经结构造成毁损。与苯酚不同，乙醇没有局部麻醉作用，因此建议在使用乙醇前5分钟注射局部麻醉药。一项针对227名癌性慢性盆腔痛患者的队列研究表明，上腹下丛神经毁损可有效缓解疼痛，并可显著减少阿片类药物使用量[25]。

奇神经节阻滞，神经节毁损术：奇神经节或瓦尔特神经节是尾骨前方的腹膜后结构。它包含会阴、直肠、肛门、尿道远端、阴道下1/3、外阴和阴囊的伤害性和交感神经纤维。1990年首次描述了神经节毁损术用于疼痛治疗。

有4种入路，包括肛尾韧带入路、骶尾关节入路、尾骨间隙入路和经尾骨入路[26]。

透视下的经尾骨入路是最常用的，因为它允许最短的进针轨迹，同时可避开周围结构。患者取俯卧位，针穿过骶尾韧带，直至针尖位于尾骨前方和直肠后方。造影剂用于验证针的正确位置。然后可以进行神经丛的局部麻醉、神经毁损、冷冻消融和射频消融。在一组会阴癌和癌性盆腔痛的患者中，发现79%的患者在接受奇神经节阻滞3个月后吗啡用量减少[27]。

神经调控

最早报道的2例病例，是1967年诺曼·谢利（Norman Shealy）为一例患支气管癌的患者和另一例癌性盆腔痛的患者植入了脊髓刺激器（SCS）。随着神经调控领域多年来的发展，SCS装置越来越多地被用于治疗非恶性神经性疼痛，而较少用于治疗恶性疼痛综合征。SCS的机制尚未完全清楚，尽管梅尔扎克（Melzack）和沃尔（Wall）的

"门控"理论已被用于描述疼痛感知并解释SCS治疗的机制[29]。在脊髓背角δ和C纤维负责传递伤害感受信号。在相同的疼痛产生区域刺激A_β纤维，然后通过抑制上升的伤害性信号有效地"关闭"疼痛感知的大门。这也会降低交感神经活动并增强GABA受体，从而整体减轻疼痛[30]。

如果患者非手术治疗失败并且疼痛具有神经性成分，则可以考虑使用SCS治疗癌性盆腔痛。虽然没有SCS治疗盆腔恶性肿瘤疼痛疗效的相关研究，但最近的Cochrane系统评价在四个病例系列中发现，在 92 名癌性疼痛综合征的患者中，80%的患者认为其疼痛显著减轻，另外50%的患者减少了阿片类药物的使用剂量[31]。

通常需要在围术期内通过感觉异常来明确正确脊髓电刺激电极位置。盆腔受S1～S4神经根的感觉神经元、S1～S4的副交感神经元和T10～L1的交感神经纤维支配[32]。因此，慢性盆腔痛的治疗应针对这些关键部位展开治疗。

也可以考虑对这些患者进行背根神经节（DRG）刺激，这样可以集中刺激特定的神经根。放置电极的数量和相应节段取决于患者疼痛的皮区分布。此外，与SCS相比，这种特殊技术还具有额外的好处，即使用更少的总能量，并且由于位置变化而发生不必要的感觉异常的风险也更小。对于顽固性盆腔痛的患者，我们建议对上腰椎（L1、L2）和骶椎（S2）神经根进行DRG刺激（图4.1）。

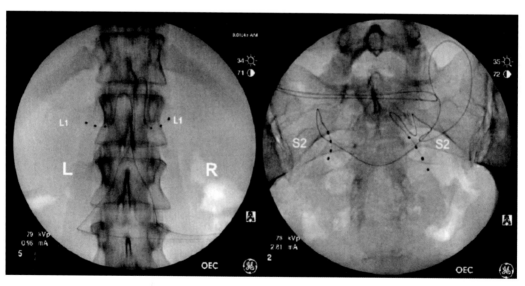

图4.1左：双侧 L1：DRG 电极放置；右：双侧 S2：DRG 电极放置[43]

尽管SCS和DRG刺激已用于癌性疼痛，但这些患者的一个重要限制因素是需要通过MRI进行长期病情监测。MRI在神经调控系统使用方面存在局限性，尽管有了新兴技术，但大多数设备至少是不兼容MRI。因此，在进行任何植入手术之前，医师应与制造商、患者一起核对特定的兼容性限制。

鞘内药物输注系统

1978年首次报道鞘内注射吗啡用于治疗癌症相关疼痛[33]。鞘内药物输注系统（Intrathecal Drug Delivery System, IDDS）通过留置导管将药物直接输送到鞘内，该留置导管连接到腹部皮下植入的储液器系统（图4.2）。随后将泵设置为以连续速率输送设定剂量的药物，自动推注和患者自控两组模式可供选择。根据患者疼痛对应的皮区分布放置导管头；T9～T12通常用于盆腔痛的镇痛。在一项随机对照试验中，将IDDS与顽固性癌痛患者的医疗管理进行了比较，史密斯（Smith）等证明IDDS可显著降低视觉模拟量表疼痛评分、降低药物毒性并提高生存率[34]。

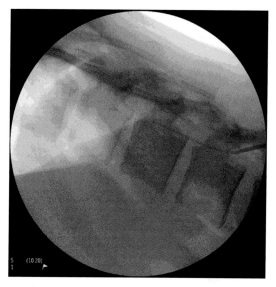

图4.2　鞘内泵置管。侧位透视显示鞘内导管路径

对于传统全身性阿片类药物难以控制的慢性疼痛患者或无法耐受其不良反应的患者，应考虑IDDS（图4.3）。还应考虑超过3个月的预期寿命、随访能力、免疫系统完整（如果使用化疗药物）以及社会心理状况。

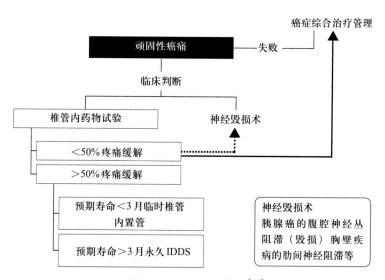

图4.3　IDDS决策方案[44]

在进行植入之前，通常会通过单次脊髓注射或鞘内导管输注对鞘内阿片类药物进行试验，以评估治疗的潜在益处和不良反应，也可以进行硬膜外导管试验。值得注意的是，最近多学科鞘内镇痛专家小组推荐，晚期疾病和生存时间有限的癌症患者可能不需要进行试验[35]。

FDA批准的鞘内注射药物包括齐考诺肽、吗啡和巴氯芬。超说明书的鞘内注射药物包括芬太尼、丁哌卡因、可乐定和氢吗啡酮等。药物联合，通常是阿片类药物与丁哌卡因或可乐定的联合，用于混合性伤害性应用和神经病理性疼痛。鞘内药物的滴定取决于疾病过程。晚期疾病患者可能需要积极调整鞘内药物治疗。IDDS的不良反应包括肉芽肿形成、性功能减退、免疫抑制、药物耐受和呼吸抑制[33]。

如果患者的预后少于3个月，则IDDS的永久植入可能不是一种好的选择。相反，可以放置隧道式椎管内导管。导管可放置在硬膜外或鞘内，在皮下穿隧道并连接到外部泵。与带有皮下泵的植入式IDDS相比，这提供了一种侵入性更小且更具成本效益的方法。

其他疗法

还有其他几种微创手术可以有效地用于治疗癌性盆腔痛，特别适用于其他干预措施效果不佳或不适合手术的患者[36]。成本和可获得性限制了其应用。射频消融使用高频电流对骨骼和神经进行加热和毁损。经皮激光消融使用光子而不是电流来发挥类似的作用，并且已成功用于前列腺癌和脊柱转移瘤的治疗。冷冻消融通过诱导坏死，并已用于前列腺癌和盆腔骨病变。当骨转移患者使用时，疼痛评分在1周、4周、8周和24周的随访中显著下降，发生骨坏死的风险为2%[37]。不可逆电穿孔是利用电流破坏细胞膜并触发细胞凋亡，而不需要使用极端温度，可以与化疗结合使用（电化疗），但仍须研究其对人类癌性盆腔痛的疗效。微波消融用于少数复发性前列腺癌病例，确实减少了2例患者的镇痛药需求，但同时伴有皮肤坏死和神经损伤[38]。

针对癌性盆腔痛的物理治疗等其他治疗方法的研究仍然有限。在结肠癌幸存者中，腰椎骨盆稳定运动项目显示压力疼痛阈值改善，但在主观疼痛问卷中没有显著改善[39]。

由于之前讨论过的情绪和疼痛之间的重叠，并且常规治疗通常不够充分，应在治疗早期将癌症患者转诊至心理社会支持和同伴小组[40]。认知行为疗法（Cognitive behavior therapy，CBT）是一种用于训练患者改变他们的思维和行为模式的治疗方法，并可有效治疗抑郁症。尽管需要进一步研究，但一项针对乳腺癌患者的荟萃分析显示，接受CBT的患者的疼痛和痛苦有所改善。同样，CBT可应用于恶性盆腔痛患者。EMG生物反馈也被认为是一种有前途的治疗方法。一项针对临终关怀病房里癌症患者的研究发现，患者接受了视觉或听觉EMG生物反馈治疗，并使用深呼吸技术来降低EMG电位，这些患者的疼痛评分均显著下降[41]。

（罗启鹏 译 孙 杰 审校）

原书参考文献

［1］ Rigor BM. Pelvic cancer pain. *J Surg Oncol*. 2000; 75 (4): 280-300. http://dx.doi.org/10.1002/1096-9098 (200012) 75: 4＜280:: AID-JSO13＞3.0.CO; 2-Q.

［2］ Rawla P, Sunkara T, Barsouk A. Epidemiology of colorectal cancer: incidence, mortality, survival, and risk factors. *Przegląd Gastroenterol*. 2019; 14 (2): 89-103. http://dx.doi.org/10.5114/pg.2018.81072.

［3］ Ovarian Cancer Statistics | How Common is Ovarian Cancer. Available from: https: //www.cancer.org/cancer/ovarian-cancer/about/key-statistics.html. Accessed 30 May, 2020.

［4］ Cervical Cancer Statistics | Key Facts About Cervical Cancer. Available from: https: //www.cancer.org/cancer/cervical-cancer/about/key-statistics.html. Accessed 30 May, 2020.

［5］ Rawla P. Epidemiology of prostate cancer. *World J Oncol*. 2019; 10 (2): 63-89. http://dx.doi.org/10.14740/wjon1191.

［6］ Anekar AA, Cascella M. WHO analgesic ladder. In: *StatPearls*. StatPearls Publishing; 2020. Available from: http://www.ncbi.nlm.nih.gov/books/NBK554435/.

［7］ Das S, Jeba J, George R. Cancer and treatment related pains in patients with cervical carcinoma. *Indian J Palliat Care*. 2005; 11 (2): 74. http://dx.doi.org/10.4103/0973-1075.19183.

［8］ IsHak WW, Wen RY, Naghdechi L, et al. Pain and depression: a systematic review. *Harv Rev Psychiatr*. 2018; 26 (6): 352-363. http://dx.doi.org/10.1097/HRP.0000000000000198.

［9］ Yang SE, Park YG, Han K, Min JA, Kim SY. Association between dental pain and depression in Korean adults using the Korean National Health and Nutrition Examination survey. *J Oral Rehabil*. 2016; 43 (1): 51-58. http://dx.doi.org/10.1111/joor.12343.

［10］ Fritzsche K, Sandholzer H, Brucks U, et al. Psychosocial care by general practitioners—where are the problems? Results of a demonstration project on quality management in psychosocial primary care. *Int J Psychiatr Med*. 1999; 29 (4): 395-409. http://dx.doi.org/10.2190/MCGF-CLD4-0FRE-N2UK.

［11］ Cocksedge KA, Simon C, Shankar R. A difficult combination: chronic physical illness, depression, and pain. *Br J Gen Pract J R Coll Gen Pract*. 2014; 64 (626): 440-441. http://dx.doi.org/10.3399/bjgp14X681241.

［12］ Urits I, Burshtein A, Sharma M, et al. Low back pain, a comprehensive review: pathophysiology, diagnosis, and treatment. *Curr Pain Headache Rep*. 2019; 23 (3): 23. http://dx.doi.org/10.1007/s11916-019-0757-1.

［13］ Bamonti PM, Moye J, Naik AD. Pain is associated with continuing depression in cancer survivors. *Psychol Health Med*. 2018; 23 (10): 1182-1195. http://dx.doi.org/10.1080/13548506.2018.1476723.

［14］ Origoni M, Leone Roberti Maggiore U, Salvatore S, Candiani M. Neurobiological mechanisms of pelvic pain. BioMed Res Int. https: //doi.org/10.1155/2014/903848.

［15］ Büssing A, Ostermann T, Neugebauer EAM, Heusser P. Adaptive coping strategies in patients with chronic pain conditions and their interpretation of disease. *BMC Publ Health*. 2010; 10: 507. http://dx.doi.org/10.1186/1471-2458-10-507.

［16］ Temme KE, Pan J. Musculoskeletal approach to pelvic pain. *Phys Med Rehabil Clin N Am*. 2017; 28 (3): 517-537. http://dx.doi.org/10.1016/j.pmr.2017.03.014.

［17］ Tauben D. Nonopioid medications for pain. *Phys Med Rehabil Clin N Am*. 2015; 26 (2): 219-248. http://dx.doi.org/10.1016/j.pmr.2015.01.005.

［18］ Vardy J, Agar M. Nonopioid drugs in the treatment of cancer pain. *J Clin Oncol*. 2014; 32 (16): 1677-1690. http://dx.doi.org/10.1200/JCO.2013.52.8356.

［19］ Leppert W, Buss T. The role of corticosteroids in the treatment of pain in cancer patients. *Curr Pain Headache Rep*. 2012; 16 (4): 307-313. http://dx.doi.org/10.1007/s11916-012-0273-z.

［20］ Mishra S, Bhatnagar S, Goyal GN, Rana SPS, Upadhya SP. A comparative efficacy of amitriptyline, gabapentin, and pregabalin in neuropathic cancer pain: a prospective randomized double-blind placebo-controlled study. *Am J Hosp Palliat Care*. 2012; 29 (3): 177-182. http://dx.doi.org/10.1177/1049909111412539.

［21］ Fine PG, Portenoy RK. Establishing "best practices" for opioid rotation: conclusions of an expert panel. *J Pain Symptom Manage*. 2009; 38 (3): 418-425. http://dx.doi.org/10.1016/j.jpainsymman.2009.06.002.

［22］ Bruera E, Paice JA. Cancer pain management: safe and effective use of opioids. *Am Soc Clin Oncol Educ Book*. 2015: e593-599. http://dx.doi.org/10.14694/EdBook_AM.2015.35.e593.

［23］ Davila GW, Ghoniem GM, Nasseri Y, eds. *Pelvic Floor Dysfunction: A Multidisciplinary Approach*. Springer-Verlag; 2006 http://dx.doi.org/10.1007/b136174.

［24］ Lee C-J, Lee S-C. Chapter 10—Sympathetic nerve block and neurolysis. In: Kim DH, Kim Y-C, Kim K-H, eds. *Minimally Invasive Percutaneous Spinal Techniques*. W.B. Saunders; 2010: 170-183. http://dx.doi.org/10.1016/B978-0-7020-2913-4.00010-0.

［25］ Plancarte R, de Leon-Casasola OA, El-Helaly M, Allende S, Lema MJ. Neurolytic superior hypogastric plexus block for chronic pelvic pain associated with cancer. *Reg Anesth*. 1997; 22 (6): 562-568.

［26］ Ferreira F, Pedro A. Ganglion impar neurolysis in the management of pelvic and perineal cancer-related pain. *Case Rep Oncol*. 2020; 13 (1): 29-34. http://dx.doi.org/10.1159/000505181.

［27］ Sousa Correia J, Silva M, Castro C, Miranda L, Agrelo A. The efficacy of the ganglion impar block in perineal and pelvic cancer pain. *Support Care Cancer*. 2019; 27 (11): 4327-4330. http://dx.doi.

org/10.1007/s00520-019-04738-9.

［28］ Flagg A, McGreevy K, Williams K. Spinal cord stimulation in the treatment of cancer-related pain: "back to the origins." . *Curr Pain Headache Rep*. 2012; 16 (4): 343-349. http://dx.doi.org/10.1007/s11916-012-0276-9.

［29］ Melzack R, Wall PD. Pain mechanisms: a new theory. *Science*. 1965; 150 (3699): 971-979. http://dx.doi.org/10.1126/science.150.3699.971.

［30］ Bentley WE. Spinal cord stimulation for chronic pelvic pain. In: Sabia M, Sehdev J, Bentley W, eds. *Urogenital Pain: A Clinicians Guide to Diagnosis and Interventional Treatments*. Springer International Publishing; 2017: 177-185. http://dx.doi.org/10.1007/978-3-319-45794-9_11.

［31］ Lihua P, Su M, Zejun Z, Ke W, Bennett MI. Spinal cord stimulation for cancer-related pain in adults. *Cochrane Database Syst Rev*. 2013; (2): CD009389. http://dx.doi.org/10.1002/14651858.CD009389.pub2.

［32］ Yang CC. Neuromodulation in male chronic pelvic pain syndrome: rationale and practice. *World J Urol*. 2013; 31 (4): 767-772. http://dx.doi.org/10.1007/s00345-013-1066-7.

［33］ Xing F, Yong RJ, Kaye AD, Urman RD. Intrathecal drug delivery and spinal cord stimulation for the treatment of cancer pain. *Curr Pain Headache Rep*. 2018; 22 (2): 11. http://dx.doi.org/10.1007/s11916-018-0662-z.

［34］ Smith TJ, Staats PS, Deer T, et al. Randomized clinical trial of an implantable drug delivery system compared with comprehensive medical management for refractory cancer pain: impact on pain, drug-related toxicity, and survival. *J Clin Oncol*. 2002; 20 (19): 4040-4049. http://dx.doi.org/10.1200/JCO.2002.02.118.

［35］ Deer TR, Provenzano DA, Hanes M, et al. The Neurostimulation Appropriateness Consensus Committee (NACC) recommendations for infection prevention and management. *Neuromodulation*. 2017; 20 (1): 31-50. http://dx.doi.org/10.1111/ner.12565.

［36］ Cascella M, Muzio MR, Viscardi D, Cuomo A. Features and role of minimally invasive palliative procedures for pain management in malignant pelvic diseases: a review. *Am J Hospice Palliat Med*. 2017; 34 (6): 524-531. http://dx.doi.org/10.1177/1049909116636374.

［37］ Callstrom MR, Dupuy DE, Solomon SB, et al. Percutaneous image-guided cryoablation of painful metastases involving bone: multicenter trial. *Cancer*. 2013; 119 (5): 1033-1041. http://dx.doi.org/10.1002/cncr.27793.

［38］ Shimizu T, Endo Y, Mekata E, et al. Real-time magnetic resonance-guided microwave coagulation therapy for pelvic recurrence of rectal cancer: initial clinical experience using a 0.5 T open magnetic resonance system. *Dis Colon Rectum*. 2010; 53 (11): 1555-1562. http://dx.doi.org/10.1007/DCR.0b013e3181e8f4b6.

［39］ Changes in Pain and Muscle Architecture in Colon Cancer Survivors After a Lumbopelvic Exercise Program: A Secondary Analysis of a Randomized Controlled Trial | Pain Medicine | Oxford Academic.

Available from: https: //academic.oup.com/painmedicine/article/18/7/1366/3062399. Accessed 30 May, 2020.

[40] Tatrow K, Montgomery GH. Cognitive behavioral therapy techniques for distress and pain in breast cancer patients: a meta-analysis. *J Behav Med.* 2006; 29 (1): 17-27. http://dx.doi.org/10.1007/s10865-005-9036-1.

[41] Tsai P-S, Chen P-L, Lai Y-L, Lee M-B, Lin C-C. Effects of electromyography biofeedback-assisted relaxation on pain in patients with advanced cancer in a palliative care unit. *Cancer Nurs.* 2007; 30 (5): 347-353. http://dx.doi.org/10.1097/01.NCC.0000290805.38335.7b.

[42] Singh V. Male Genital Organs. *Textbook of Anatomy Abdomen and Lower Limb.* Vol. II. Elsevier Health Sciences; 2014.

[43] Hunter CW, Yang A. Dorsal root ganglion stimulation for chronic pelvic pain: a case series and technical report on a novel lead configuration. *Neuromodulation.* 2019; 22 (1): 87-95. http://dx.doi.org/10.1111/ner.12801.

[44] Lin C-P, Lin W-Y, Lin F-S, Lee Y-S, Jeng C-S, Sun W-Z. Efficacy of intrathecal drug delivery system for refractory cancer pain patients: a single tertiary medical center experience. *J Formos Med Assoc.* 2012; 111 (5): 253-257. http://dx.doi.org/10.1016/j.jfma.2011.03.005.

NEWAJ ABDULLAH, MD · KRISHNA B. SHAH, MD

概　述

前列腺炎表现为盆腔痛、排尿困难、尿频、尿急、排尿异常感，在某些情况下还伴有发热[1]。前列腺炎是影响50岁以下男性最常见的泌尿系统疾病，是影响50岁以上男性的第三大常见泌尿系统疾病[2]。在世界范围内，前列腺炎患病率为2.2%～16%[1,3]。在北美，前列腺炎的平均患病率为6.9%[3]。前列腺炎的症状表现形式多样，诊断较困难，患者就诊次数增加。《美国泌尿系统疾病研究》估计每年每10万人中有1798人因前列腺炎就诊，其中在2000年用于该病的诊疗费用达8400万美元。因此，该病会对个人和社会造成巨大的经济负担。

病因和发病机制

传统上认为前列腺炎是由细菌感染引起的。然而，近期研究表明该病的病因是复杂的和多因素的。急性和慢性细菌性前列腺炎只有一小部分人群。最常见的细菌病原体是来源于胃肠道菌群的肠杆菌科类细菌，其他感染原包括肠球菌、棒状杆菌、沙眼衣原体、解脲支原体和念珠菌。宿主本身的因素可能导致感染原进入前列腺组织而增加前列腺炎发生的风险，包括排尿功能障碍和前列腺导管内反流。

临床约95%的前列腺炎病例是非传染性的。非感染性前列腺炎被认为是由免疫介导，并由未知抗原或自身免疫反应引起。大量研究证实，前列腺组织中IgA和IgM抗体（非微生物特异性）、细胞因子和补体水平显著升高。

大量前列腺炎患者没有发现传染源或感染性炎症。一些新的证据表明，这些患者的中枢神经系统和盆底之间存在紊乱，他们无法自发地协调骨盆横纹肌[11]，导致一些与前列腺炎相关的泌尿系统症状。研究还表明，许多前列腺炎患者的盆底肌存在肌筋膜激痛点和自主神经系统改变导致盆腔痛[12, 13]。非感染性前列腺炎的发病机制还在研究中，然而，目前证据表明，盆底功能障碍和神经敏化是该病的一些主要驱动因素。

临 床 表 现

美国国立卫生研究院（National Institute of Health，NIH）将前列腺炎分为四类，见表5.1[1, 14]。第 I 类为急性细菌性前列腺炎[1, 14, 15]。第 II 类是慢性细菌性前列腺炎，此类患者有前列腺病变引起的慢性下尿路感染。第 III 类是非细菌性前列腺炎，此类又进一步细分为 III A 类和 III B 类[1, 14, 15]。III A 类为非细菌性炎症性前列腺炎，按摩前列腺后尿液或精液样本中可见白细胞；III B 类是非细菌性非炎症性前列腺炎，尿液或精液样本检查中无白细胞。第 IV 类是无症状炎症性前列腺炎。对于前列腺特异性标本（如精液、组织活检）中存在显著的白细胞或细菌（或两者都有），但无典型的慢性盆腔痛患者也被归为第 IV 类前列腺炎。

表5.1　前列腺炎的分类和临床表现

NIH分类	传统分类	描述	临床表现
第 I 类	急性细菌性前列腺炎	前列腺急性感染	发热、寒战、不适、恶心、呕吐、排尿困难、尿频、尿急、排尿异常、排尿不尽感、耻骨上/会阴区疼痛
第 II 类	慢性细菌性前列腺炎	前列腺慢性感染	盆腔痛、排尿困难、尿频、尿急、排尿异常和排尿不尽感
第 III A 类	非细菌性炎症性前列腺炎	前列腺分泌物、前列腺按摩后的尿液或精液中存在大量白细胞	会阴区、耻骨上和阴茎疼痛
第 III B 类	非细菌性非炎症性前列腺炎	前列腺分泌物、前列腺按摩后的尿液或精液中存在少量白细胞	会阴区、耻骨上和阴茎疼痛
第 IV 类	无症状型	前列腺分泌物、前列腺按摩后的尿液或精液中可见白细胞和（或）细菌	无症状

第 I 类前列腺炎患者表现为排尿困难、尿频、尿急、排尿异常和排尿不尽感[1, 15]。患者也会主诉耻骨上区和会阴区疼痛感[1, 15]。偶有患者出现外生殖器不适感。该类型表现为明显的全身症状，包括发热、寒战、不适、恶心或呕吐。在一些病例中，患者可表现为败血症。只要及时诊断，适当治疗，大多数急性细菌性前列腺炎都能痊愈。约5%的急性细菌性前列腺炎可能发展为慢性细菌性前列腺炎。

第 II 类前列腺炎的特征是反复泌尿道感染[1, 15]。这些患者可能有多次急性炎症发作，中间有无症状间隔期[1, 15]。每一次发作都表现有尿路刺激和尿道梗阻[1, 15]。这些患者几乎都存在长期盆腔痛史。此类型中，发热、寒战、不适、恶心和呕吐等全身症状并不常见[1, 15]。

第 III A 和 III B 类前列腺炎的临床症状类似。第 III 类前列腺炎的主要特征是会阴、耻骨上和阴茎疼痛。NIH慢性前列腺炎队列研究是针对第Ⅲ类前列腺炎患者最大的研究之一。这项研究结果显示，会阴痛是最常见的疼痛症状（63%），其次是睾丸疼痛（58%）、阴部疼痛（42%）和阴茎疼痛（32%）[18]。该种情况最突出和最重要的症状之一是射精或射精后疼痛[18]。除疼痛以外，患者还可伴有或不伴有尿频、尿急、排尿异常或排尿不尽感[1]。许多Ⅲ类前列腺炎患者生活质量明显降低，可同时患有精神疾病，如抑郁症或应对能力不良[19]。

第Ⅳ类前列腺炎是一种无症状疾病类型[1]。患者往往是在检查良性前列腺增生、前列腺特异性抗原升高、前列腺恶性肿瘤或不孕症时偶然发现。此类情况可能在前列腺按摩后尿液标本中发现细菌或白细胞，或在前列腺活检标本中发现炎症细胞浸润[1]。

诊　　断

前列腺炎的诊断需要了解既往病史、进行体格检查和适当的实验室检查。在实验室检查方面，评估前列腺炎的金标准是Meares-Stamey试验（也称4-Glass试验），该诊断测试需要4个玻璃试管。1号试管中含有10 ml前段尿，代表来自尿道的标本；2号试管含有中段尿，代表来自膀胱的尿液；3号试管为前列腺按摩后收集的前列腺液标本；4号试管中含有前列腺按摩后的10 ml前段尿，代表前列腺液标本。所有标本均行细胞学评估和培养。表5.2中显示了基于不同前列腺炎病因产生的细胞学和培养结果。

表5.2　症状性前列腺炎"4-Glass试验"技术说明

分类	标本	第1管	第2管	前列腺分泌物	第3管
第Ⅰ类	白细胞	+	+	+	+
	细菌培养	+	+	+	+
第Ⅱ类	白细胞	−	+/−	+	+
	细菌培养	−	+/−	+	+
第ⅢA类	白细胞	−	−	+	+
	细菌培养	−	−	−	−
第ⅢB类	白细胞	−	−	−	−
	细菌培养	−	−	−	−

由于Meares-Stamey试验非常耗时，许多临床医师多选用2-Glass试验对前列腺按摩前后收集的尿液样本进行细胞学评估和培养，这种技术更经济、快速[20]。与金标准Meares-Stamey试验相比，2-Glass试验敏感性和特异性可达91%。表5.3显示了2-Glass试验的解释[20]。

表5.3　症状性前列腺炎按摩前后2-Glass试验的技术及说明

分类	标本	按摩前	按摩后
第Ⅰ类	白细胞	+	+
	细菌培养	+	+
第Ⅱ类	白细胞	+/-	+
	细菌培养	+/-	+
第ⅢA类	白细胞	-	+
	细菌培养	-	-
第ⅢB类	白细胞	-	-
	细菌培养	-	-

其他的诊断性测试可用于排除其他病理情况。如存在血尿，可以完善膀胱镜检查以排除尿路上皮癌[1]。许多患者可伴有前列腺特异性抗原升高，根据该标志物升高水平，决定是否须行超声引导下经直肠前列腺活检，以排除前列腺癌。盆腔痛是前列腺炎的重要症状之一，但也可能来源于骨盆的其他病变。对这些病例还需要进行膀胱功能评估，以排除逼尿肌过度活跃或逼尿肌括约肌协同失调等引起的盆腔痛。

体 格 检 查

NIH慢性前列腺炎合作研究网络（NIH Chronic Prostatitis Collaborative Research Network，NIH CPCRN）开发了一种已验证过的症状和生活质量评估工具，称为NIH慢性前列腺炎症状指数（NIH-chronic prostatitis symptom index，NIH-CPSI；图5.1）[1, 22]。所有患者应完成此评估以确定基线水平，并评估干预前后症状改善情况。所有怀疑前列腺炎的患者都应进行全面的身体检查。第Ⅰ类前列腺炎患者可出现潮红、发热、心动过速、呼吸急促，甚至低血压[1]。患者还会有耻骨上疼痛或尿潴留。前列腺检查会触摸到热、湿、软的前列腺组织。对于第Ⅱ类和第Ⅲ类前列腺炎，体格检查可能无显著体征。直肠指诊和会阴触诊可触及外生殖器、会阴、尾骨、肛门外括约肌和盆底/侧壁内等部位的压痛点[1, 12]。

治 疗

前列腺炎是一种多病因且症状多样的复杂性疾病。前列腺炎患者的特征表现包括排尿功能障碍和慢性盆腔痛。前列腺炎的治疗方式因症而异，包括抗生素、α-肾上腺

男性泌尿生殖系统疼痛指数

1. 在过去的一周里，你是否有过以下部位的疼痛或不适？
   a. 直肠和睾丸（会阴）之间区域 □₁是 □₀否
   b. 睾丸 □₁是 □₀否
   c. 阴茎头（与排尿无关） □₁是 □₀否
   d. 腰部以下，阴部或膀胱区域 □₁是 □₀否

2. 在过去的一周里，你是否经历过：
   a. 排尿时疼痛或灼烧感？ □₁是 □₀否
   b. 性高潮（射精）期间或之后疼痛或不适？ □₁是 □₀否
   c. 膀胱充盈时疼痛或不适？ □₁是 □₀否
   d. 排尿后疼痛或不适缓解？ □₁是 □₀否

3. 在过去的一周中，你是否经常出现这些部位的疼痛或不适？
   □₀从不 □₁很少 □₂有时 □₃经常 □₄通常 □₅总是

4. 哪一个数字最能描述你在过去一周内的疼痛或不适？
   □ □ □ □ □ □ □ □ □ □ □
   0 1 2 3 4 5 6 7 8 9 10
   不疼 疼得难以想象

5. 在过去的一周中，你有多少次有排尿不尽感？
   □₀一点也不 □₁不到1/5 □₂不到一半时间 □₃约一半时间 □₄超过一半时间 □₅几乎总是如此

6. 在过去的一周中，你有多少次在排尿后不到2 h再次排尿？
   □₀一点也不 □₁不到1/3 □₂不到一半时间 □₃约一半时间 □₄超过一半时间 □₅几乎总是如此

7. 在过去的一周中，你的症状有多少次让你无法正常做事情？
   □₀没有 □₁只是一点点 □₂有些 □₃很多

8. 在过去的一周中，你有多关心自己的症状？
   □₀没有 □₁只是一点点 □₂有些 □₃很多

9. 如果你余生都和过去一周的症状一样，你会怎么想？
   □₀欣喜的 □₁高兴的 □₂多数是满意的 □₃混合的（满意和不满意差不多） □₄多数是不满意的 □₅不快乐的
   □₆可怕的

图5.1 NIH慢性前列腺炎症状指数

素阻滞剂、非甾体抗消炎镇痛药、激素治疗、体外冲击波治疗、经尿道微波治疗、神经毁损和神经调控等。大多数治疗方式可以由初级保健者和泌尿科医师提供。为治疗慢性盆腔痛，前列腺炎患者还需要与疼痛专家进行沟通。因此，我们在这一章主要讨论慢性盆腔痛的多种治疗方法。

改变生活方式和非手术治疗

改变生活方式被认为是治疗慢性盆腔痛的首选方法[23, 26]。所有患者均应接受盆腔痛的相关健康教育[23]。其中有许多患者都存在引起盆腔痛的潜在诱因（如食物、饮料、活动），这些应避免发生[24]。鼓励患者多参加一些低强度活动，如散步、瑜伽、游泳和伸展运动。一些患者可以采用热水瓶、加热垫或洗热水澡时对骨盆区域进行局部热疗。这些干预措施均未在慢性盆腔痛的临床试验中被证实，但其在临床实践中对一些患者显示出了良好效果。

盆底物理疗法和生物反馈

前列腺炎引起的慢性疼痛可能与肌筋膜激痛点相关[12]。这些肌筋膜激痛点本身就有疼痛，还可潜在地增加慢性盆腔痛的疼痛症状。盆底物理疗法和生物反馈治疗有助于缓解该类患者群体的疼痛。安德生（Anderson）等在对138名慢性盆腔痛男性患者中的肌筋膜激痛点刺激和松解后发现，77%的患者症状明显改善[27]。科尔内尔（Cornel）等对33名慢性前列腺炎和盆腔痛的男性患者进行生物反馈治疗观察发现，CPSI评分从23.6分下降到11.4分[28]。

药物治疗

慢性前列腺炎和慢性盆腔痛患者存在神经病理性疼痛，加巴喷丁类药物有助于缓解疼痛[1]。2010年，NIH CPCRN进行了一项随机安慰剂对照试验，以评价普瑞巴林对长期顽固性慢性盆腔痛患者的疗效[29]。结果显示，治疗组中47%的患者在6周时NIH-CPSI总分下降了6分，高于安慰剂组（35.8%）；虽然，两组在疼痛评分改善方面未见显著统计学差异，但临床实践证实，许多患者受益于加巴戊酯类药物的使用。三环类抗抑郁药是另一类可考虑用于治疗慢性盆腔痛的药物。这些药物广泛用于神经病理性疼痛的治疗，并已证明对前列腺炎相关性盆腔痛有益。

上腹下丛阻滞、神经毁损

上腹下丛（SHP）是腹部和盆腔自主神经系统的一部分[31, 32]。与腹腔神经丛一样，位于腹膜后沿L5椎体两侧前表面走行[31, 32]。上腹下丛负责传递交感神经介导的来自降结肠、直肠和内生殖器的内脏疼痛[31, 33]。上腹下丛阻滞已被用于多种类型的盆腔痛，如子宫内膜异位症和盆腔恶性疼痛综合征[31]。此外，有病例报告显示，此方法对慢性前列腺炎和前列腺切除术后患者的阴茎（尿道）疼痛治疗有效[34, 35]。该操作的技术细节超出本章的范围。SHP阻滞通常是在腹膜后L5椎体下1/3和S1椎体上1/3处进行，采用后入路方式，如图5.2所示[31]。大多数情况下是在X线透视引导下完成，但也有报道使用CT和超声引导[31]。这种神经阻滞可在局部麻醉下进行，如果成功到达神经靶点，可以使用苯酚或乙醇进行化学性神经毁损。德莱昂·卡萨索拉（De Leon-Casasola）等研究报道，对SHP进行神经阻滞及毁损来治疗盆腔癌性疼痛的成功率为69%，且治疗后需要的口服阿片类药物量也减少。

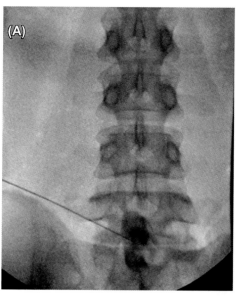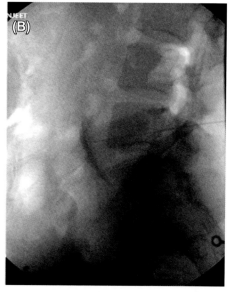

图5.2 透视下上腹下神经丛松解术。（A）正位图和（B）侧位图显示针的最终位置。箭头所示为造影剂勾勒出的神经丛轮廓

下腹下丛阻滞

下腹下神经丛（inferior hypogastric plexus，IHP）位于骶骨前和直肠腹侧S2～S4椎体侧面[31, 37]。其由下腹神经和盆腔内脏神经的交感神经纤维、盆腔内脏神经的节前副交感神经纤维和盆腔内脏的传入神经纤维组成[31, 37]。这种神经阻滞方法理论上可以治疗慢性前列腺炎继发性疼痛。舒尔茨（Shultz）等首先在透视下应用经骶骨入路对11例盆腔痛女性患者进行了IHP阻滞，其成功率为73%[37]。穆罕默德（Mohamed）等研究也表明，盆腔肿瘤患者经IHP阻滞和毁损治疗后的第1周疼痛缓解了43%[38]。目前，尚无IHP阻滞在慢性前列腺炎人群中的相关研究。

奇神经节阻滞

来自骶椎两侧的交感神经链融合在一起并终止于奇神经节[31]，其位于骶尾韧带前方[31, 32]。奇神经节为盆腔脏器提供交感神经支配，并将交感和伤害性纤维传递至会阴、直肠远端、肛周和尿道远端[31]。透视引导下奇神经节阻滞最初用于治疗交感神经介导的盆腔癌性疼痛，现已被广泛用于治疗各种盆腔痛，包括慢性前列腺炎[31]。经尾骨入路是最常用技术，其穿刺轨迹短且能避免对周围结构的损伤。患者取俯卧位，将穿刺针刺入皮肤并穿过骶尾韧带，直至针尖刚好到达直肠后方。阻滞时可使用或不使用类固醇。相反，由于化学性神经毁损往往会引起神经炎和神经痛，其通常用于癌性疼痛的治疗[31, 39]。对于慢性前列腺炎引起的顽固性疼痛，在诊断性奇神经节阻滞成功后，可以考虑使用射频消融或冷冻消融进行神经松解[31, 40, 41]。与用乙醇或苯酚进行化学性神经毁损相比，这两种方法的并发症更少。射频和冷冻消融对周围组织的损伤较小，运动障碍、性功能障碍、膀胱和肠道功能障碍发生较少。

阴部神经阻滞

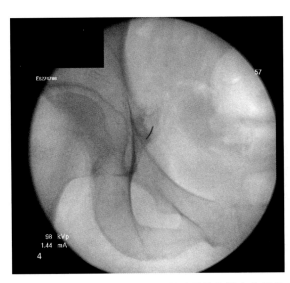

图 5.3 透视下阴部神经阻滞。针的最终位置在坐骨棘尖端（白色箭头所示），这是阴部神经离开骨盆的位置

阴部神经起源于S2～S4神经根的腹侧支[31, 32]，其绕过骶棘韧带并附着于坐骨结节内侧，神经穿过泌尿生殖膈并终止于外生殖器[31]。该神经支配阴茎、球海绵体肌、坐骨海绵体肌、会阴和肛门。阴部神经阻滞可用于治疗包括慢性前列腺炎在内的各种盆腔和会阴区疼痛。男性人群中，阴部神经阻滞操作常在俯卧位下进行，既可以采用体表解剖标志定位穿刺，也可使用常规透视法引导。透视下，神经位于坐骨棘水平（图5.3）。局部麻醉一般可使神经被阻滞，无论是否使用糖皮质激素。冷冻消融术和射频消融术可延长镇痛时间。除透视外，CT和超声引导方式也有报道[31, 42]。

神经调控

数十年来，神经调控已被用于治疗各种慢性疼痛[43]。有关神经调控用于女性患者间质性膀胱炎和膀胱疼痛综合征引起的盆腔痛已有报道[44]。目前，尚需要更多研究来确定神经调控对慢性前列腺炎和男性慢性盆腔痛的治疗效果[44]。然而，在脊髓刺激试验中可以进行感觉异常测试，以确定患者的个体化反应。

脊髓刺激器的确切机制尚不明确。传统上基于疼痛闸门控制学说，人们认为通过电脉冲将非疼痛感觉传入脊髓后柱、神经根或周围神经，可以有效地关闭疼痛信号上行传导。骨盆由S1~S4神经根的感觉神经和运动神经、S1~S4的副交感神经和T10-L1水平的交感神经纤维支配。因此，慢性盆腔痛的治疗就是针对这些关键部位进行。骶神经刺激（sacral nerve stimulation，SNS）、经皮胫神经刺激（percutaneous tibial nerve stimulation，PTNS）和阴部神经刺激可用于治疗盆腔痛。

骶神经刺激

SNS操作是应用一根多极导线置于骶孔对骶神经根进行刺激。电刺激是由一个与导线相连的并植入附近区域的电流发生装置产生。SNS是治疗间质性膀胱炎和膀胱疼痛综合征的常用方法[44,47]。大量研究表明，SNS对盆腔痛的治疗有效。西格尔（Siegal）等对10例慢性盆腔痛患者应用SNS治疗（其中8例置于S3，2例置于S4）进行观察发现，9例患者对SNS有良好的反应，其中，6例患者在随访至19周时诉盆腔痛仍有显著改善[48]。扎比希（Zabihi）等对23例因膀胱疼痛综合征和前列腺炎导致的顽固性盆腔痛患者进行了观察研究[49]。这些患者均接受了双侧SNS，但电极放置在骶尾部硬膜外腔以对S2~S4进行神经调控，而并非采用经椎间孔入路；经皮穿刺是经硬膜外腔进入骶裂孔。结果显示，这23例患者中有10例疼痛症状改善（疼痛改善定义为疼痛缓解＞50%）。虽然，强有力的证据支持SNS对间质性膀胱炎和膀胱疼痛综合征起作用，但尚缺乏研究关注其在前列腺炎所致慢性盆腔痛中的作用。由于前列腺炎继发的慢性盆腔痛所显示出的疼痛模式与间质性膀胱炎和膀胱疼痛综合征相似，因此，可以考虑采用这种治疗方式。

经皮胫神经刺激

胫神经是坐骨神经的终末分支之一。经皮刺激胫神经可以从坐骨神经向L4~S3脊髓水平发送电信号，并改变通过该回路所传递的疼痛信号[43]。目前，经皮胫神经刺激已被FDA批准用于治疗膀胱过度活动症，但许多研究表明，经皮胫神经刺激也可以调节盆腔疼痛[40, 50, 51]。对于膀胱过度活动症来说，可以每周行一次胫神经刺激，每次30分钟，连续治疗12周[44]。卡巴延（Kabay）等应用经皮胫神经刺激对89名NIH分类为Ⅲ类的前列腺炎伴有顽固性盆腔疼痛的患者进行治疗发现，在治疗12周后疼痛评分显著改善[52]。虽然，经皮胫神经刺激的成功率可能低于SNS，但其无创性和经济性优势使其成为一种不错的治疗选择。

阴部神经刺激

阴部神经含有骶神经纤维。阴部神经刺激是一种治疗盆腔疼痛的潜在替代性治疗方法。彼得（Peter）等在一项前瞻性、单盲、随机、交叉试验的研究中，对22例间质性膀胱炎患者进行了SNS治疗，并同时进行了阴部神经刺激；其中，17例患者在接受阴部神经刺激后疼痛症状缓解，疼痛改善率为59%。虽然，理论上来说阴部神经刺激有一定作用，但目前尚缺乏针对阴部神经刺激在盆腔痛治疗中作用的可靠研究证据。

（马云龙 译 孙 杰 审校）

原书参考文献

［1］ Nickel JC. Inflammatory and pain condition of the male genitourinary tract: prostatitis and related pain conditions, orchitis, and epididymitis. In: 11th ed. Partin A, ed. *Campbell-Walsh Urology 11th Edition Review E-Book*. Vol. 1. Elsevier; 2015: 304-333.

［2］ Collins MM, Stafford RS, O'Leary MP, Barry MJ. How common is prostatitis? A national survey of physician visits. *J Urol*. 1998; 159 (4): 1224-1228.

［3］ Nickel JC, Wagenlehner FME, Pontari M. Male chronic pelvic pain syndrome (CPPS) . In: Chapple C, Abrams P, eds. *Male Lower Urinary Tract Symptoms (LUTS) . An International Consultation on Male LUTS*. Société Internationale d'Urologie (SIU) ; 2013: 331-372.

［4］ Pontari MA, Joyce GF, Wise M, McNaughton-Collins M. Urologic diseases in America project. *Prostatitis J Urol*. 2007; 177 (6): 2050-2057. http://dx.doi.org/10.1016/j.juro.2007.01.128.

［5］ Schneider H, Ludwig M, Hossain HM, Diemer T, Weidner W. The 2001 Giessen Cohort Study on patients with prostatitis syndrome-an evaluation of inflammatory status and search for microorganisms 10 years after a first analysis. *Andrologia*. 2003; 35 (5): 258-262.

［6］ Bergman B. On the relevance of gram-positive bacteria in prostatitis. *Infection*. 1994; 22 (Suppl 1): S22. http://dx.doi.org/10.1007/BF01716032.

［7］ Domingue GJ. Cryptic bacterial infection in chronic prostatitis: diagnostic and therapeutic implications. *Curr Opin Urol*. 1998; 8 (1): 45-49. http://dx.doi.org/10.1097/00042307-199801000-00009.

［8］ Shurbaji MS, Gupta PK, Myers J. Immunohistochemical demonstration of Chlamydial antigens in association with prostatitis. *Mod Pathol*. 1988; 1 (5): 348-351.

［9］ Weidner W, Diemer T, Huwe P, Rainer H, Ludwig M. The role of *Chlamydia trachomatis* in prostatitis. *Int J Antimicrob Agents*. 2002; 19 (6): 466-470. http://dx.doi.org/10.1016/s0924-8579 (02) 00094-8.

［10］ Dellabella M, Milanese G, Muzzonigro G. Correlation between ultrasound alterations of the preprostatic sphincter and symptoms in patients with chronic prostatitis-chronic pelvic pain syndrome. *J Urol*. 2006; 176 (1): 112-118. http://dx.doi.org/10.1016/S0022-5347 (06) 00567-2.

［11］ Zermann D-H, Schmidt RA. Neurophysiology of the pelvic floor: its role in prostate and pelvic pain. In: Nickel JC, ed. *Textbook of Prostatitis*. 1st ed. ISIS Medical Media Ltd; 1999: 95-105.

［12］ Anderson RU, Sawyer T, Wise D, Morey A, Nathanson BH. Painful myofascial trigger points and pain sites in men with chronic prostatitis/chronic pelvic pain syndrome. *J Urol*. 2009; 182 (6): 2753-2758. http://dx.doi.org/10.1016/j.juro.2009.08.033.

［13］ Yilmaz U, Liu Y-W, Berger RE, Yang CC. Autonomic nervous system changes in men with chronic pelvic pain syndrome. *J Urol*. 2007; 177 (6): 2170-2174. http://dx.doi.org/10.1016/j.juro.2007.01.144. discussion 2174.

［14］ Krieger JN, Nyberg L, Nickel JC. NIH consensus definition and classification of prostatitis. *J Am Med Assoc*. 1999; 282 (3): 236-237. http://dx.doi.org/10.1001/jama.282.3.236.

［15］ Schaeffer A. Chronic prostatitis and chronic pelvic pain syndrome. *N Engl J Med*. 2006; 355: 1690-1698.

［16］ Cho IR, Lee KC, Lee SE, et al. Clinical outcome of acute bacterial prostatistis, a multicenter study. *Korean J Urol*. 2005; 46 (10): 1034-1039.

［17］ Shoskes DA, Landis JR, Wang Y, et al. Impact of post-ejaculatory pain in men with category III chronic prostatitis/chronic pelvic pain syndrome. *J Urol*. 2004; 172 (2): 542-547. http://dx.doi.org/10.1097/01.ju.0000132798.48067.23.

［18］ Wagenlehner FME, van Till JWO, Magri V, et al. National Institutes of Health Chronic Prostatitis Symptom Index (NIH-CPSI) symptom evaluation in multinational cohorts of patients with chronic prostatitis/chronic pelvic pain syndrome. *Eur Urol*. 2013; 63 (5): 953-959. http://dx.doi.org/10.1016/j.eururo.2012.10.042.

［19］ Nickel JC, Tripp DA, Chuai S, et al. Psychosocial variables affect the quality of life of men diagnosed with chronic prostatitis/chronic pelvic pain syndrome. *BJU Int*. 2008; 101 (1): 59-64. http://dx.doi.org/10.1111/j.1464-410X.2007.07196.x.

［20］ Nickel JC. The pre and post massage test (PPMT): a simple screen for prostatitis. *Tech Urol*. 1997; 3 (1): 38-43.

［21］ Theodorou C, Konidaris D, Moutzouris G, Becopoulos T. The urodynamic profile of prostatodynia. *BJU Int*. 1999; 84 (4): 461-463. http://dx.doi.org/10.1046/j.1464-410x.1999.00167.x.

［22］ Litwin MS, McNaughton-Collins M, Fowler FJ, et al. The National Institutes of Health chronic prostatitis symptom index: development and validation of a new outcome measure. Chronic Prostatitis Collaborative Research Network. *J Urol*. 1999; 162 (2): 369-375. http://dx.doi.org/10.1016/s0022-5347 (05) 68562-x.

［23］ Turner JA, Ciol MA, Von Korff M, Liu Y-W, Berger R. Men with pelvic pain: perceived helpfulness of medical and self-management strategies. *Clin J Pain*. 2006; 22 (1): 19-24. http://dx.doi. org/10.1097/01.ajp.0000148630.15369.79.

[24] Herati AS, Moldwin RM. Alternative therapies in the management of chronic prostatitis/chronic pelvic pain syndrome. *World J Urol*. 2013; 31 (4): 761-766. http://dx.doi.org/10.1007/s00345-013-1097-0.

[25] Herati AS, Shorter B, Srinivasan AK, et al. Effects of foods and beverages on the symptoms of chronic prostatitis/chronic pelvic pain syndrome. *Urology*. 2013; 82 (6): 1376-1380. http://dx.doi.org/10.1016/j.urology.2013.07.015.

[26] Giubilei G, Mondaini N, Minervini A, et al. Physical activity of men with chronic prostatitis/chronic pelvic pain syndrome not satisfied with conventional treatments--could it represent a valid option? The physical activity and male pelvic pain trial: a double-blind, randomized study. *J Urol*. 2007; 177 (1): 159-165. http://dx.doi.org/10.1016/j.juro.2006.08.107.

[27] Anderson RU, Wise D, Sawyer T, Chan C. Integration of myofascial trigger point release and paradoxical relaxation training treatment of chronic pelvic pain in men. *J Urol*. 2005; 174 (1): 155-160. http://dx.doi.org/10.1097/01.ju.0000161609.31185.d5.

[28] Cornel EB, van Haarst EP, Schaarsberg RWMB-G, Geels J. The effect of biofeedback physical therapy in men with Chronic Pelvic Pain Syndrome Type III. *Eur Urol*. 2005; 47 (5): 607-611. http://dx.doi.org/10.1016/j.eururo.2004.12.014.

[29] Pontari MA, Krieger JN, Litwin MS, et al. Pregabalin for the treatment of men with chronic prostatitis/chronic pelvic pain syndrome: a randomized controlled trial. *Arch Intern Med*. 2010; 170 (17): 1586-1593. http://dx.doi.org/10.1001/archinternmed.2010.319.

[30] Curtis Nickel J, Baranowski AP, Pontari M, Berger RE, Tripp DA. Management of men diagnosed with chronic prostatitis/chronic pelvic pain syndrome who have failed traditional management. *Rev Urol*. 2007; 9 (2): 63-72.

[31] Nagpal AS, Moody EL. Interventional management for pelvic pain. *Phys Med Rehabil Clin*. 2017; 28 (3): 621-646. http://dx.doi.org/10.1016/j.pmr.2017.03.011.

[32] Willard FH, Schuenke MD. The neuroanatomy of female pelvic pain. In: Bailey A, Bernstein C, eds. *Pain in Women: A Clinical Guide*. Springer; 2013: 17-55. http://dx.doi.org/10.1007/978-1-4419-7113-5.

[33] Kanazi GE, Perkins FM, Thakur R, Dotson E. New technique for superior hypogastric plexus block. *Reg Anesth Pain Med*. 1999; 24 (5): 473-476. http://dx.doi.org/10.1016/s1098-7339 (99) 90018-4.

[34] Gofeld M. Peripheral and visceral sympathetic blocks. In: Benzon HT, Rathmell J, Wu CL, Turk DC, Argoff CE, Hurley RW, eds. *Practical Management of Pain*. 5 edition. Slsevier Mosby; 2014: 755-767.

[35] Rosenberg SK, Tewari R, Boswell MV, Thompson GA, Seftel AD. Superior hypogastric plexus block successfully treats severe penile pain after transurethral resection of the prostate. *Reg Anesth Pain Med*. 1998; 23 (6): 618-620. http://dx.doi.org/10.1016/s1098-7339 (98) 90092-x.

[36] de Leon-Casasola OA, Kent E, Lema MJ. Neurolytic superior hypogastric plexus block for chronic

pelvic pain associated with cancer. *Pain*. 1993; 54 (2): 145-151. http://dx.doi.org/10.1016/0304-3959 (93) 90202-z.

[37] Schultz DM. Inferior hypogastric plexus blockade: a transsacral approach. *Pain Physician*. 2007; 10 (6): 757-763.

[38] Mohamed SA-E, Ahmed DG, Mohamad MF. Chemical neurolysis of the inferior hypogastric plexus for the treatment of cancer-related pelvic and perineal pain. *Pain Res Manag*. 2013; 18 (5): 249-252. http://dx.doi.org/10.1155/2013/196561.

[39] Toshniwal GR, Dureja GP, Prashanth SM. Transsacrococcygeal approach to ganglion impar block for management of chronic perineal pain: a prospective observational study. *Pain Physician*. 2007; 10 (5): 661-666.

[40] Wemm K, Saberski L. Modified approach to block the ganglion impar (ganglion of Walther) . *Reg Anesth*. 1995; 20 (6): 544-545.

[41] Kırcelli A, Demirçay E, Özel Ö, et al. Radiofrequency thermocoagulation of the ganglion impar for coccydynia management: long-term effects. *Pain Pract*. 2019; 19 (1): 9-15. http://dx.doi.org/10.1111/papr.12698.

[42] Waldman SD. Pudendal nerve block. In: *Atlas of Interventional Pain Management*. 4 edition. Elsevier Saunders; 2014: 638-646.

[43] Landau B, Levy RM. Neuromodulation techniques for medically refractory chronic pain. *Annu Rev Med*. 1993; 44: 279-287. http://dx.doi.org/10.1146/annurev.me.44.020193.001431.

[44] Yang CC. Neuromodulation in male chronic pelvic pain syndrome: rationale and practice. *World J Urol*. 2013; 31 (4): 767-772. http://dx.doi.org/10.1007/s00345-013-1066-7.

[45] Melzack R, Wall PD. Pain mechanisms: a new theory. *Science*. 1965; 150 (3699): 971-979. http://dx.doi.org/10.1126/science.150.3699.971.

[46] Dasgupta R, Critchley HD, Dolan RJ, Fowler CJ. Changes in brain activity following sacral neuromodulation for urinary retention. *J Uro*. 2005; 174 (6): 2268-2272. http://dx.doi.org/10.1097/01.ju.0000181806.59363.d1.

[47] Feler CA, Whitworth LA, Fernandez J. Sacral neuromodulation for chronic pain conditions. *Anesthesiol Clin*. 2003; 21 (4): 785-795. http://dx.doi.org/10.1016/s0889-8537 (03) 00085-3.

[48] Siegel S, Paszkiewicz E, Kirkpatrick C, Hinkel B, Oleson K. Sacral nerve stimulation in patients with chronic intractable pelvic pain. *J Urol*. 2001; 166 (5): 1742-1745.

[49] Zabihi N, Mourtzinos A, Maher MG, Raz S, Rodríguez LV. Short-term results of bilateral S_2-S_4 sacral neuromodulation for the treatment of refractory interstitial cystitis, painful bladder syndrome, and chronic pelvic pain. *Int UrogynEcol J Pelvic Floor Dysfunct*. 2008; 19 (4): 553-557. http://dx.doi.org/10.1007/s00192-007-0466-x.

[50] Kim SW, Paick J-S, Ku JH. Percutaneous posterior tibial nerve stimulation in patients with chronic pelvic pain: a preliminary study. *Urol Int*. 2007; 78 (1): 58-62. http://dx.doi.org/10.1159/000096936.

[51] Biemans JMAE, van Balken MR. Efficacy and effectiveness of percutaneous tibial nerve stimulation in the treatment of pelvic organ disorders: a systematic review. *Neuromodul J Int Neuromodul Soc*. 2013; 16 (1): 25-33. http://dx.doi.org/10.1111/j.1525-1403.2012.00504.x. discussion 33.

[52] Kabay S, Kabay SC, Yucel M, Ozden H. Efficiency of posterior tibial nerve stimulation in category IIIB chronic prostatitis/chronic pelvic pain: a Sham-Controlled Comparative Study. *Urol Int*. 2009; 83 (1): 33-38. http://dx.doi.org/10.1159/000224865.

[53] Peters KM, Feber KM, Bennett RC. A prospective, single-blind, randomized crossover trial of sacral vs pudendal nerve stimulation for interstitial cystitis. *BJU Int*. 2007; 100 (4): 835-839. http://dx.doi.org/10.1111/j.1464-410X.2007.07082.x.

第6节 尾 骨 痛

RANA AL-JUMAH, MD · KRISHNA B. SHAH, MD

概 述

尾骨痛是指尾骨区域的疼痛[1]。疼痛还可延伸至骶骨下方、邻近肌肉和周围软组织。尾骨由1~4节组成,通过骶尾关节与骶骨远端相连。尾骨的第1节和第2节可以活动,容易出现病理性过度活动。尾骨的解剖结构特点也是导致尾骨痛的一个因素[2, 3]。尾骨向前弯曲,包含一个骨性尖端,更易向前半脱位,这也增加了外部损伤风险。尾骨神经丛由S4~S5神经根和尾神经组成,提供躯体神经和自主神经来支配会阴、生殖器和肛门[3-5]。对尾骨痛的治疗具有挑战性。大部分患者的疼痛症状可在几周至几个月内消失,但还有一小部分患者会继续发展成慢性疼痛[5]。

病因和发病机制

大多数尾骨痛病例都有创伤史。女性和肥胖患者患病率较高。与男性相比,女性的尾骨位置更靠后且更大,使得其在跌倒或经阴道分娩时更易受伤[5-7]。许多病例是特发性的,找不到明确病因。儿童尾骨痛发生率要低于青少年和成年人。

尾骨的神经支配比较复杂,大部分尾骨受骶神经和尾神经支配[9]。尾骨前方主要由骶丛支配,骶丛由S4、S5脊神经腹侧支和尾神经合成[9]。骶丛还支配尾骨韧带、骨膜、骶尾关节、尾骨腹侧软组织、尾骨前肌和肛门外括约肌。尾骨后方皮肤和软组织受尾神经和S4、S5脊神经后支支配。此外,位于尾骨前表面的奇神经节携带来自盆腔(包括直肠)的内脏传入纤维。因此,尾骨痛实际上可由邻近脏器的牵涉痛导致[10, 11]。

尾骨痛可分为伤害性疼痛和神经病理性疼痛。伤害性疼痛可继发于组织损伤、炎症或可触发初级传入感觉神经纤维的结构学变化。伤害性疼痛可进一步分为内脏痛和躯体痛。内脏痛源于邻近脏器,躯体痛源于皮肤、肌肉和组织。常见病因见表6.1[2]。神经病理性疼痛是由中枢或周围神经系统的神经损伤所致。该类疼痛特点是有灼烧感、持续性麻木感和刺痛感。神经病理性疼痛病因见表6.1,包括椎间盘突出、骶神经根或尾骨尖端肿瘤和囊肿对硬脑膜产生的刺激。

表 6.1 尾骨痛病因

躯体（伤害性）疼痛	神经病理性疼痛
• 产科创伤	• 奇神经节刺激
• 尾骨骨折	• 椎间盘突出
• 肌筋膜炎	• 肿瘤
• 盆底肌肉痉挛	• 囊肿
• 骶尾关节炎	
• 感染（脓肿或囊肿）	
• 骶尾关节过度活动	
• 尾骨半脱位	
• 心理疾病	
• 肥胖	

源自 De Andrés J，Chaves S. Coccygodynia：a proposal for an algorithm for treatment. J Pain，2003，4（5）：257～266.

临 床 表 现

尾骨痛患者最常见的临床表现包括局部压痛或尾骨以外的全身性疼痛[13]。这种疼痛通常被描述为钝痛，伴有剧烈刺痛，且与活动增多有关。其他典型症状包括久坐或久站后疼痛，以及从坐姿转为站姿时疼痛加剧[7]。当脊柱倾斜时，由于尾骨承受额外压力，导致尾骨过度活动，也会加重疼痛[14, 15]。此外，患者出现排便冲动、排便困难，甚至排便疼痛的情况也很常见。尾骨痛的女性患者可能会有性交困难和痛经。

患者通常会尝试以下方法来缓解疼痛：采用身体前倾、髋关节弯曲及单臀坐位以减轻尾骨承受的重量，或避免久坐。但需要注意的是，这些动作也会导致盆底肌张力增加，进而引起盆底肌功能障碍[14, 18]。因疼痛的缘故，患者倾向于限制活动来避免一些尾骨接触性运动（如骑自行车）。

诊 断

尾骨痛的诊断主要基于临床表现。应对患者进行详细的体格检查和病史采集，包括近期外伤史、阴道分娩史和恶性肿瘤史。在身体评估时，应注意的是患者BMI也很重要。一项研究表明，女性BMI＞27.4 kg/m² 和男性BMI＞29.4 kg/m² 会增加尾骨痛风险，因为坐位时骨盆旋转程度会降低。肥胖患者的尾骨更容易发生半脱位，因为跌倒和反复坐位会增加骨盆内压力[3, 15, 19]。此外，还应详细询问精神病史，以评估焦虑或抑郁是否为尾骨痛的潜在病因或加重疼痛的诱因。

动力位X线片可以显示尾骨活动度、骶尾和尾骨上段关节融合、骨溶解性病变、骨折、骨关节炎、半脱位和骨盆旋转等。当患者处于坐位和站立位时，可进行侧位和斜位的动力位影像学检查[6, 7, 21]。根据患者的临床表现决定是否需要进一步检查，包括腰椎X线检查、全血细胞计数（排除感染）、便常规及潜血试验，MRI或超声检查来排除盆腔内隐匿的肿块或肿瘤[1, 7]。MRI可以更好地显示尾骨尖，此处可出现囊肿、脓肿、滑囊炎或肿瘤等病变[1, 2]。MRI也可用于显示尾骨半脱位或活动过度区周围的水肿或炎症性病变。

体 格 检 查

详细的体格检查可帮助确定尾骨痛诊断及排除其他导致疼痛的病因。体格检查包括对脊柱、骶髂关节、肛门和髋关节进行外观检查，确定是否存在畸形。此外，还应对周围皮肤和软组织进行检查来确定是否存在囊肿、盆腔肿块、瘘管、外痔或肛裂等，这些可能也是疼痛的诱因。神经系统评估包括对下肢肌力、骶尾部皮节感觉测试和下肢反射的检查。尾骨痛患者一般不会出现局灶性神经功能障碍[7, 14]。

此外，患者常在尾骨、骶尾韧带和耻骨尾骨周围韧带上有局部压痛点。嘱患者从坐位改变为站立位会加重尾骨疼痛。尾骨的任何运动也会引起直肠内明显的感觉异常[1, 7, 16, 17]。

对于产后尾骨痛患者，尤其是久坐或久站后，尾骨痛可放射至髋部和腰部[23]。直肠指诊时，用食指和拇指触摸尾骨可引起疼痛和尾骨肌肉痉挛。在检查过程中，可注意到骶尾关节运动过度或运动受限。触诊盆底肌肉（包括肛提肌和闭孔内肌）时，可发现盆底肌肉过度活跃和张力增高的情况[1, 3, 16]。同时，还要注意任何可能引起牵涉性疼痛的直肠裂问题。

治 疗

如果不予以处理，尾骨痛可能会因功能障碍而导致生活质量下降。大多数患者对非手术治疗效果良好，特别是在病程早期。当效果治疗效果不佳时，可寻求其他镇痛措施（图6.1）。

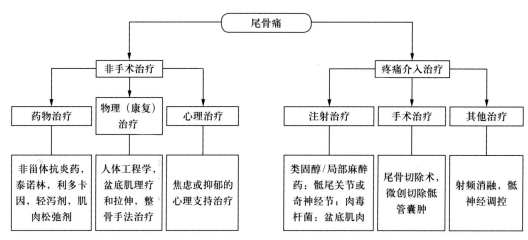

图6.1　尾骨痛治疗方案

药物治疗

尾骨痛的一线治疗包括使用非甾体抗炎药（NSAID），如布洛芬、塞来昔布和美洛昔康。如果怀疑急性骨折，应避免使用这些药物，直到排除其影响骨膜愈合的风险后才可使用。如存在NSAID用药禁忌，则建议使用对乙酰氨基酚。利多卡因软膏或凝胶也常被外用于疼痛部位。存在排便困难时，可加用肌肉松弛药、泻药或大便软化剂辅助通便。虽然阿片类药物可用于损伤引起的急性疼痛患者，但一般情况下并不建议使用阿片类药物治疗慢性非恶性疼痛综合征。

物理（康复）治疗

作为药物治疗的补充，对患者可以使用人体矫正器，包括泡沫圆环或楔形缓冲垫来减轻尾骨压力[16]。患者也可以选择多种形式的理疗和康复手段来缓解症状，并促使骨盆肌肉和韧带愈合[2, 3]。

盆底肌过度活跃导致的盆底肌筋膜疼痛已被证明是尾骨痛的病因之一。一项研究报告指出，通过训练和放松过度活跃的盆底肌肉可缓解肌筋膜性疼痛症状，治疗后患者疼痛评分平均改善了62%。随着肌肉高张力的消除，许多患者性交困难症状也有所改善。此外，也有报告称通过各种肌肉拉伸练习、盆腔按摩和对盆腔肌肉操作来缓解疼痛[17, 19]。

尾骨痛可由骶尾骨关节过度活动引起，整骨手法治疗（osteopathic manipulative treatment，OMT）主要是通过与骶尾关节活动直接相关的肌筋膜松解技术，使腹部 - 盆腔肌肉筋膜正常化，从而改善骶尾关节功能和灵活性。研究发现，OMT可以改善许多尾骨痛患者的肌筋膜源性疼痛[24]。

注射治疗

药物和康复治疗效果不佳时，可考虑使用类固醇和局部麻醉药进行骶尾关节注射，此操作可以在超声或透视引导下完成。患者取俯卧位，骶尾关节位于骶骨基底部。将类固醇和局部麻醉药混合药液注射到关节内。许多患者会选择使用此方法缓解疼痛，尤其对于关节炎或创伤引起的尾骨痛[2, 5, 25]。

尾骨阻滞、消融术

如怀疑疼痛来源于尾骨后方软组织（即触诊有压痛，坐位时疼痛），可选择在骶尾连接处以尾神经作为目标进行阻滞，是一种诊断技术也是一种治疗方法。对于由位于尾骨前表面的骶尾神经丛（即相应的盆腔肌肉或韧带）支配引起的疼痛，可能对这些阻滞不会有反应[9]。对于期望能长时间缓解症状的阻滞阳性患者，可以考虑使用常规或脉冲射频消融。从骶尾交界处向下至尾骨下1/3处的多部位进行治疗[9]。冷冻射频消融在60℃时可产生较大的消融范围，也可最大程度地对神经进行消融。

奇神经节阻滞、消融术

可对奇神经节进行阻滞来缓解尾骨疼痛症状。奇神经节由椎旁交感神经链下行并汇合于骶尾关节前方[26, 27]。虽然，奇神经节并未有神经支配尾骨骨膜，但其接收来自直肠远端和肛门等盆腔脏器的传入神经纤维。患者可能会遭受由尾骨疼痛引起的牵涉痛，因此，奇神经节注射可作为一种有效的诊断和治疗方法[26, 27]。

透视下经尾骨入路是最常用的方法，此方法穿刺轨迹短，还可避免对周围结构的损伤。操作时患者取俯卧位，穿刺针刺入皮肤并穿透骶尾韧带前行，直至针尖刚好位于直肠后方[26, 28, 29]。使用造影剂确定针头位置良好后，注射皮质类固醇和局部麻醉药混合制剂（图6.2）。一组小样本病例研究发现，应用0.5%的丁哌卡因对奇神经节进行阻滞后，尾骨痛的缓解率达20%～75%，疗效持续时间从几小时到3个月不等[30]。与尾神经阻滞方法一样，对于奇神经节阻滞阳性的患者，可以进一步行神经射频消融治疗。另一项研究显示，尾骨痛患者行奇神经节常规射频消融术，温度设置为80℃，持续90秒，术后6个月随访时仍保持90.2%的疼痛缓解率[26]。

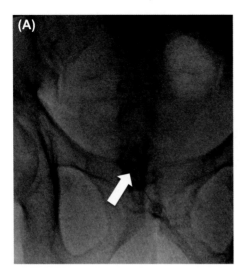
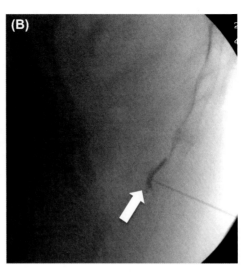

图 6.2　透视下经尾椎入路的奇神经节阻滞。（A）侧位片和（B）正位片显示针的最终位置。箭头所示为注射造影剂后神经结构显影情况

肉毒杆菌毒素

此外，一项研究发现，使用肌电图引导将 A 型肉毒杆菌毒素注射至盆底肌肉（耻骨直肠肌、耻骨尾骨肌、髂骨尾骨肌和尾骨肌）中，对非手术治疗无效的高张力盆底功能障碍女性患者是有益的[31, 32]。

神经调控

关于神经调控治疗尾骨痛，特别是骶神经刺激的相关研究较少。李（Lee）等描述了一种治疗慢性尾骨痛的尾部入路方法：穿刺点位于骶管裂孔尾端，在侧位透视引导下，将两根 Tuohy 针刺入骶管裂孔；将两根经皮电极插入骶后硬膜外腔并在围术期调节以确定合适的覆盖范围[33]（图6.3）。与传统的强直性刺激相比，短阵快速脉冲刺激效果更好。

虽然，背根神经节刺激已被美国 FDA 批准用于治疗复杂区域疼痛综合征，但在其他方面的疼痛治疗中也越来越受欢迎，特别是用于传统刺激难以治疗的区域，如足部、腹部和腹股沟区。一份病例报告了应用 DRG 刺激成功治疗尾骨痛，通过将电刺激器电极放置在 L1 和 S2 的双侧 DRG 区后，几乎可 100% 覆盖疼痛区域（图6.4）[27]。

目前，还没有大型临床试验证明脊髓电刺激治疗尾骨痛的疗效。然而，如果非手术治疗和注射治疗均不能充分缓解疼痛，此方法可进行试验性应用[27, 33]。

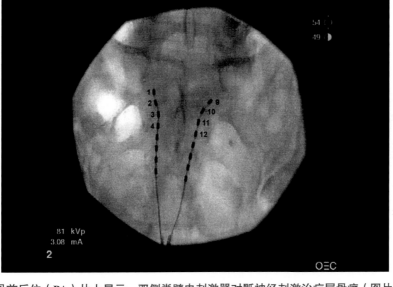

图6.3 骶骨前后位（PA）片上显示，双侧脊髓电刺激器对骶神经刺激治疗尾骨痛（图片来源：Lee DW，Lai A. Sacral burst neuromodulation via caudal approach as a treatment for chronic coccydynia. Neuromodulation，2018，10.1111～12808.）

尾骨切除术

当所有非手术治疗措施都不能充分缓解疼痛时，手术治疗尾骨痛可作为一种保留性治疗方法。最常见的手术方式是尾骨部分切除术，即将尾骨直接切除至骶尾关节附近。该手术的疗效还不明确，且有很高的并发症和失败率，但该手术用于治疗尾骨异常性运动过度或畸形病例中的应用有效。如果疼痛是由于神经周围囊肿所致，显微手术切除对于改善此类病因导致的尾骨疼痛也是有效的[5, 7, 17, 34]。

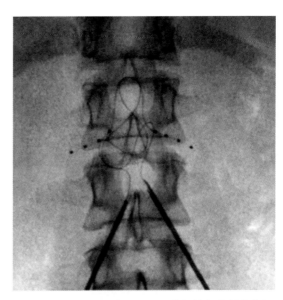

图6.4 前后透视图像显示双侧背根神经节刺激电极位于L1水平（图片来源：Giordano NL，Helmond NV，Chapman KB. Coccydynia treated with dorsal root Ganglion stimulation. Case Rep Anesthesiol，2018：1～4.）

（马云龙 译 罗启鹏 审校）

［1］ Waldman SD. Coccydynia. In: Waldman SD, ed. *Atlas of Common Pain Syndromes*. Vol. 97. Philadelphia, PA: Elsevier; 2012: 378-382.

［2］ De Andrés J, Chaves S. Coccygodynia: a proposal for an algorithm for treatment. *J Pain*. 2003; 4 (5): 257-266.

［3］ Maigne JY, Doursounian L, Chatellier G. Causes and Mechanisms of common coccydynia: role of Body mass index and coccygeal trauma. *Spine*. 2000; 25: 3072-3079.

［4］ Moore KL, Delley AF. *Clinically Oriented Anatomy*. 4th ed. Philadelphia, PA: Lippincott Williams & Wilkins; 1999.

［5］ Lirette LS, Chaiban G, Tolba R, Eissa H. Coccydynia: an overview of the anatomy, etiology, and treatment of coccyx pain. *Ochsner J*. 2014; 14 (1): 84-87.

［6］ Yamashita K. Radiological study of 1500 coccyces. *Nippon Seikeigeka Gakkai Zasshi*. 1988; 62: 23-36.

［7］ Vora A, Chan S. Coccydynia. In: Frontera WR, Rizzo TD, Silver JK, eds. *Essentials of Physical Medicine and Rehabilitation: Musculoskeletal Disorders, Pain, and Rehabilitation*. Vol. 99. Philadelphia, PA: Elsevier; 2018: 538-542.

［8］ Maigne JY, Pigeau I, Aguer N, Doursounian L, Chatellier G. Chronic coccydynia in adolescents. A series of 53 patients. *Eur J Phys Rehabil Med*. 2011; 47 (2): 245-251.

［9］ Chen Y, Huang-Lionnet JHY, Cohen SP. Radiofrequency ablation in coccydynia: a case series and comprehensive, evidence-based review. *Pain Med*. 2016 http://dx.doi.org/10.1093/pm/pnw268.

［10］ Malec MM, Horosz B, Koleda I, et al. Neurolytic Block of ganglion of Walter for the management of chronic pelvic pain. *Wideochir Inne Tech Maloinwazyjne*. 2014; 9 (3): 458-462.

［11］ Malec-Milewska M, Horosz B, Koleda I, Sekowska A, Kucia H, Kosson D, et al. Neurolytic block of ganglion of walther for the management of chronic pelvic pain. *Videosurg Other Miniinvasive Tech*. 2014; 3: 458-462. http://dx.doi.org/10.5114/wiitm.2014.43079.

［12］ Ferrell BA. Pain. In: Osterwall D, Brummel-Smith K, Beck JC, eds. *Comprehensive Geriatric Assessment*. New York: McGraw-Hill; 2000: 381-397.

［13］ Nelson DA. Coccydynia and lumbar disk disease: historical Correlations and clinical cautions. *Perspect Biol Med*. 1991; 34: 229-238.

［14］ Foye PM. Coccydynia: tailbone pain. *Phys Med Rehabil Clin*. 2017; 28 (3): 539-549. http://dx.doi.org/10.1016/j.pmr.2017.03.006.

［15］ Maigne J-Y, Lagauche D, Doursounian L. Instability of the coccyx in coccydynia. *J Bone Joint Surg*. 2000; 82 (7): 1038-1041. http://dx.doi.org/10.1302/0301-620x.82b7.10596.

［16］ Nathan ST, Fisher BE, Roberts CS. Coccydynia: a review of pathoanatomy, aetiology, treatment and outcome. *J Bone Jt Surg Br*. 2010; 92 (12): 1622-1627.

[17] Scott KM, Fisher LW, Bernstein IH, Bradley MH. The treatment of chronic coccydynia and post coccygectomy pain with pelvic floor physical therapy. *Pharm Manag*. 2017; 9 (4): 367-376.

[18] Foye PM, Buttaci CJ, Stitik TP, Yonclas PP. Successful injection for coccyx pain. *Am J Phys Med Rehabil*. 2006; 85 (9): 783-784.

[19] Maigne JY, Chatellier G. Comparison of three manual coccydynia treatments: a pilot study. *Spine*. 2001; 26 (20): E479-E483. discussion E484.

[20] Maroy B. Spontaneous and evoked coccygeal pain in depression. *Dis Colon Rectum*. 1988; 31 (3): 210-215. http://dx.doi.org/10.1007/bf02552548.

[21] Maigne JY, Guedj S, Straus C. Idiopathic Coccygodynia: lateral Roentgenograms in the sitting position and coccygeal discography. *Spine*. 1994; 19: 930-934.

[22] Fogel GR, Cunningham P, Esses S. Coccygodynia: evaluation and management. *J Am Acad Orthop Surg*. 2004; 12 (1): 49-54.

[23] Embaby H, Elgendy S, Hasanin ME. Effect of muscle energy technique in treating post-partum coccydynia: a randomized control trial. *Phys Ther Rehabil*. 2017; 4 (1): 5. http://dx.doi.org/10.7243/2055-2386-4-5.

[24] Origo D, Tarantino A, Nonis A, Vismara L. Osteopathic manipulative treatment in chronic coccydynia: a case series. *J Bodyw Mov Ther*. 2018; 22 (2): 261-265. http://dx.doi.org/10.1016/j.jbmt.2017.06.010.

[25] Traycoff RB, Crayton H, Dodson R. Sacrococcygeal pain syndromes: diagnosis and treatment. *Orthopedics*. 1989; 12: 1373-1377.

[26] Adas C, Ozdemir U, Toman H, Luleci N, Luleci E, Adas H. Transsacrococcygeal approach to ganglion impar: radiofrequency application for the treatment of chronic intractable coccydynia. *J Pain Res*. 2016; 9: 1173-1177. http://dx.doi.org/10.2147/jpr.s105506.

[27] Giordano NL, Helmond NV, Chapman KB. Coccydynia treated with dorsal root ganglion stimulation. *Case Rep Anesthesiol*. 2018; 2018: 1-4.

[28] Sagir A, Ozasalan S, Koroglu A. Application of ganglion impar block in patient with coccyx dislocation. *Agri*. 2011; 23 (3): 129-133.

[29] Reig E, Abejon D, del Pozo C, Insausti J, Contreas R. Thermocoagulation of the ganglion impar or ganglion of Walther: description of a modified approach. Preliminary result in chronic, nononcological pain. *Pain Pract*. 2005; 5 (2): 103-110.

[30] Haider N. Coccydynia treated with spinal cord stimulation: a case report. In: *Proceedings of the American Academy of Pain Medicine 24th Annual Meeting*.; 2008.

[31] Morrissey D, El-Kawand D, Ginzburg N, Wehbe S, O'Hare P, Whitmore K. Botulinum toxin A injections into pelvic floor muscles under electromyographic guidance for women with refractory high-tone pelvic floor dysfunction. *Female Pelvic Med Reconstr Surg*. 2015; 21 (5): 277-282.

[32] Abbot JA, Jarvis SK, Lyons SD, et al. Botulinum toxin type A for chronic pain and pelvic floor spasms

in women: a randomized controlled trial. *Ostet Gynecol*. 2006; 108 (4): 915-923.

［33］ Lee DW, Lai A. Sacral burst neuromodulation via caudal approach as a treatment for chronic coccydynia. *Neuromodulation*. 2018 http://dx.doi.org/10.1111/ner.12808.

［34］ Kerr EE, Benson D, Schrot RJ. Coccygectomy for chronic refractory coccygodynia: clinical case series and literature review. *J Neurosurg Spine*. 2011; 14 (5): 654-663.

RANA AL-JUMAH, MD · KRISHNA B. SHAH, MD

概　　述

阴部神经痛于1987年由阿马伦科（Amarenco）等提出[1]。阴部神经痛又称Alcock管综合征、自行车综合征或阴部神经卡压综合征，男女皆可患病，表现为阴部神经分布区疼痛，包括阴茎、阴囊、外阴、阴蒂、会阴和直肠[2]。这种疼痛经常被误诊或不被大多数医师（包括盆腔疼痛专家）所认识。阴部神经痛的患病率尚不清楚，但斯皮诺萨（Spinosa）等报导阴部神经痛在人群中的发病率高达1%，女性多于男性。

病因和发病机制

阴部神经来自第2～4骶神经的腹侧支[4, 5]，经梨状肌下孔穿出骨盆，与阴部动、静脉伴行。这些神经血管束走行在骶棘韧带和骶结节韧带之间[6]（图7.1）。当阴部神经穿出并重新进入骨盆时，被包含在阴部神经管内。阴部神经分为多个分支，包括肛管下神经、会阴神经和阴茎背神经[2, 7]。

阴部神经包含感觉纤维、运动纤维和交感纤维[5]。肛管下神经支配肛门外括约肌、肛管远端和肛门皮肤。会阴神经分出支配阴唇后方（女性）、阴囊（男性）和肌肉的分支。肌支支配会阴浅横肌、球海绵体、坐骨海绵体、会阴深横肌、尿道括约肌、肛门外括约肌前段和肛提肌[2]。阴茎/阴蒂背侧神经是阴部神经的终末分支，支配男性和女性生殖器的感觉[2, 8]。

阴部神经痛可由多种机制引起（表7.1）[2]。机械性压迫是神经损伤最常见的原因，可以是暂时性的也可是永久性的。损伤程度主要受卡压时间的影响，并可发生在其中的几个位置[9-11]。久坐或局部反复撞击常导致机械性压迫，造成骶棘韧带或骶结节韧带处神经卡压。盆底肌肉痉挛或创伤产生的瘢痕组织也可卡压神经。

在阴道分娩、骨盆手术和跌倒过程中，神经过度拉伸或卡压可能会导致阴部神经

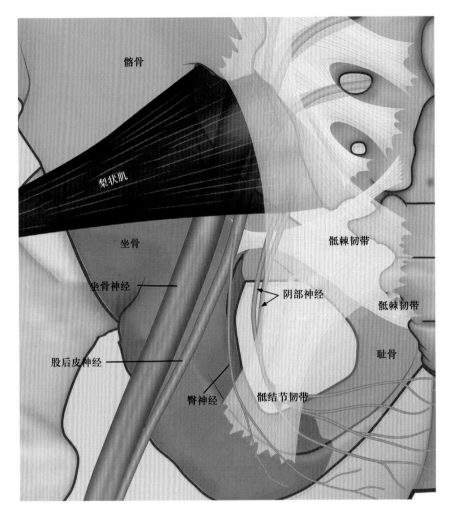

图7.1 阴部神经走行于骶棘韧带（sacrospinous ligament，SSL）和骶结节韧带（sacrotuberous ligament，STL）下方，此处可发生卡压（图片来源 Rojas-Gómez MF，Blanco-Dávila R，Tobar Roa V，Gómez González AM，Ortiz Zableh AM，Ortiz Azuero A. Anestesia regional guiada por ultrasonido en territorio del nervio pudendo. Rev Colomb Anestesiol 2017；45：200e209. ）

直接损伤[15]。阴部神经损伤常见于盆腔脏器脱垂的矫正手术，许多患者报告术后立即出现阴部神经痛症状[18]。阴部神经痛也见于感染、肿瘤卡压、盆腔放射治疗或免疫治疗的患者；已证明，带状疱疹可导致疱疹性阴部神经痛[19]。

　　严重的阴部神经痛可发展为复杂性区域疼痛综合征（complex regional pain syndrome，CRPS），这是一种外周和中枢神经系统的功能障碍，表现为感觉和运动症状，如灼烧痛、肿胀、肌肉痉挛和营养变化等。传统认知上，CRPS是一种主要发生在四肢的功能障碍，阴部神经痛可能在症状学上进展并发展为CRPS[2]，导致阴部神经痛的治疗过程趋于复杂，如果不积极治疗，许多体征和症状是不可逆的。

表7.1 阴部神经痛的常见病因

盆腔手术	久坐	感染
经阴道顺产	便秘	恶性肿瘤
创伤性摔倒	过度手淫	肛交
长时间骑自行车	盆腔放疗	带状疱疹

Nantes基本诊断标准[*]

阴部神经区域疼痛：从肛门到阴茎或阴蒂。此标准排除了位于臀部、骶骨或尾骨区域的疼痛。疼痛可能位于外阴或肛门直肠区表面

坐位时疼痛明显：坐位时疼痛源于神经受到压力增加所致。对于进展期阴部神经痛患者，疼痛可以呈持续性，即使站立位也会存在

疼痛不影响睡眠：会阴区疼痛通常不会使患者在夜间疼醒。如伴随其他相关症状如尿频，阴部神经痛可能会影响睡眠

疼痛无客观感觉障碍：如果患者表现有会阴感觉障碍，则可能有骶神经根或骶神经丛的损伤，也可能出现肛门括约肌运动障碍。由于许多神经的解剖位置紧密排列在一起，在靠近阴部神经支配区的异常可能会有感觉障碍

阴部神经诊断性阻滞可减轻疼痛：局部麻醉浸润阴部神经可显著减轻疼痛。尽管其被列为基本标准，但也有可能导致任何会阴部位疾病或阻滞部位远端神经病变相关的疼痛

[*]源自 Hibner M, Castellanos M, et al. Glob Libr Women's Med, (ISSN: 1756e2228) 2011; doi: 10.3843/GLOWM.10468.

临 床 表 现

阴部神经痛的典型症状是会阴区和直肠疼痛，通常描述有异物感，就像一直坐在一个物体上一样[21, 22]。此外，疼痛可单侧或双侧。按压阴部神经受卡压的位置，可在泌尿生殖系统或肛门区域出现相关症状，女性常见部位包括外阴、阴道、阴蒂和阴唇，男性常见部位包括龟头和阴囊（不包括睾丸）[22, 23]。

神经病变常被描述为感觉麻木、沉重感或烧灼感，阴部神经痛可表现出锐性疼痛特征；外周和中枢敏化表现为对疼痛刺激的敏感性增加（痛觉过敏）或非疼痛刺激部位的疼痛（异位性疼痛）[24, 25]。患者运动和坐位时，尤其是在开车或骑自行车时可诱发疼痛。保持站立位、坐在马桶圈或缓冲软垫上能够减轻坐骨结节的局部压力，从而缓解疼痛。随着病情的进展，患者会出现持续的慢性疼痛，甚至在站立时也会出现持续疼痛[22, 26]。部分患者也可在阴部神经分布区以外的大腿后方和下腹部出现隐约的神经病理性疼痛症状。该区域的疼痛通常是由于肌肉痉挛或躯体性疼痛导致[2, 5, 8, 15, 22]。

此外，患者还会表现排尿困难、失眠、性交困难和射精痛[8, 23, 24]。部分患者可能会经历性器官不宁综合征，导致痛苦的持续性性兴奋[21, 23]。患者可因括约肌障碍而出现大便失禁；也可表现为间质性膀胱炎的尿频和尿急症状[8, 23, 24]。

诊　断

阴部神经痛是一种临床诊断。2006年制定的Nantes标准描述了阴部神经痛的诊断标准（表7.2）[23, 24]，这些标准已被验证过，减压手术对符合所有标准的患者比部分符合标准的患者的效果更好[23, 24]，这个标准的制定能降低阴部神经痛的误诊率。5条基本标准如下：①阴部神经分布区疼痛；②以坐位时疼痛为主；③夜间疼痛不影响睡眠；④疼痛无客观感觉障碍；⑤阴部神经阻滞可缓解疼痛[23, 24]。

表 7.2　阴部神经痛的表现

阴部神经卡压Nantes诊断标准[a]	排除标准
阴部神经支配区的疼痛	单纯尾骨、臀部、下腹部疼痛
坐位时疼痛加重	只有阵发性疼痛
患者夜间不会疼醒	只有皮肤瘙痒
体格检查无客观的感觉丧失	影像学异常能解释疼痛
阴部神经阻滞可缓解疼痛	

[a]所有标准均须满足

源自Labat JJ，Riant T，Robert R，et al. Diagnostic criteria for pudendal neuralgia by pudendal nerve entrapment（Nantes criteria）. Neurourol Urodyn，2008，27（4）：306e310.（Elsevier）

影像学检查

多普勒超声是一种成本相对低的影像学检查工具。由于神经血管束同时滑动，当观察到阴部静脉受压时可以提示神经受压；多普勒技术应该能够评估静脉血流的任何变化；高频超声还可以帮助识别神经炎症和卡压迹象，如神经水肿和神经扁平表现。功能性MRI可以用来评估神经的完整性，尽管还没有足够证据表明其能准确地诊断阴部神经受压，但有一定的实用价值。MRI还可以评估脊髓和神经根的任何压迫性病变，以及由肿瘤或囊肿引起的疼痛[23, 27]。

神经传导检查

阴部神经病变可通过体感诱发电位、运动诱发电位和阴部神经终末运动潜伏期试验（pudendal nerve terminal motor latency testing，PNTML）进行检测。PNTML是经阴道或经直肠在坐骨棘处施加脉冲，通过会阴处肌肉测量脉冲时间；如果存在潜伏期，倾向于诊断为阴部神经病变。然而，对于有盆腔手术史或阴道分娩史（引起盆底肌拉伸）的患者，PNTML 值具有很高的可变性。PNTML 的准确性还受操作人员不同的影响，这可能导致结果不一致。

阴部神经阻滞、肉毒毒素注射

诊断性阻滞不仅有助于神经痛的诊断，还可作为一种治疗选择，通过在阴部神经周围注射局部麻醉药和类固醇来缓解疼痛。该阻滞可通过或不通过影像引导，这将在治疗部分详述[9, 30-32]。诊断性阻滞可在局部给药 1 小时内缓解疼痛。为了辨别症状是由盆底肌肉功能障碍引起的神经损伤或是压迫，可在相应盆底肌肉内注射肉毒杆菌毒素。

体 格 检 查

体格检查应包括对背部、腹部和盆底肌肉的详细检查，重点检查是否存在明显感染、可触及的包块、撕裂伤或皮肤红斑迹象。由阴部神经痛发展为 CRPS 的患者还可出现臀沟网状青斑或鞍区皮肤颜色变化[2, 20, 24]。其他潜在症状包括皮肤颜色、温度、质地的变化、异位性疼痛和痛觉过敏。

检查尾骨肌、闭孔内肌、肛提肌、腰大肌和腹肌是否有压痛和肌肉痉挛。神经系统检查包括触觉和针刺觉，在阴部神经分布区域（包括阴蒂或阴茎头、阴唇后或阴囊后以及肛周后方皮肤）存在触痛[2, 8, 29]。

体格检查最常见的是在骶棘韧带进入阴部神经管处和在坐骨棘上施加压力时出现可复制的疼痛或蒂内尔征阳性。蒂内尔征是对某一神经进行触诊或叩诊时，出现该神经分布区的感觉麻木或刺痛。当敲击支配阴蒂或龟头的阴部神经背侧支时，蒂内尔征也可能为阳性[2, 28, 29]。在许多阴部神经痛病例中，患者并不存在神经功能的缺失[2, 8]。

治 疗

随着生活方式的改变，阴部神经痛的主要治疗方式是非手术治疗，包括药物治疗和物理治疗。当这些治疗方式不能充分缓解疼痛时，可以考虑注射治疗和微创介入手术。阴部神经痛往往需要多模式综合治疗[8, 9, 22]。

改变生活方式

改变生活方式可以避免额外的伤害或症状加重[8]。应停止诱发疼痛加重的运动或活动。如果是因久坐导致的疼痛，应优先考虑调整坐姿或避免久坐。如无法避免坐位，可选择坐垫来支撑坐骨结节，以减轻坐位时对盆底肌和阴部神经的压迫。其他改变包括避免接触硬表面物体、骑自行车、髋关节屈曲锻炼，以及下肢肌肉的蹲坐训练[8, 22]。

物理治疗

主要以解决盆底肌功能障碍为主。大多数患者会出现盆底肌痉挛和肌收缩。理疗师可与患者一起应用手法使骨盆部肌肉伸展，并通过加强练习、拉伸、生物反馈和激痛点松解等方式来放松盆底肌肉[8, 33, 34]。

药物治疗

当改变生活方式和物理治疗不能充分缓解疼痛时，可以考虑药物治疗。抗神经病理性药物是治疗阴部神经痛的主要药物[8]。加巴喷丁（gabapentinoids）和普瑞巴林（pregabalin）作为抗惊厥药物，常用于多种神经病理性疼痛的治疗，两者已被用于治疗阴部神经痛，但均未被 FDA 批准专门用于此症的治疗。此外，三环类抗抑郁药和 5 - 羟色胺 - 去甲肾上腺素再摄取抑制剂也被证明可缓解神经病理性疼痛[35, 36]。肌肉松弛剂如环苯扎林、替扎尼定和巴氯芬通常用于肌筋膜疼痛的患者。非甾体抗炎药也可用于阴部神经痛。

注射肉毒杆菌毒素

如果物理治疗不能改善盆底肌功能障碍，可以对盆底肌注射肉毒杆菌毒素作为替代治疗方式[33]。文献报道，肉毒杆菌毒素注药剂量为 50～400U[33]。治疗的并发症包括误注射至肛门或尿道括约肌，这会导致短暂尿失禁[36]。患者可于 5～7 天后恢复物理治疗。需要注意的是，虽然肉毒杆菌毒素注射对盆底功能障碍患者治疗有效率高达 67%，但当用于阴部神经痛治疗时其成功率仅有 30%[8]。

阴部神经阻滞

阴部神经阻滞是一种诊断和治疗方法。操作时可选择体表解剖标志定位，也可在透视、CT 或超声引导下进行[8, 37-39]。根据患者疼痛的侧别选择单侧或双侧注射。神经阻滞注射药物通常选择长效局部麻醉药（如丁哌卡因）和皮质类固醇的混合制剂[40-42]。

对于女性患者采用体表定位技术时，经阴道入路要求为截石位。触诊坐骨棘，将穿刺针刺入坐骨棘尖端。针头穿过阴道黏膜直至骶棘韧带。在透视或CT引导下，患者取俯卧位，将针刺入并深至坐骨棘尖端（图7.2）。穿刺针接触坐骨棘骨面后轻轻退回，回抽无血后再注入药物[39]。

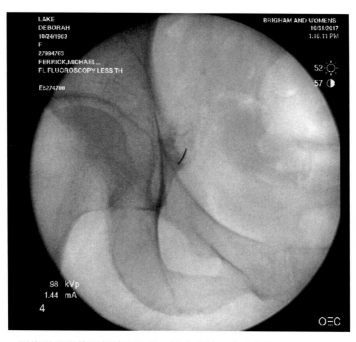

图7.2　影像引导下的阴部神经阻滞。针末端位于坐骨棘尖端（白色箭头所示），这是阴部神经离开骨盆的位置

脉冲射频

脉冲射频（pulse radiofrequency，PRF）：是一种阴部神经痛的微创治疗方法，特别是对神经诊断性阻滞为阳性患者更有治疗价值。PRF的神经调控作用并不影响运动或感觉神经纤维[43-45]。与传统的连续射频相比，PRF不会在神经周围产生高温[46]。一项研究通过经阴道PRF治疗女性难治性阴部神经痛所致慢性盆腔疼痛，温度设置为42℃，时间为90秒，共治疗4个疗程；结果显示，在至少一轮PRF治疗后，所有患者的疼痛评分都出现显著下降[43]。

冷冻神经消融术

冷冻神经消融术包括冷冻阴部神经。可以通过触诊或在影像引导（CT、透视）下识别神经。使用17号冷冻消融探头放置于阴部管的远端，采用感觉和运动刺激来确定神经位置。之后，以冻-融（5～8分钟）间隔完成两次治疗[47]。CT引导下行阴部管冷冻神经消融后，患者的视觉模拟评分（VAS）显著降低。术后6个月随访时，VAS评分较基线评分7.6～3.1仍有所下降[47]。

神经调控

根据Melzack和Wall于1965年所提出的疼痛"闸门控制理论"，脊髓电刺激器（spinal cord stimulator，SCS）的工作原理是：通过电脉冲向脊髓后柱、神经根或周围神经输入非疼痛感觉，有效地关闭上行传导的疼痛信号[48]。SCS既往常用于椎板切除术后疼痛综合征和CRPS的治疗，近年来也已成功用于阴部神经痛的治疗。一项多中心、前瞻性研究对27例阴部神经痛患者行SCS治疗，发现对脊髓后柱进行电刺激可减轻疼痛症状。电极末端被置于脊髓圆锥尾端以下，放置位置在术前根据MRI确定。此外，术中刺激试验也确定能够覆盖疼痛区域。随访15个月时有20例患者进行了永久性电刺激器植入，并诉疼痛明显减轻。

背根神经节刺激在治疗阴部神经痛比传统的脊髓后柱刺激器有优势。DRG刺激可对特定的皮节区进行针对性刺激（图7.3），由于DRG水平的脑脊液层相对较薄，因此，可以减少总体能量的输出。与脊髓后柱刺激器相比，电极位置变化导致感觉异常风险发生率更低[6,50]。一组含7例慢性盆腔痛患者（其中2例诊断为阴部神经痛）的病例研究中，研究者对这2例患者疼痛同侧的L1和S2脊神经孔处沿DRG放置电极进行刺激。在试验阶段，2例患者的疼痛减轻均超过85%，并在本研究结果正式发表时正在等待永久性刺激器的植入。一般认为，电极放置在L1水平主要调节L1皮节区（包括腹股沟区），但局限在了生殖器和会阴区。同样，电极放置在S2水平一般覆盖腿部和臀部，但局限在了骨盆区域。然而，当L1和S2同时刺激时，可以获得良好的骨盆区疼痛覆盖区域。医师还应考虑围术期进行适当检查，以确定疼痛覆盖范围。未来还需要更大规模的研究来分析脊髓后柱和DRG刺激对阴部神经痛的治疗效果。

减压手术

当非手术治疗无效时，应考虑阴部神经减压手术，特别是存在神经卡压时。在接受经臀肌入路阴部神经减压手术的患者中，约40%的患者疼痛症状缓解了至少40%。与经阴道入路或经直肠入路技术相比，经臀肌入路是临床上使用较为广泛的方法，因

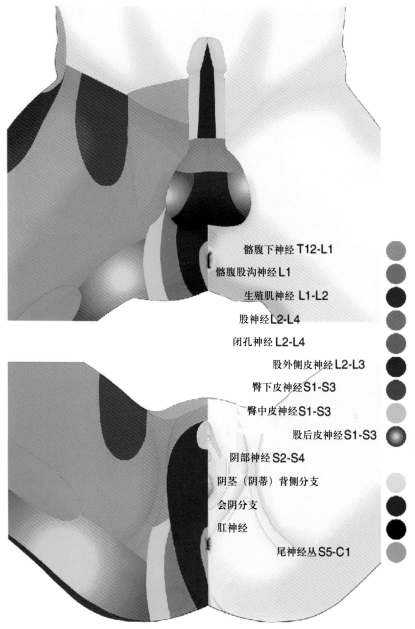

髂腹下神经 T12-L1

髂腹股沟神经 L1

生殖肌神经 L1-L2

股神经 L2-L4

闭孔神经 L2-L4

股外侧皮神经 L2-L3

臀下皮神经 S1-S3

臀中皮神经 S1-S3

股后皮神经 S1-S3

阴部神经 S2-S4

阴茎（阴蒂）背侧分支

会阴分支

肛神经

尾神经丛 S5-C1

图7.3　会阴区皮节分布示意图（图片来源 Rojas-Gómez MF，Blanco-Dávila R，Tobar Roa V，Gómez González AM，Ortiz Zableh AM，Ortiz Azuero A. Anestesia regional guiada por ultrasonido enterritorio del nervio pudendo. Rev Colomb Anestesiol，2017，45：200～209.）

为此方法可以更为清晰地看到阴部神经。通过切开臀肌可以暴露骶结节韧带和骶棘韧带。阴部神经位于韧带下方，如有神经压迫可对其进行松解。

（马云龙　译　　罗启鹏　审校）

原书参考文献

［1］ Amarenco G, Kerdraon J, Bouju P, Le Budet C, Cocquen AL, Bosc S, et al. Efficacity and safety of different treatments of perineal neuralgia due to compression of the pudendal nerve within the ischiorectal fossa or by ischiatic spine. *Rev Neuro*. 1997; 153: 331-334.

［2］ Hibner M, Castellanos M, Desai N, Balducci J. *Glob Libr Women's Med*. 2011 http://dx.doi.org/10.3843/GLOWM.10468. ISSN: 1756-2228.

［3］ Spinosa JP, de Bisschop E, Laurencon J, Kuhn G, Dubuisson JB, Riederer BM. Sacral staged reflexes to localize the pudendal compression: an anatomical validation of the concept. *Rev Med Suisse*. 2006; 2. 2416-2418. 2420-2421.

［4］ Shafik A, el-Sherif M, Youssef A, Olfat ES. Surgical anatomy of the pudendal nerve and its clinical implications. *Clin Anat*. 1995; 8 (2): 110-115.

［5］ Robert R, Prat-Pradal D, Labat JJ, et al. Anatomic basis of chronic perineal pain: role of the pudendal nerve. *Surg Radiol Anat*. 1998; 20 (2): 93-98.

［6］ Rojas-Gómez MF, Blanco-Dávila R, Tobar Roa V, Gómez González AM, Ortiz Zableh AM, Ortiz Azuero A. Anestesia regional guiada por ultrasonido en territorio del nervio pudendo. *Rev Colomb Anestesiol*. 2017; 45: 200-209.

［7］ Wolff BG, Fleshman JW, Beck DE, Pemberton JH, Wexner SD, eds. *The ASCRS Textbook of Colon and Rectal Surgery*. New York: Springer; 2007.

［8］ Hibner M, Desai N, Robertson L, Nour M. Pudendal neuralgia. *J Minim Invasive Gynecol*. Mar. 2010; 17 (2): 148-153. http://dx.doi.org/10.1016/j.jmig.2009.11.003.

［9］ Goldstein A, Pukall C, Goldstein I. *Female Sexual Pain Disorders*. Chichester, UK; Hoboken, NJ: Wiley-Blackwell; 2009: 112-118.

［10］ Leibovitcha I, Morb Y. The vicious cycling: bicycling related urogenital disorders. *Eur Urol*. 2005; 47: 277-287.

［11］ Schrader SM, Breitenstein MJ, Clark JC, et al. Nocturnal penile tumescence and rigidity testing in bicycling patrol officers. *J Androl*. 2002; 23: 927-934.

［12］ Shafik A. Pudendal canal syndrome: a cause of chronic pelvic pain. *Urology*. 2002; 60: 199.

［13］ Delmas V. Anatomical risks of transobturator suburethral tape in the treatment of female stress urinary incontinence. *Eur Urol*. 2005; 48: 793-798.

［14］ Jelovsek JE, Sokol AI, Barber MD, Paraiso MF, Walters MD. Anatomic relationships of infracoccygeal sacropexy (posterior intravaginal slingplasty) trocar insertion. *Am J Obstet Gynecol*. 2005; 193: 2099-2104.

［15］ Ramsden CE, McDaniel MC, Harmon RL, Renney KM, Faure A. Pudendal nerve entrapment as source of intractable perineal pain. *Am J Phys Med Rehabil*. 2003; 82 (6): 479-484.

[16] Fisher HW, Lotze PM. Nerve injury locations during retropubic sling procedures. *Int UrogynEcol J Pelvic Floor Dysfunct*. 2011; 22 (4): 439-441.

[17] Lien KC, Morgan DM, Delancey JO, Ashton-Miller JA. Pudendal nerve stretch during vaginal birth: a 3D computer simulation. *Am J Obstet Gynecol*. 2005; 192 (5): 1669-1676.

[18] Antolak DJ, Hough DM, Pawlina W. The chronic pelvic pain syndrome after brachytherapy for carcinoma of the prostate. *J Urol*. 2002; 167: 2525.

[19] Howard EJ. Postherpetic pudendal neuralgia. *JAMA*. 1985; 253 (15): 2196.

[20] Hsu ES. Practical management of complex regional pain syndrome. *Am J Ther*. 2009; 16 (2): 147-154.

[21] Waldinger MD, Venema PL, van Gils AP, Schweitzer DH. New insights into restless genital syndrome: static mechanical hyperesthesia and neuropathy of the nervus dorsalis clitoridis. *J Sex Med*. 2009; 6 (10): 2778-2787.

[22] Potts JM, Stanley Jr. A. *Genitourinary Pain and Inflammation*. Cleveland, OH: Humana Press; 2008: 39-56.

[23] Labat JJ, Riant T, Robert R, Amarenco G, Lefaucheur JP, Rigaud J. Diagnostic criteria for pudendal neuralgia by pudendal nerve entrapement (Nantes Criteria) . *Neurourol Urodyn*. 2008; 27: 306-310.

[24] Labat JJ, Robert R, Delavierre D, Sibert L, Rigaud J. Symptomatic approach to chronic neuropathic somatic pelvic and perineal pain. *Prog Urol*. 2010; 20 (12): 973-981.

[25] Labat JJ, Robert R, Bensignor M, Buzelin JM. Neuralgia of the pudendal nerve. Anatomo-clinical considerations and therapeutical approach. *J Urol*. 1990; 96 (5): 239-244.

[26] Byrne PJ, Quill R, Keeling PWN. Pudendal nerve neuropathies are extremely common in chronic constipation and faecal incontinence. *Gastroenterology*. 1998; 114 (suppl S) .

[27] Beco J, Mouchel J, Mouchel T, Spinosa JP. Concerns about the use of colour Doppler in the diagnosis of pudendal nerve entrapment. *Pain*. 2009; 145 (1-2): 261. author reply 2.

[28] Le Tallec de Certaines H, Veillard D, Dugast J, et al. Comparison between the terminal motor pudendal nerve terminal motor latency, the localization of the perineal neuralgia and the result of infiltrations. Analysis of 53 patients. *Ann Readapt Med Phys*. 2007; 50 (2): 65-69.

[29] Olsen AL, Ross M, Stansfield RB, Kreiter C. Pelvic floor nerve conduction studies: establishing clinically relevant normative data. *Am J Obstet Gynecol*. 2003; 189 (4): 1114-1119.

[30] Amarenco G, Ismael SS, Bayle B, Denys P, Kerdraon J. Electrophysiological analysis of pudendal neuropathy following traction. *Muscle Nerve*. 2001; 24: 116-119.

[31] Vodusek DB, Light JK, Libby JM. Detrusor inhibition induced by stimulation of pudendal nerve afferents. *Neurourol Urodyn*. 1986; 5: 381.

[32] Ricchiutu VS, Haas CA, Seftel AD, et al. Pudendal nerve injury associated with avid bicycling. *J Urol*. 2000; 162: 2099-2100.

[33] Abbott J. Gynecological indications for the use of botulinum toxin in women with chronic pelvic pain. *Toxicon*. 2009; 54 (5): 647-653.

［34］ Prendergast SA, Rummer EH. The role of physical therapy in the treatment of pudendal neuralgia. *Vision*. 2007; 15: 1-2.

［35］ Benson JT, Griffis K. Pudendal neuralgia, a severe pain syndrome. *Am J Obstet Gynecol*. 2005; 192 (5): 1663-1668.

［36］ Cifu DX, Kaelin D, Kowalske K, Lew H, Miller M, Ragnarsson K, et al. *Braddom's Physical Medicine & Rehabilitation*. Philadelphia, Pa: Elsevier; 2016. 845-849.e3.

［37］ Fanucci E, Manenti G, Ursone A, et al. Role of interventional radiology in pudendal neuralgia: a description of techniques and review of the literature. *Radiol Med*. 2009; 114 (3): 425-436.

［38］ Chowdhury S, Trescot A. *Peripheral Nerve Entrapments: Clinical Diagnosis and Management*. Switzerland: Springer International Publishing; 2016: 499-514.

［39］ Abdi S, Shenouda P, Patel N, Saini B, Bharat Y, Calvillo O. A novel technique for pudendal nerve block. *Pain Physician*. 2004; 7 (3): 319-322.

［40］ Bellingham GA, Bhatia A, Chan CW, Peng P. Randomized controlled trial comparing pudendal nerve block under ultrasound and fluoroscopic guidance. *Reg Anesth Pain Med*. 2012; 37 (3): 262-266. http://dx.doi.org/10.1097/aap.0b013e318248c51d.

［41］ Mamlouk MD, van Sonnenberg E, Dehkarghani S. CT-guided nerve block for pudendal neuralgia: diagnostic and therapeutic implications. *AJR Am J Roentgenol*. 2014; 203 (1): 196-200.

［42］ Filippiadis DK, Velonakis G, Mazioti A, et al. CT-guided percutaneous infiltration for the treatment of Alcock's neuralgia. *Pain Physician*. 2011; 14 (2): 211-215.

［43］ Frank CE, Flaxman T, Goddard Y, Chen I, Zhu C, Singh SS. The use of PulsedPulsed radiofrequency for the treatment of pudendal neuralgia: a case series. *J Obstet Gynaecol Can*. 2019; 41 (11): 1558-1563.

［44］ Rhame EE, Levey KA, Gharibo CG. Successful treatment of refractory pudendal neuralgia with pulsed radiofrequency. *Pain Physician*. 2009; 12: 633-638.

［45］ Shi Y, Wu W. Treatment of neuropathic pain using pulsed radiofrequency: a meta-analysis. *Pain Physician*. 2016; 19: 429-444.

［46］ Ozkan D, Akkaya T, Yildiz S, et al. Ultrasound-guided pulsed radiofrequency treatment of the pudendal nerve in chronic pelvic pain. *Anaesthesist*. 2016; 65: 134-136.

［47］ Prologo JD, Lin RC, Williams R, Corn D. Percutaneous CT-guided cryoablation for the treatment of refractory pudendal neuralgia. *Skeletal Radiol*. 2015; 44 (5): 709-714.

［48］ Moore DM, Mccrory C. Spinal cord stimulation. *BJA Educ*. 2016; 16 (8): 258-263. http://dx.doi.org/10.1093/bjaed/mkv072.

［49］ Buffenoir K, Rioult B, Hamel O, Labat J-J, Riant T, Robert R. Spinal cord stimulation of the conus medullaris for refractory pudendal neuralgia: a prospective study of 27 consecutive cases. *Neurourol Urodyn*. 2013; 34 (2): 177-182. http://dx.doi.org/10.1002/nau.22525.

［50］ Hunter CW, Yang A. Dorsal root ganglion stimulation for chronic pelvic pain: a case series and technical report on a novel lead configuration. *Neuromodulation*. 2019; 22 (1): 87-95. http://dx.doi.org/10.1111/ner.12801. Epub 2018 August 1.

NEWAJ ABDULLAH, MD KRISHNA

概　述

慢性盆腔痛可由多种病因引起，如慢性前列腺炎、盆腔炎、子宫内膜异位症、外阴痛、间质性膀胱炎和骨盆手术。在本章中，我们聚焦在男性和女性术后的骨盆痛。

男性术后慢性盆腔痛

腹股沟痛

腹股沟疝修补术是美国以及世界范围内最常见的手术[1]。每年全球有高达200万人实施该手术，在美国每年有超过800 000人实施此手术[1, 2]。男性发生腹股沟疝的概率超过女性[3]。男性发病率为90.8%，女性发病率为9.2%。腹股沟疝修补术是腹股沟疼痛的最常见致病因素[4]。腹股沟痛是慢性术后疼痛的一种，表现为手术后持续2个月以上的腹股沟区疼痛[5]。有10%～12%的腹股沟修补术患者发生中到重度的腹股沟疼痛，这些患者中有6%会产生慢性顽固性疼痛，导致日常活动受限[1, 6-8]。

慢性睾丸痛

表现为睾丸区域不适，症状可有从睾丸部位的坠胀感到剧烈的疼痛[4]。睾丸痛长达3个月以上时，考虑为慢性[4, 9, 10]。输精管结扎术是慢性睾丸痛的常见风险因素。全球每年有5 000万男性实施输精管结扎术，其中美国每年有超过500 000的病例[4, 9-11]。有1%～2%实施该手术的男性会发生慢性睾丸痛，在一些研究中，发生率可高达54%[12-15]。除了输精管结扎术，外科修复睾丸静脉曲张也可导致神经损伤导致慢性睾丸痛[11]。腹股沟疝修补术导致的神经损伤同样会引起慢性睾丸痛[5]。

其他术后因素导致的慢性盆腔痛

大量文献报道,在男性诸如根治性前列腺切除术和膀胱切除术后都有一定概率发生慢性会阴区疼痛。这些手术通常需要清扫盆腔淋巴结并且切除闭孔神经等[16, 17]。而保留神经的前列腺切除术需要仔细解剖前列腺侧壁周围的神经血管束[18]。这些手术首先可能导致神经损伤,并导致神经病理性疼痛。此外,术后局部组织的粘连也可导致会阴区的内脏或躯体疼痛。

女性术后慢性盆腔痛

剖宫产术后慢性疼痛

直到2004年,剖宫产术后的慢性疼痛并没有得到很好的研究[19]。此后很多研究发现慢性疼痛与剖宫产的关联[20, 21]。剖宫产术分娩后超过3个月的疼痛通常位于手术瘢痕部位,以及骨盆深部或脐部以下的前腹壁以及骶尾部[22]。瘢痕部位或会阴区慢性疼痛的发病率为12%~18%[19-22]。致残性疼痛的发生率为4%~7%,导致母子关系及母亲生活质量下降。随着剖宫产率的上升,预防和治疗术后盆腔疼痛至关重要[23]。

子宫切除术后慢性疼痛

子宫切除术是女性常见的手术。据美国疾病控制中心统计,美国每年有超过600 000例子宫切除手术患者[24],与剖宫产类似,子宫切除术与盆腔和瘢痕部位的慢性疼痛发生相关[25]。18~49岁的女性子宫切除术后的盆腔疼痛发生率美国为14%,英国为24%[25-27]。据报道,其他国家的发病率更高。例如,根据丹麦子宫切除术数据库,31%的患者在术后1年报告了子宫切除术后盆腔疼痛[25]。

病因和发病机制

术后慢性盆腔痛的发生机制非常复杂。几乎所有形式的术后慢性疼痛都具有神经病理性疼痛和非神经病理性疼痛的特点[2, 28]。认为术后神经病理性疼痛是由神经损伤引起的。在腹股沟痛和输精管切除术相关的睾丸痛病例中,涉及髂腹下、髂腹股沟和生殖股神经的损伤[2, 6, 28]。在涉及盆腔深部器官的手术中，如前列腺切除术、膀胱切除术、子宫切除术和剖宫产术，有可能损伤经过骨盆的神经，认为神经损伤（如闭孔神经）可能会介导术后盆腔痛[16-18, 22, 25]。动物实验研究表明，神经损伤释放炎症化学物质[29]。这些炎症性化学物质会改变基因表达，并持续向大脑传递有害信号，从而导致长期的神经可塑性改变[29]。

手术操作可在术中对神经造成损伤，导致继发的牵拉或挤压伤[28]。在神经周围使用电凝也会造成神经热损伤和意外断离[28]。术中神经损伤的一个常见病因是缝合时导致神经卡压以及疝修补术中用于加固补片的钉损伤[28]。邻近的神经血管在术后也容易受到损伤，如纤维化、网片融合、血肿形成和组织粘连也会刺激并损伤附近的血管神经束[30]。

除神经病理性疼痛外，患者还有内脏和躯体疼痛[31]。腹股沟疝的复发可导致躯体性疼痛的病理改变。过度纤维化组织的形成、网片融合或术后粘连引起组织牵扯和附近的结构如肠和卵巢的扭曲导致躯体疼痛更为常见[32]。手术也会使精索牵拉或影响睾丸和精索静脉回流，会导致睾丸痛和性交疼痛[33, 34]。耻骨骨膜炎的特点是持续的下腹疼痛和耻骨上压痛[30]，可能是由于腹股沟疝修补时补片的骨膜锚定引起的[30]。

临 床 表 现

术后慢性盆腔痛的患者表现出一系列症状。神经病理性疼痛通常表现为感觉超敏（迟钝）、痛觉过敏、感觉异常和触摸痛[28]。疼痛性质通常为刺痛、烧灼感、拖拽感、枪击样疼痛和刺痛[35]。这些症状可以是间歇性的，也可以是持续性的[2, 35]。

如前所述，根据病因不同，疼痛位于骨盆深处、脐下前腹壁、腹股沟管、阴囊或阴唇、大腿前部[2]。在腹股沟痛的情况下，患者往往会发现疼痛随着行走、拉伸、弯腰、臀部过伸、性交而加重[2, 28, 32]。平躺和屈曲髋部或大腿通常可改善疼痛[28]。以慢性睾丸痛为例，患者表现为阴囊沉重感，睾丸牵涉痛，性交时疼痛[36]。这类患者坐位时阴囊疼痛加重[36]。其他骨盆手术引起的疼痛可表现为切口处或骨盆深处的神经病理性疼痛。许多患者也会主诉骨盆钝痛和不适，描述为撞击、啃咬或拉扯[32]。腹股沟疝修补术导致的耻骨骨膜炎患者往往在耻骨水平有压痛点，并伴有腹痛[31]。

诊 断

术后慢性盆腔痛的临床特征是非特异性的，很多疾病都会有类似症状。因此，对术后慢性盆腔痛患者的评估应鉴别多种疾病，在排除其他疾病后做出诊断。首先要进行全面的病史采集和体格检查，确定近期是否有盆腔手术史。在术后的头几个月内诊断术后慢性盆腔痛应谨慎，因为即使外部手术瘢痕愈合后，伤口的恢复也可能需要几个月，愈合过程可产生疼痛。

病史采集应明确疼痛的性质和慢性化过程。术后慢性盆腔痛的性质可以是神经病理性的，也可以是非神经病理性的；可以是间歇性的，也可以是持续性的；但是，症状必须持续2～3个月才能被正式诊断为术后慢性盆腔痛。影像学检查（超声、CT、MRI）有助于排除其他疾病并评估网片化和过度纤维化组织的存在[37, 38]。MRI是寻找疼痛原因的最佳成像方式[28, 37, 38]。肌电图可以检测并排除周围神经损伤[39]。诊断性外周神经阻滞也有助于识别疼痛的来源和导致疼痛的神经分布[2, 28]。

治　疗

非介入疗法

如前所述，术后慢性盆腔痛的病因复杂，情绪、认知和社会因素在疼痛的发展演变中发挥着很大的作用。因此，治疗方法应该是多模态的，包括心理疗法、物理疗法、针灸和身心疗法[2, 9]。

药物治疗选择包括非甾体抗炎药和糖皮质激素[2, 9, 40]。这些药物通过减轻炎症发挥作用，但由于其副作用，该类药物的长期使用受到限制。治疗神经病理性疼痛最常用的药物是加巴喷丁和普瑞巴林、选择性5-HT和去甲肾上腺素再摄取抑制剂（selective serotonin and norepinephrine reuptake inhibitor，SNRI），以及三环类抗抑郁药[2, 9, 40]。加巴喷丁类是钙通道电压门控拮抗剂，可减少谷氨酸的释放，用于包括纤维肌痛等多种神经病理性疼痛的治疗，术前给予可降低慢性疼痛的发生率[2, 9]。国际疼痛学会推荐使用度洛西汀和文拉法辛作为神经病理性疼痛的一线用药[2, 40]。这些药物成本低，且可以治疗伴随的情绪障碍从而增加疗效[2]。

由于传统药物治疗神经病理性疼痛需要一定时间（长达数周）才能产生足够的镇痛效果，在这些药物的滴定过程中，曲马多等弱阿片类药物可用于暴发性疼痛[2]。一般来说，不建议使用慢性阿片类药物治疗慢性非恶性疼痛。然而，可给予最低有效剂量，并定期随访以合理使用[2, 40]。

神经阻滞

神经阻滞可用于腹股沟痛和背部疼痛的试验性诊断和治疗[2, 28]。既往通过体表解剖标志定位法进行神经阻滞，目前大多数神经阻滞是在超声引导下进行的[2]。

髂腹股沟神经和髂腹下神经对下腹部、腹股沟区、大腿上内侧、耻骨部、阴唇部位以及阴囊前部提供双重感觉支配[41, 42]。超声引导下的髂腹股沟神经和髂腹下神经阻滞对腹股沟痛有效。图8.1为这两条神经的超声图像[43]。在托马森（Thomassen）等的一项研究中显示超声引导下髂腹股沟和髂腹下神经阻滞治疗腹股沟痛可使疼痛缓解达20个月[44]。值得注意的是，由于髂腹股沟神经和髂腹下神经邻近，很难将这两种神经隔离分别阻滞[42, 43]。

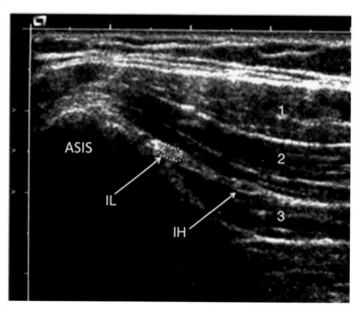

图8.1　超声图像显示髂腹股沟神经（IL）和髂腹下神经（IH）位于腹内斜肌（2）和腹横肌（3）之间，可将超声探头放置在髂前上棘（ASIS）向脐倾斜的平面上进行髂腹股沟神经和髂腹股沟下神经阻滞（1. 腹外斜肌）

大量病例报告显示，超声引导下的生殖股神经阻滞可用于肛周痛和腹股沟痛；然而，在大多数病例中，针的位置和阻滞都在神经损伤或卡压部位的远端[45, 46]。生殖股神经在进入腹股沟管前向腹膜后走行，因此，任何试图用前入路阻断损伤部位近端神经的操作，都会增加刺穿腹膜的风险[47]。目前，还没有超声引导下选择性阻滞生殖股神经后损伤近端神经的病例报道。尽管如此，CT引导下的经腹阻滞生殖股神经已经被证实可以安全地阻断神经近端损伤部位，且是一种很有潜力的技术[47]。

腹股沟痛和睾丸痛是由髂腹股沟神经、髂腹下神经和生殖股神经传导的，而骨盆深处的疼痛是由上腹下丛、奇神经和阴部神经介导[48~51]。虽然不太常见，但如果怀疑这些神经导致的术后疼痛，可进行阻滞治疗，以达到诊断和治疗的目的。

神经毁损技术

采用化学药物、冷冻消融或射频消融进行神经毁损可用于缓解各种形式的术后慢性盆腔痛。尤其是神经阻滞有效，患者希望更长时间的缓解时，就可尝试神经毁损技术。

冷冻消融术

冷冻消融术经皮穿刺将中空探针放置在目标神经附近，神经冷冻后通过沃勒氏变性导致神经毁损，在保留完整的神经外膜和神经束膜的情况下有选择性地破坏轴突和髓鞘[2, 28, 52]。并防止神经瘤形成和失传入性疼痛的产生。大量研究证实了冷冻消融治疗腹股沟痛的疗效。在法内刊（Fanelli）等的一项研究中，9名腹股沟痛患者在可视下手术直接接受髂腹股沟神经或生殖股神经的冷冻消融，疼痛减轻77.5%[52]。在坎波斯（Campos）等的另一篇报道中，对生殖股神经股支的冷冻消融成功治疗腹股沟疼痛[53]。冷冻消融术可提供长达1年的疼痛持续缓解。

射频消融术

射频消融术也可用于治疗腹股沟痛和睾丸痛。脉冲射频消融术使用高强度电流，将神经组织加热至42℃，从而对神经热毁损[54]。神经组织在热脉冲之间冷却，防止不受控制的组织损伤和随后形成的神经瘤、神经炎和失传入性疼痛[54]。罗森（Rozen）等发表了2篇报导，将脉冲射频应用于T12、L1和L2神经根治疗腹股沟痛[55, 56]。患者在6~9个月里疼痛减轻了75%~100%[55, 56]。脉冲射频消融术也用于周围神经的消融术。科恩（Cohen）和福斯特（Foster）通过射频消融髂腹股沟神经和髂腹下神经，成功地治疗了3例腹股沟痛患者[57]。为了进行消融，科恩（Cohen）等使用体表标志法引导穿刺，并通过刺激感觉神经来确认靶神经[57]。在6个月的随访中患者报告疼痛完全缓解[57]。在密特拉（Mitra）等的另一项研究中，利用解剖标志和感觉神经刺激技术对髂腹股沟神经进行脉冲射频消融治疗腹股沟疼痛[58]。他们的研究证明：在3个月的随访中，患者报告VAS评分从8/10显著下降到3/10[58]。

化学毁损术：与冷冻消融和脉冲射频消融相比，用苯酚或乙醇进行化学毁损在文献中报导较少[2]。这些药物更容易造成附近的组织损伤。因此，化学性神经毁损只用于癌症相关的内脏性盆腔痛[48, 49]。然而，上腹下神经丛和奇神经毁损术已用于治疗非恶性病因的严重顽固性内脏性盆腔痛[48]。

神经调控

神经调控是药物治疗和其他介入治疗难以治愈的术后慢性盆腔疼痛的替代方法。神经调控技术包括脊髓、背根神经节和周围神经电刺激[2, 48]。传统上基于疼痛的"闸门控制"理论，即非疼痛感觉输入有效地"关"闭上传的疼痛信号，刺激传递电脉冲来改善疼痛感知的机制[2]。有关脊髓刺激器的细节在本书的其他章节有更详细的讨论。传统上用于慢性腰痛、神经根痛、复杂性区域疼痛综合征，神经调控疗法，现也被用于治疗慢性盆腔痛。

周围神经和后柱刺激

大量的病例报导已经证明了周围神经和背柱刺激治疗腹股沟痛和腰部疼痛的疗效。在一份病例报导中，森达尔（Rosendal）等利用低频外周神经刺激髂腹股沟神经皮支和生殖股神经生殖支，治疗鞘膜积液修复后的慢性阴囊疼痛[59]。在7个月的随访中，患者的VAS评分从9/10下降到2/10[59]。在另一篇报道中，班（Banh）等利用髂腹股沟神经刺激治疗疝修补术后的髂腹股沟神经痛[60]。在这份报导中，患者在3个月的随访中疼痛消失，并停止使用包括阿片类药物在内的所有镇痛药[60]。

雅科夫列夫（Yakovlev）等使用传统的经皮电极导线在T7～T9水平进行强直脊髓刺激，成功地治疗了腹股沟痛[61]。在1年的随访中患者保持无痛。

背根神经节刺激

背根神经节刺激是一种越来越流行的替代治疗方式，特别是用在传统后柱刺激难以治疗的区域，如足部、腹部和腹股沟，治疗慢性疼痛障碍。DRG是感觉神经细胞体的集合，位于脊髓的两侧，可以经皮置入刺激器，对特定的皮节进行电刺激。每个导线包含4个刺激电极，从硬膜外间隙放置于DRG所在的椎间孔（图8.2）。导线放置的数量和各自的水平通常取决于患者疼痛的皮区分布（图8.3）[62]。此外，与后柱刺激器相比，DRG刺激所需的整体能量更少，因为DRG水平的脑脊液层相对较薄。与后柱刺激器相比，患者由于位置改变导致感觉异常的风险也更小。

该技术已成功用于腹股沟痛和慢性盆腔痛的治疗。在罗兰（Rowland）等的一份病例报导中，在L1和L2水平的DRG刺激被用于治疗顽固性盆腔痛。在该病例报导中，作者报导患者在6个月的随访中疼痛减轻了43%[63]。在另一项多中心研究中，舒（Schu）等报导了29例腹股沟疼痛患者在T12～L4接受了DRG植入[64]，其中19例患者在平均27周的随访时间内疼痛缓解超过50%。

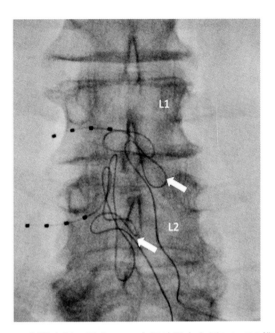

图8.2　透视下的DRG刺激电极。经皮DRG电极放置在左侧L1，L2椎间孔治疗盆腔痛。通过在硬膜外腔盘旋过长的外用电线（白色箭头所示）来降低电极移位风险

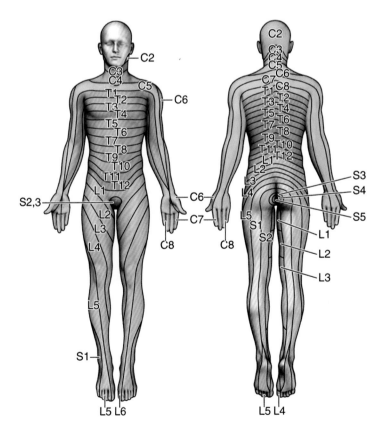

图8.3　人体皮节分布（图片来源 K. Candido，R. Stevens Best Practice & Research. Clinical Anaesthesiology，2003，17：3，407-428.）

总　结

术后慢性盆腔痛是发生在盆腔或其附近手术后令人不适的并发症。目前治疗这种疾病的方法包括行为疗法、药物治疗以及介入性手术。尽管这些方法在短期内都显示出了有效的结果，但关于现有治疗方法的长期随访结果的数据仍然匮乏。未来应着眼于这些疗法的长期结果进行研究。

（孙　杰 译　罗启鹏 校）

原书参考文献

［1］ Alfieri S, Amid PK, Campanelli G, et al. International guidelines for prevention and management of post-operative chronic pain following inguinal hernia surgery. *Hernia J Hernias Abdom Wall Surg*. 2011; 15 (3): 239-249. http://dx.doi.org/10.1007/s10029-011-0798-9.

［2］ Bjurstrom MF, Nicol AL, Amid PK, Chen DC. Pain control following inguinal herniorrhaphy: current perspectives. *J Pain Res*. 2014; 7: 277-290. http://dx.doi.org/10.2147/JPR.S47005.

［3］ Burcharth J, Pedersen M, Bisgaard T, Pedersen C, Rosenberg J. Nationwide prevalence of groin hernia repair. *PLoS One*. 2013; 8 (1) http://dx.doi.org/10.1371/journal.pone.0054367.

［4］ Belanger GV, VerLee GT. Diagnosis and surgical management of male pelvic, inguinal, and testicular pain. *Surg Clin N Am*. 2016; 96 (3): 593-613. http://dx.doi.org/10.1016/j.suc.2016.02.014.

［5］ Macrae W, Devies H. Chronic post-surgical pain. In: Crombie IK, Croft PR, Linton SJ, Leresche L, Korff MV, eds. *Epidemiology of Pain: A Report of the Task Force on Epidemiology of the International Association for the Study of Pain*. 1st ed. IASP Press; 1999.

［6］ Poobalan AS, Bruce J, Smith WCS, King PM, Krukowski ZH, Chambers WA. A review of chronic pain after inguinal herniorrhaphy. *Clin J Pain*. 2003; 19 (1): 48-54. http://dx.doi.org/10.1097/00002508-200301000-00006.

［7］ Nienhuijs S, Staal E, Strobbe L, Rosman C, Groenewoud H, Bleichrodt R. Chronic pain after mesh repair of inguinal hernia: a systematic review. *Am J Surg*. 2007; 194 (3): 394-400. http://dx.doi.org/10.1016/j.amjsurg.2007.02.012.

［8］ Aasvang E, Kehlet H. Chronic postoperative pain: the case of inguinal herniorrhaphy. *Br J Anaesth*. 2005; 95 (1): 69-76. http://dx.doi.org/10.1093/bja/aei019.

［9］ Tan WP, Levine LA. What can we do for chronic scrotal content pain? *World J Mens Health*. 2017; 35 (3): 146-155. http://dx.doi.org/10.5534/wjmh.17047.

[10] Calixte N, Brahmbhatt J, Parekattil S. Chronic testicular and groin pain: pathway to relief. *Curr Urol Rep*. 2017; 18 (10): 83. http://dx.doi.org/10.1007/s11934-017-0722-7.

[11] Curran N. Chronic urogenital pain in men. *Rev Pain*. 2008; 2 (2): 25-28. http://dx.doi.org/10.1177/204946370800200207.

[12] Sharlip ID, Belker AM, Honig S, et al. Vasectomy: AUA guideline. *J Urol*. 2012; 188 (6 Suppl): 2482-2491. http://dx.doi.org/10.1016/j.juro.2012.09.080.

[13] Leslie TA, Illing RO, Cranston DW, Guillebaud J. The incidence of chronic scrotal pain after vasectomy: a prospective audit. *BJU Int*. 2007; 100 (6): 1330-1333. http://dx.doi.org/10.1111/j.1464-410X.2007.07128.x.

[14] Christiansen CG, Sandlow JI. Testicular pain following vasectomy: a review of postvasectomy pain syndrome. *J Androl*. 2003; 24 (3): 293-298. http://dx.doi.org/10.1002/j.1939-4640.2003.tb02675.x.

[15] Morris C, Mishra K, Kirkman RJE. A study to assess the prevalence of chronic testicular pain in post-vasectomy men compared to non-vasectomised men. *J Fam Plann Reprod Health Care*. 2002; 28 (3): 142-144. http://dx.doi.org/10.1783/147118902101196298.

[16] Fossati N, Willemse P-PM, Van den Broeck T, et al. The benefits and harms of different extents of lymph node dissection during radical prostatectomy for prostate cancer: a systematic review. *Eur Urol*. 2017; 72 (1): 84-109. http://dx.doi.org/10.1016/j.eururo.2016.12.003.

[17] Sundi D, Svatek RS, Nielsen ME, Schoenberg MP, Bivalacqua TJ. Extent of pelvic lymph node dissection during radical cystectomy: is bigger better? *Rev Urol*. 2014; 16 (4): 159-166.

[18] Tavukçu HH, Aytac O, Atug F. Nerve-sparing techniques and results in robot-assisted radical prostatectomy. *Investig Clin Urol*. 2016; 57 (Suppl 2): S172-S184. http://dx.doi.org/10.4111/icu.2016.57.S2.S172.

[19] Nikolajsen L, Sørensen HC, Jensen TS, Kehlet H. Chronic pain following caesarean section. *Acta Anaesthesiol Scand*. 2004; 48 (1): 111-116. http://dx.doi.org/10.1111/j.1399-6576.2004.00271.x.

[20] Petrou S, Kim SW, McParland P, Boyle EM. Mode of delivery and long-term health-related quality-of-life outcomes: a prospective population-based study. *Birth Berkeley Calif*. 2017; 44 (2): 110-119. http://dx.doi.org/10.1111/birt.12268.

[21] Yimer H, Woldie H. Incidence and associated factors of chronic pain after caesarean section: a systematic review. *J Obstet Gynaecol Can*. 2019; 41 (6): 840-854. http://dx.doi.org/10.1016/j.jogc.2018.04.006.

[22] Lavand'homme P. Long-term problems and chronic pain after cesarean section. In: Capogna G, ed. *Anesthesia for Cesarean Section*. Springer International Publishing; 2018: 169-180. http://dx.doi.org/10.1007/978-3-319-42053-0.

[23] Betrán AP, Ye J, Moller A-B, Zhang J, Gülmezoglu AM, Torloni MR. The increasing trend in caesarean section rates: global, regional and national estimates: 1990-2014. *PLoS One*. 2016; 11

(2): e0148343. http://dx.doi.org/10.1371/journal.pone.0148343.

[24] Whiteman MK, Hillis SD, Jamieson DJ, et al. Inpatient hysterectomy surveillance in the United States, 2000-2004. *Am J Obstet Gynecol*. 2008; 198 (1): 34.e1-34.e7. http://dx.doi.org/10.1016/j.ajog.2007.05.039.

[25] Brandsborg B, Nikolajsen L, Hansen CT, Kehlet H, Jensen TS. Risk factors for chronic pain after hysterectomy: a nationwide questionnaire and database study. *Anesthesiology*. 2007; 106 (5): 1003-1012. http://dx.doi.org/10.1097/01.anes.0000265161.39932.e8.

[26] Hartmann KE, Ma C, Lamvu GM, Langenberg PW, Steege JF, Kjerulff KH. Quality of life and sexual function after hysterectomy in women with preoperative pain and depression. *Obstet Gynecol*. 2004; 104 (4): 701-709. http://dx.doi.org/10.1097/01.AOG.0000140684.37428.48.

[27] Gimbel H, Zobbe V, Andersen BM, Filtenborg T, Gluud C, Tabor A. Randomised controlled trial of total compared with subtotal hysterectomy with one-year follow up results. *BJOG Int J Obstet Gynaecol*. 2003; 110 (12): 1088-1098.

[28] Hakeem A, Shanmugam V. Current trends in the diagnosis and management of post-herniorraphy chronic groin pain. *World J Gastrointest Surg*. 2011; 3 (6): 73-81. http://dx.doi.org/10.4240/wjgs.v3.i6.73.

[29] Richebé P, Capdevila X, Rivat C. Persistent postsurgical pain: pathophysiology and preventative pharmacologic considerations. *Anesthesiology*. 2018; 129 (3): 590-607. http://dx.doi.org/10.1097/ALN.0000000000002238.

[30] Cunningham J, Temple WJ, Mitchell P, Nixon JA, Preshaw RM, Hagen NA. Cooperative hernia study. Pain in the postrepair patient. *Ann Surg*. 1996; 224 (5): 598-602. http://dx.doi.org/10.1097/00000658-199611000-00003.

[31] Loos MJA, Roumen RMH, Scheltinga MRM. Classifying post-herniorrhaphy pain syndromes following elective inguinal hernia repair. *World J Surg*. 2007; 31 (9): 1760-1765. http://dx.doi.org/10.1007/s00268-007-9121-4. discussion 1766-1767.

[32] Heise CP, Starling JR. Mesh inguinodynia: a new clinical syndrome after inguinal herniorrhaphy? *J Am Coll Surg*. 1998; 187 (5): 514-518. http://dx.doi.org/10.1016/s1072-7515 (98) 00215-4.

[33] Delikoukos S, Fafoulakis F, Christodoulidis G, Theodoropoulos T, Hatzitheofilou C. Re-operation due to severe late-onset persisting groin pain following anterior inguinal hernia repair with mesh. *Hernia J Hernias Abdom Wall Surg*. 2008; 12 (6): 593-595. http://dx.doi.org/10.1007/s10029-008-0392-y.

[34] Wantz GE. Testicular atrophy and chronic residual neuralgia as risks of inguinal hernioplasty. *Surg Clin N Am*. 1993; 73 (3): 571-581. http://dx.doi.org/10.1016/s0039-6109 (16) 46038-x.

[35] Vuilleumier H, Hübner M, Demartines N. Neuropathy after herniorrhaphy: indication for surgical treatment and outcome. *World J Surg*. 2009; 33 (4): 841-845. http://dx.doi.org/10.1007/s00268-008-9869-1.

［36］ Aasvang EK, Møhl B, Kehlet H. Ejaculatory pain: a specific postherniotomy pain syndrome? *Anesthesiology*. 2007; 107 (2): 298-304. http://dx.doi.org/10.1097/01.anes.0000270736.28324.61.

［37］ Amid PK, Hiatt JR. New understanding of the causes and surgical treatment of postherniorrhaphy inguinodynia and orchalgia. *J Am Coll Surg*. 2007; 205 (2): 381-385. http://dx.doi.org/10.1016/j.jamcollsurg.2007.04.001.

［38］ Amid PK. Radiologic images of meshoma: a new phenomenon causing chronic pain after prosthetic repair of abdominal wall hernias. *Arch Surg Chic Ill 1960*. 2004; 139 (12): 1297-1298. http://dx.doi.org/10.1001/archsurg.139.12.1297.

［39］ Kim DH, Murovic JA, Tiel RL, Kline DG. Surgical management of 33 ilioinguinal and iliohypogastric neuralgias at Louisiana State University Health Sciences Center. *Neurosurgery*. 2005; 56 (5): 1013-1020. discussion 1013-1020.

［40］ Dworkin RH, O'Connor AB, Backonja M, et al. Pharmacologic management of neuropathic pain: evidence-based recommendations. *Pain*. 2007; 132 (3): 237-251. http://dx.doi.org/10.1016/j.pain.2007.08.033.

［41］ *Truncal and Cutaneous Blocks*. NYSORA; September 20, 2013. https: //www.nysora.com/techniques/truncal-and-cutaneous-blocks/truncal-and-cutaneous-blocks/.

［42］ Hoppenfeld JD. *Fundamentals of Pain Medicine: How to Diagnose and Treat Your Patients*. Wolters Kluwer Health; 2014.

［43］ Schmutz M, Schumacher PM, Luyet C, Curatolo M, Eichenberger U. Ilioinguinal and iliohypogastric nerves cannot be selectively blocked by using ultrasound guidance: a volunteer study. *Br J Anaesth*. 2013; 111 (2): 264-270. http://dx.doi.org/10.1093/bja/aet028.

［44］ Thomassen I, van Suijlekom JA, van de Gaag A, Ponten JEH, Nienhuijs SW. Ultrasound-guided ilioinguinal/iliohypogastric nerve blocks for chronic pain after inguinal hernia repair. *Hernia J Hernias Abdom Wall Surg*. 2013; 17 (3): 329-332. http://dx.doi.org/10.1007/s10029-012-0998-y.

［45］ Peng PWH, Tumber PS. Ultrasound-guided interventional procedures for patients with chronic pelvic pain - a description of techniques and review of literature. *Pain Physician*. 2008; 11 (2): 215-224.

［46］ Bischoff JM, Koscielniak-Nielsen ZJ, Kehlet H, Werner MU. Ultrasound-guided ilioinguinal/iliohypogastric nerve blocks for persistent inguinal postherniorrhaphy pain: a randomized, double-blind, placebo-controlled, crossover trial. *Anesth Analg*. 2012; 114 (6): 1323-1329. http://dx.doi.org/10.1213/ANE.0b013e31824d6168.

［47］ Parris D, Fischbein N, Mackey S, Carroll I. A novel CT-guided transpsoas approach to diagnostic genitofemoral nerve block and ablation. *Pain Med Malden Mass*. 2010; 11 (5): 785-789. http://dx.doi.org/10.1111/j.1526-4637.2010.00835.x.

［48］ Smith SE, Eckert JM. Interventional pain management and female pelvic pain: considerations for diagnosis and treatment. *Semin Reprod Med*. 2018; 36 (2): 159-163. http://dx.doi.org/10.1055/

s-0038-1676104.

[49] Green IC, Cohen SL, Finkenzeller D, Christo PJ. Interventional therapies for controlling pelvic pain: what is the evidence? *Curr Pain Headache Rep.* 2010; 14 (1): 22-32. http://dx.doi. org/10.1007/s11916-009-0089-7.

[50] Plancarte R, Amescua C, Patt RB, Aldrete JA. Superior hypogastric plexus block for pelvic cancer pain. *Anesthesiology.* 1990; 73 (2): 236-239. http://dx.doi.org/10.1097/00000542-199008000-00008.

[51] Scott-Warren JT, Hill V, Rajasekaran A. Ganglion impar blockade: a review. *Curr Pain Headache Rep.* 2013; 17 (1): 306. http://dx.doi.org/10.1007/s11916-012-0306-7.

[52] Fanelli RD, DiSiena MR, Lui FY, Gersin KS. Cryoanalgesic ablation for the treatment of chronic posthernorrhaphy neuropathic pain. *Surg Endosc.* 2003; 17 (2): 196-200. http://dx.doi. org/10.1007/s00464-002-8840-8.

[53] Campos NA, Chiles JH, Plunkett AR. Ultrasound-guided cryoablation of genitofemoral nerve for chronic inguinal pain. *Pain Physician.* 2009; 12 (6): 997-1000.

[54] Byrd D, Mackey S. Pulsed radiofrequency for chronic pain. *Curr Pain Headache Rep.* 2008; 12 (1): 37-41. http://dx.doi.org/10.1007/s11916-008-0008-3.

[55] Rozen D, Ahn J. Pulsed radiofrequency for the treatment of ilioinguinal neuralgia after inguinal herniorrhaphy. *Mt Sinai J Med N Y.* 2006; 73 (4): 716-718.

[56] Rozen D, Parvez U. Pulsed radiofrequency of lumbar nerve roots for treatment of chronic inguinal herniorraphy pain. *Pain Physician.* 2006; 9 (2): 153-156.

[57] Cohen SP, Foster A. Pulsed radiofrequency as a treatment for groin pain and orchialgia. *Urology.* 2003; 61 (3): 645. http://dx.doi.org/10.1016/s0090-4295 (02) 02423-8.

[58] Mitra R, Zeighami A, Mackey S. Pulsed radiofrequency for the treatment of chronic ilioinguinal neuropathy. *Hernia J Hernias Abdom Wall Surg.* 2007; 11 (4): 369-371. http://dx.doi. org/10.1007/s10029-007-0191-x.

[59] Rosendal F, Moir L, de Pennington N, Green AL, Aziz TZ. Successful treatment of testicular pain with peripheral nerve stimulation of the cutaneous branch of the ilioinguinal and genital branch of the genitofemoral nerves. *Neuromodulation.* 2013; 16 (2): 121-124. http://dx.doi. org/10.1111/j.1525-1403.2011.00421.x.

[60] Banh DPT, Moujan PM, Haque Q, Han T-H. Permanent implantation of peripheral nerve stimulator for combat injury-related ilioinguinal neuralgia. *Pain Physician.* 2013; 16 (6): E789-E791.

[61] Yakovlev AE, Al Tamimi M, Barolat G, et al. Spinal cord stimulation as alternative treatment for chronic post-herniorrhaphy pain. *Neuromodulation.* 2010; 13 (4): 288-290. http://dx.doi. org/10.1111/j.1525-1403.2010.00276.x. discussion 291.

[62] Patel S. Human dermatomes. In: Tubbs RS, ed. *Nerves and Nerve Injuries.* Elsevier/AP,

Academic Press is an imprint of Elsevier; 2015.

［63］ Rowland DCL, Wright D, Moir L, FitzGerald JJ, Green AL. Successful treatment of pelvic girdle pain with dorsal root ganglion stimulation. *Br J Neurosurg*. 2016; 30 (6): 685-686. http://dx.doi.org/10.1080/02688697.2016.1208810.

［64］ Schu S, Gulve A, ElDabe S, et al. Spinal cord stimulation of the dorsal root ganglion for groin pain-a retrospective review. *Pain Pract Off J World Inst Pain*. 2015; 15 (4): 293-299. http://dx.doi.org/10.1111/papr.12194.

MARK ABUMOUSSA, MD · M. GABRIEL HILLEGASS, MD · MERON SELASSIE, MD

概　　述

直肠疼痛在一个多世纪前就有记载。是一种令患者沮丧的症状。直肠疼痛患者在与医师讨论自己的疼痛时，往往会感到尴尬和犹豫，从而延误治疗。让问题更为复杂的是，直肠疼痛往往得不到及时的诊断，临床医师也没有很好地理解[1]。患者接受各专科医师的治疗，包括精神病医师、泌尿科医师、妇科医师、胃肠科医师和肛肠科医师。在大多数病例中，并没有发现具体的病因。本章旨在讨论统称为功能性肛肠痛的痉挛性直肠痛和肛提肌综合征的临床特点和治疗方法。由于患者通常在这一话题上保持沉默，应鼓励医疗工作者与直肠痛患者进行讨论。

病因和发病机制

直肠是乙状结肠的延续，在脊椎 S3 层面开始，有两处屈曲：骶曲和会阴曲。骶曲是向前凹的矢状位弯曲，而会阴曲是后凸的矢状位弯曲。后者的张力主要由耻骨直肠肌提供，是导致大便失禁的主要原因[2]。直肠的末端是一个扩大的部分，称为壶腹，它暂时储存粪便，直到可以通过肛管进行排便。

直肠同时接收感觉神经和自主神经的支配。自主神经起源于腰内脏神经，最终终止于上、下腹神经丛。下腹神经丛的直肠分支伴直肠血管到达直肠。直肠的躯体传入和传出神经起源于 S2～S4 的骶神经根，阴部神经主要分布在肛门以及会阴区的其他结构。此外，S4～S5 神经根以尾神经丛通过传入和传出神经纤维分布至肛周和会阴皮肤[3]。需要注意的是，当出现肛周（直肠）疼痛时，临床医师必须排除可能伴有直肠疼痛症状的解剖性原因，如胃肠道和盆骨肿瘤。本章将重点介绍痉挛性直肠痛和肛提肌综合征。它们是排他性的诊断，因此经常被误诊。

临 床 表 现

痉挛性直肠痛（proctalgia fugax，PF）是一种功能性疾病，可引起尖锐、间歇性的严重疼痛，疼痛部位局限于肛门和直肠下部[4]，特点是发作性直肠疼痛，每次发作之间的无痛期持续数秒至数分钟。患者用栓剂或直肠内插入一根手指可以中止发作。疼痛的原因尚不清楚，但有假说认为，肛提肌、肛门括约肌、乙状结肠的痉挛可能与痉挛性直肠痛有关[5]。

男性和女性的PF患病率相同。PF在其他肠道疾病（如肠易激综合征）的患者中更常见。PF通常不会在青春期前出现，因其没有明确诱因，会导致患者焦虑和抑郁。疼痛的诱因包括性活动、压力、便秘、排便和月经[3]。还与痔疮硬化剂疗法和阴道子宫切除术相关[6]。

肛提肌综合征（levator ani syndrome，LAS）的特点是无法用器质性原因解释的频繁的钝痛和相对持续的肛门直肠疼痛。通常，触诊患者肛提肌有压迫感。该综合征的其他名称包括肛提肌痉挛、耻骨直肠肌综合征、慢性直肠痛和盆腔张力肌痛。LAS患者肌电图活动增加导致肛门压力增加[7]。目前尚不清楚较高的肛压是由于肛门外括约肌张力还是内括约肌张力增加导致。也有学者认为，观察到LAS患者盆底肌肉不能有效放松暗示了其潜在的盆底肌功能障碍[8]。

诊 断

PF的诊断是基于特征性症状且盆腔和肛门直肠无病理性改变。诊断标准为伴随并持续12周的特征性症状[9]。

• 局限于肛门或直肠下部的疼痛并反复发作。

• 发作持续数秒至数分钟。

• 发作间隙无肛门直肠疼痛。

PF患者的实验室检查基本正常，并伴有上述非特异性体格检查结果。因此，PF的诊断需要临床医师排除其他引起肛肠疼痛的原因，包括痔疮、隐窝炎、缺血、脓肿、肛裂、脱肛、直肠癌等恶性疾病[4]，包括全血细胞计数、红细胞沉降率和粪便潜血试验用于筛查可能的恶性疾病或血液学疾病。如果高度怀疑其他诊断，应行MRI和CT检查。

LAS患者的疼痛特点为模糊钝痛或直肠高压感。坐位通常会加剧疼痛，一些患者报告说热敷可以缓解疼痛[10]。

LAS与PF一样，排除肛肠或盆腔器质性病变非常重要（如克罗恩病、肛裂、恶性肿瘤）。还应进行合适的检查以排除这些诊断（乙状结肠镜、超声、盆腔MRI等）。诊断依据是满足以下标准，且这些症状至少持续12周[9]。

· 慢性或反复性直肠钝痛或其他疼痛。

· 发作持续20分钟以上。

· 排除包括缺血、炎症性肠病（inflammatory bowel disease，IBD）、隐窝炎、肛裂、痔疮、前列腺炎等其他原因导致的直肠疼痛。

如果患者经历了上述症状，并有相应的体格检查结果，诊断LAS的可能性更大。如触诊肛提肌无压痛，诊断LAS可能性较小。值得注意的是，这些患者也可能同时伴有慢性疼痛患者常见的心境障碍和灾难化行为。

体 格 检 查

PF患者的体格检查大部分是正常的，患者表现出抑郁或焦虑是由于疼痛所致。伴随着抑郁和焦虑，PF患者可能会表现出灾难化行为，表现为反复回想、放大疼痛或对疼痛表现出无助感。直肠检查通常是正常的，但深度触诊可能会触发疼痛。

在对LAS患者进行体格检查时，医师可以触及收缩的肛提肌，患者主诉耻骨直肠肌后部牵引有压痛。在文献中，有报导称压痛不对称，左侧可能比右侧受影响更多[10]。如果患者符合LAS的临床标准，但触诊时肛提肌无压痛，则能明确功能性肛肠痛诊断。

治 疗

功能性肛肠痛的部分病因是社会心理因素，社会心理因素导致对其治疗具有挑战性。如果有相关条件，在门诊应整合物理治疗、职业治疗和认知-行为疗法等团队共同制订多学科疼痛康复计划，旨在改善身体状况，消除对药物或医疗系统的过度依赖。多学科综合治疗的疗效已在功能性腹痛综合征中得到证实，并显示出治疗盆腔痛等其他慢性疼痛的可能[11]。

行为治疗

在功能性肛肠痛发作期间，患者发现了几种可中止疼痛的方法，通过手指或者通过直肠栓剂的直肠扩张术已经用于PF的治疗[12]。研究表明，电刺激和热坐浴对LAS的治疗可能有帮助，对肛提肌的电刺激已被用来打破痉挛周期，热坐浴可以通过降低肛门压力来缓解疼痛。用手指按摩肛提肌和针对性的盆腔物理疗法也能缓解肌肉收缩时的疼痛[12, 13]。

生物反馈疗法

生物反馈疗法（biofeedback therapy，BFT）能帮助患者控制身体的自主神经功能，如心率和肌张力以缓解慢性疼痛、减轻压力或实现其他预定目标[14, 15]。一项具有里程碑意义的试验对157例患者比较生物反馈疗法、电刺激和按摩的疗效，患者被分为两组，即"极有可能"的LAS患者和"有可能"的LAS患者，两组主要的区别是后者在牵引肛提肌时没有压痛，在极有可能的LAS患者中，87%接受BFT的患者报告称，与电刺激和按摩组相比，疼痛得到了充分的缓解，疼痛强度得到了更大的改善。与其他治疗组相比，接受BFT的患者每月的疼痛天数也更少，12个月后临床改善持续。对于"可能"诊断为LAS的患者，任何治疗的改善都微乎其微[16]。

药物治疗

功能性肛肠痛的初始治疗包括非甾体抗炎药或环氧合酶-2抑制剂。如果初始治疗失败，可加用三环类抗抑郁药或加巴喷丁。选择性5-羟色胺再摄取抑制剂已被用于避免三环类抗抑郁药的抗胆碱能效应，但不能提供相同的疼痛缓解。硝酸甘油栓剂等局部治疗已被证明是有效的。最后，文献中也有报道使用硝苯地平、卡马西平、地尔硫草、沙丁胺醇缓解疼痛的病例[3]。

局部注射

对于药物治疗后仍有疼痛发作的患者，可向肛提肌注射局部麻醉药。局部注射A型肉毒杆菌毒素治疗肛肠痛也取得了成功，缓解疼痛的机制可能是肛门内括约肌放松，中断痉挛性疼痛。与PF相比，LAS的成功率更高，因为前者可明显感觉到肛提肌的收缩[17]。

阴部神经阻滞

伴有阴部神经卡压的PF患者可通过阴部神经阻滞疼痛得到缓解[18]，可通过经阴道或经会阴入路进行阴部神经阻滞。两者都采用截石位，穿刺进入骶棘韧带后会感受到落空感（loss of resistance，LOR）。经阴道入路，通过阴道侧壁触诊髂前棘，将针刺进至骶棘韧带。针向尾侧继续行进1 cm，直至有LOR，并注射局部麻醉药。经会阴入路，识别髂棘，经会阴后外侧方向进针，直至到达坐骨棘。然后进入骶棘韧带，向下内侧方向继续进针1 cm，回抽后注射局部麻醉药[18, 19]。在X线或CT引导下，患者取俯卧位，将针刺入坐骨棘尖。与坐骨棘接触后稍退针，回抽无回血以排除血管内注射后给药。

奇神经节阻滞

交感神经链的末端部分融合形成奇神经节。奇神经节位于骶尾骨韧带前方的腹膜后，支配会阴、直肠远端、肛门和部分远端泌尿系统。阻滞奇神经节可用于治疗交感神经介导的直肠和会阴区疼痛，这种阻滞最常用的技术是在X线引导下经尾骨入路。患者取俯卧位，将C形臂旋转至侧位，可见尾骨和骶尾骨韧带，向前方进针，使针尖抵达骶尾间隙的腹侧。X线透视下造影剂应沿骶骨和尾骨腹侧扩散分布，然后用局部麻醉药和类固醇混合物进行注射[20]。对于顽固性疼痛患者，可使用射频消融术[21]，80℃ 90秒是射频消融治疗功能性直肠痛合理的参数。

上腹下丛阻滞

上腹下丛是腹部和盆腔自主神经系统的一部分。阻断该神经丛可缓解会阴区疼痛患者的疼痛，可能对PF和LAS有作用。它位于第5腰椎前缘，接收来自直肠、结肠、前列腺和其他盆腔器官的交感神经纤维[22, 23]。上腹下丛阻滞通常在俯卧位进行，在X线引导下，通过旁正中入路将针插入，向前进针，直到针尖位于L5～S1间隙的前缘。

骶神经刺激

骶神经刺激系统通过对骶神经放电以调节盆腔疼痛。神经电极通常从S3孔放置，和其他脊髓刺激器/周围神经刺激器（peripheral nerve stimulator，PNS）系统一样，连接到可植入的脉冲发生器上。该疗法虽然广泛用于各种胃肠道和泌尿系统疾病，但这种疗法治疗功能性肛肠痛的文献报导很少。霍法尔特（Govaert）等对2005—2008年接受骶神经刺激治疗功能性肛肠痛患者进行了回顾性研究，在永久性植入前对所有患者进行试验刺激，以评估骶骨神经调控结果，在试验期间必须达到＞50%的疼痛改善。纳入研究的9名患者中，有4名患者成功进行了试验刺激，并接受了永久性植入，通过24个月的随访，所有患者的疼痛评分都显著降低，并改善了整体效果。虽然初步证据很有说服力，但还需要进一步地研究来验证这种方法。

（孙 杰译 罗启鹏校）

原书参考文献

［1］ Ger GC, Wexner SD, Jorge JM, et al. Evaluation and treatment of chronic intractable rectal pain—a frustrating endeavor. *Dis Colon Rectum*. 1993; 36: 139-145.

［2］ Theakson V. *The Rectum—Position—Neurovascular Supply*. Anatomy of Rectum; 2019. https: // teachmeanatomy.info/abdomen/gi-tract/rectum/.

［3］ Wesselmann U, Czakanski PP. Pain of urogenital origin. *Curr Rev Pain*. 1999; 3: 160-171.

［4］ Whitehead WE, Wald A, Diamant NE, et al. Functional disorders of the anus and rectum. *Gut*. 1999; 45 (Suppl 2): II55-I59.

［5］ Waldman SD. Proctalgia fugax. In: *Atlas of Uncommon Pain Syndromes*. 4th ed. Philadelphia, PA: Elsevier; 2019: 258-260.

［6］ Vincent C. Anorectal pain and irritation: anal fissure, levator syndrome, proctalgia fugax, and pruritus ani. *Prim Care*. 1999; 26: 53-68.

［7］ Grimaud JC, Bouvier M, Naudy B, et al. Manometric and radiologic investigations and biofeedback treatment of chronic idiopathic anal pain. *Dis Colon Rectum*. 1991; 34 (8): 690-695.

［8］ Tu FF, Holt JJ, Gonzales J, et al. Physical therapy evaluation of patients with chronic pelvic pain: a controlled study. *Am J Obstet Gynecol*. 2008; 198 (3) . 272.e1-7.

［9］ Bharucha AE, Wald A, Enck P, et al. Functional anorectal disorders. *Gastroenterol*. 2006; 130 (5): 1510-1518.

［10］ Grant SR, Salvati EP, Rubin RJ. Levator syndrome: an analysis of 316 cases. *Dis Colon Rectum*. 1975; 18 (2): 161-163.

［11］ Rome JD, Townsend CO, Bruce BK, Sletten CD, Luedtke CA, Hodgson JE. Chronic noncancer pain rehabilitation with opioid withdrawal: comparison of treatment outcomes based on opioid use status at admission. *Mayo Clin Proc*. 2004; 79 (6): 759-768.

［12］ Thiele GH. Tonic spasm of the levator ani, coccygeus and piriformis muscle: relationship to coccygodynia and pain in the region of the hip and down the leg. *Trans Am Proctol Soc.* 1936; 37: 145-155.

[13] Dodi G, Bogoni F, Infantino A, et al. Hot or cold in anal pain? A study of the changes in internal anal sphincter pressure profiles. *Dis Colon Rectum.* 1986; 29 (4): 248-251.

[14] Gilliland R, Heymen JS, Altomare DF, et al. Biofeedback for intractable rectal pain: outcome and predictors of success. *Dis Colon Rectum.* 1997; 40 (2): 190-196.

[15] Heah SM, Ho YH, Tan M, et al. Biofeedback is effective treatment for levator ani syndrome. *Dis Colon Rectum.* 1997; 40 (2): 187-189.

[16] Chiarioni G, Nardo A, Vantini I, Romito A, Whitehead WE. Biofeedback is superior to electrogalvanic stimulation and massage for treatment of levator ani syndrome. *Gastroenterol.* 2010; 138 (4): 1321-1329.

[17] Katsinelos P, Kalomenopoulou M, Christodoulou K, et al. Treatment of proctalgia fugax with botulinum A toxin. *Eur J Gastroenterol Hepatol.* 2001; 13 (11): 1371-1373.

[18] Bascom JU. Pudendal canal syndrome and proctalgia fugax: a mechanism creating pain. *Dis Colon Rectum.* 1998; 41 (3): 406.

[19] Ghanavatian S, Derian A. Pudendal nerve block. In: *StatPearls.* Treasure Island (FL): StatPearls Publishing; 2020.

[20] Scott-Warren JT, Hill V, Rajasekaran A. Ganglion impar blockade: a review. *Curr Pain Headache Rep.* 2013; 17 (1): 306.

[21] Adas C, Ozdemir U, Toman H, et al. Transsacrococcygeal approach to ganglion impar: radiofrequency application for the treatment of chronic intractable coccydynia. *J Pain Res.* 2016; 9: 1173-1177. http://dx.doi.org/10.2147/jpr.s105506.

[22] Choi JW, Kim WH, Lee CJ, Sim WS, Park S, Chae HB. The optimal approach for a superior hypogastric plexus block. *Pain Pract.* 2018; 18: 314-321.

[23] Waldman SD, Wilson WL, Kreps RD. Superior hypogastric plexus block using a single needle and computed tomography guidance: description of a modified technique. *Reg Anesth.* 1991; 16 (5): 286-287.

[24] Govaert B, Melenhorst J, van Kleef M, van Gemert WG, Baeten CG. Sacral neuromodulation for the treatment of chronic functional anorectal pain: a single center experience. *Pain Pract.* 2010; 10 (1): 49-53.

第二部分

恶性胃肠痛

概　述

美国每年有56 000例患者被诊断为胰腺癌，在癌症相关死亡病例中排名第四位[1]。胰腺癌预后极差，5年生存率是所有癌症中最低的[2]。胰腺癌早期很少有症状表现，几乎50%的患者在诊断时已为晚期[2]。目前，可治愈疾病的治疗方法只有Whipple手术切除和辅助放化疗。疼痛影响约80%的胰腺癌患者，导致生活质量下降、功能活动障碍，并与生存期减少有关[3, 4]。因此，减轻疼痛和提高生活质量的姑息性治疗是这类患者疾病管理的关键。

病因和发病机制

胰腺是参与消化的重要器官，兼有外分泌和内分泌功能。胰腺的传入神经纤维经复杂的神经节和神经丛通过交感和副交感神经通路传递到脊髓[5]。这些传入的内脏神经轴突几乎完全由无髓鞘的C纤维和薄髓鞘的A_δ纤维组成，它们向中枢神经系统传递机械性感受和痛觉信息[5]。胰腺特异地接受来自腹腔神经丛的交感神经（有胸内脏神经参与）和来自迷走神经的副交感神经支配。

主要有两种机制导致胰腺癌疼痛：胰管梗阻和胰腺神经病变，分别激活机械性和化学性痛觉感受器[3]。特别是进食后，胰酶释放增加，可诱发胰管阻塞。胰管阻塞会阻碍这些酶的流动，增加薄壁压力，进而导致血流减少，产生缺血性疼痛[3]。癌细胞侵入神经可导致神经病理性疼痛。神经侵犯的发生率为70%～90%[4]。癌细胞侵袭促进局部免疫细胞活化，释放神经营养生长因子，炎症可引起组织损伤[6]，这些变化会导致神经病理性疼痛。此外，随着肿瘤的进展，神经纤维的生长也会加剧疼痛[3]。

临 床 表 现

胰腺癌的表现因肿瘤的位置而异。其中体重减轻（92%）、黄疸（87%）和疼痛

（72%）是胰腺癌最常见的症状[7]。胰腺癌的其他非特异性表现包括厌食、消化不良、恶心、呕吐[8]。胰腺癌的疼痛通常为向背部放射的上腹部疼痛。

临床病例研究发现，诊断时存在疼痛是预后不良的一个预测因素[9, 10]。在杰伊汗（Ceyhan）等的一项观察性研究中，术前根据疼痛评分将接受手术切除的患者分为3组，无疼痛、轻度疼痛和中至重度疼痛患者的中位生存期（从手术到因癌症死亡之间的时间）分别为21.5个月、15.0个月和10.0个月（P＝0.0015）。

诊　断

对于出现非特异性症状的患者，腹部超声检查往往是首选和最常用的影像学检查方法。然而，腹部CT是诊断和分期的金标准。常规胰腺扫描需要三期（动脉早期、动脉晚期和静脉期）横断面成像，可显示从胰腺实质到腺癌的增强[7]。如果在影像学上发现胰腺肿物，则需要通过内镜下超声细针穿刺。如果影像学上未见肿物，但高度怀疑为恶性，则可用超声内镜、内镜逆行胆管造影、MRI或磁共振胆管造影进一步诊断疾病。

癌胚抗原19-9（cancer antigen，CA 19-9）是用于评估胰腺癌的肿瘤标志物之一，其敏感性有限（50%～75%），特异性有限（80%～85%）。因此，对于无症状患者，它是一种较差的筛查工具[7]，主要用于有症状患者的确诊以及预测预后，也可用于监测肿瘤复发。

通常情况下，当患者转诊给介入疼痛医师时，胰腺癌的诊断已经明确。在治疗这些患者时，应邀请消化内科、肿瘤科和外科等多学科团队协作制订治疗方案。继发于胰腺癌的疼痛主要是向背部放射的上腹部不适。

体 格 检 查

胰腺癌的体格检查结果可能因肿瘤的分期和位置而变化。在疾病早期，患者体格检查的结果可能是正常的。在疾病晚期，一般体格检查可发现黄疸、恶病质和腹部压痛。Courvoisier征指黄疸患者中无压痛、膨胀和可触及胆囊的体征，其特异性为83%～90%，但对恶性肿瘤引起的胆道梗阻的敏感性仅为26%～55%[7]。其他非特异性的阳性体格检查包括Troussea征（复发性浅表血栓性静脉炎）和Virchow淋巴结（左侧锁骨上淋巴结病），这两种症状均可在其他腹部恶性肿瘤中被发现[7]。

治　疗

　　胰腺癌疼痛的治疗通常包括药物治疗和介入治疗。根据WHO设立的镇痛阶梯治疗，初级阶段可行非手术治疗。由于患者经常承受中度至重度疼痛，阿片类药物被用作主要的治疗手段。对于难治性疼痛患者，可考虑给予腹腔丛神经切除术、鞘内给药系统、胸腔镜神经切除术等介入治疗。

非手术治疗

　　如前所述，胰腺癌疼痛的非手术综合治疗是以WHO设定的镇痛阶梯治疗为基础[11]。对于轻度至中度疼痛的患者，治疗的第一步是给予非阿片类镇痛药，如扑热息痛和非甾体抗炎药（NSAID）。这些药物可以单独使用，也可与阿片类药物联合使用。非甾体抗炎药具有抗炎和解热的特性，对骨痛和炎症性疼痛都有效。这些药物的使用可能受到肾功能，胃肠道、血液和心脏毒性的限制。口服类固醇也常用于晚期疾病的厌食症、镇痛和恶心。双膦酸盐常与糖皮质激素（如地塞米松、泼尼松），用于恶性骨痛。尽管对恶性肿瘤特异性疼痛的疗效尚未得到证实，三环类抗抑郁药和加巴喷丁类药物对神经病理性疼痛有效。

　　对于非阿片类镇痛药不能缓解的疼痛，应使用弱阿片类药物，如曲马多或可待因。如果这些药物还不能有效缓解疼痛，那么可以用更强效的阿片类药物。与吗啡相比，羟考酮等药物对于中度至重度癌症疼痛的镇痛效果或耐受性没有显著差异[12]。此外，考虑到个体对不同的μ受体激动剂有不同的反应，当一种药物被证明无效或有难以忍受的不良反应时，应考虑更换阿片类药物。在这种情况下，新阿片类药物的等效镇痛剂量应减少20%～30%，以弥补不完全交叉耐受，防止新药物过量。如果患者无法耐受口服药物，需要长效阿片类药物时，应考虑透皮芬太尼。其他用于暴发性疼痛的芬太尼快速给药途径包括经黏膜贴片、舌下含片和鼻喷雾剂。美沙酮也被用于管理胰腺癌患者的疼痛。此外，随着病情进展，疼痛越来越难以控制，胰腺癌患者同时服用多种阿片类药物的情况也并不少见[13]。

　　如前所述，长期服用阿片类药物往往会伴随频繁出现的不良反应，包括便秘、恶心、呕吐、出汗、厌食、消化不良、瘙痒等。由于疼痛控制对保证生活质量至关重要，这些不良反应可以通过辅助药物对症治疗，如大便软化剂、泻药、食欲刺激剂和止吐剂。此外，随着阿片类药物剂量的增加，定期使用大剂量阿片类药物会导致阿片类药物诱发的痛觉过敏，导致疼痛加重[14]。泽赫（Zech）等的一项研究根据WHO指南对癌症患者的治疗效果进行了评估。对2118例患者140 478天的治疗日期内疼痛进行评估，在整个治疗期间，12%的患者对疼痛缓解不满意[15]。

腹腔丛毁损术

腹腔丛是一个大的内脏神经丛，位于T12～L1椎体水平，位于腹腔干起源周围的腹膜后间隙。由多个神经节（腹腔、肠系膜上神经节和主动脉肾神经节）构成，并作为源自上腹部脏器痛觉信号的中转站。腹腔神经丛的神经纤维主要来自内脏大神经（T5～T9）、内脏小神经（T10～T11）和内脏最小神经（T12）的节前交感传出神经纤维[16]。迷走神经的副交感传出纤维同样汇入腹腔丛[16]。

适应证

腹腔丛毁损术（celiac plexus neurolysis，CPN）适用于由胰腺炎和从食管远端开始至横结肠远端大部分的胃肠道恶性肿瘤引起的顽固性疼痛[16, 17]。除控制疼痛外，由于CPN可能拮抗副交感活动以及增强肠蠕动，已被证明能有效控制胰腺癌患者的严重恶心和呕吐[16]。

禁忌证

虽然CPN没有明确的绝对禁忌证，但存在相对禁忌证，包括凝血障碍、出血倾向、血小板计数减少、腹腔内感染或败血症、腹主动脉瘤、腹主动脉壁血栓形成等[16, 17]。CPN在小肠梗阻患者中也存在相对禁忌，因为会阻断肠蠕动增加[16]。

并发症

CPN最常见的并发症是局部疼痛（96%）、腹泻（44%）和直立性低血压（38%）[18]。直立性低血压是由交感神经去神经后内脏血管局部血管扩张和血液淤积引起的。老年和低血容量患者更容易受到这些血流动力学的影响[19]。其他罕见的并发症包括局部麻醉药中毒、主动脉或下腔静脉损伤、腹膜后血肿、周围器官损伤，以及根髓（Adamkiewicz）动脉损伤导致的截瘫[20, 21]。在戴维丝（Davies）等的报导中，严重并发症（截瘫、膀胱和肠功能障碍）的发生率为每683例手术中有1例[22]。

神经毁损药物

用于腹腔神经丛毁损的两种主要药物是乙醇和苯酚（表10.1）。神经不可逆损伤通常发生在乙醇浓度大于50%的情况下，用于神经毁损的乙醇浓度通常为50%～100%[16]。神经毁损的机制是神经轴突中析出胆固醇和脂蛋白，同时沉淀脂蛋白和黏蛋白，对神经纤维造成不可逆的损伤[16, 19]。

表10.1 腹腔神经丛毁损常用药物[16]

药物	浓度	比重	作用起效时间	神经损伤	注射部位疼痛	作用机制
苯酚	3%～20%	高	慢	+	很弱	蛋白沉淀，神经结构裂解
乙醇	50%～100%	低	快	++	可能很强	析出胆固醇和脂蛋白

苯酚，浓度为6%～10%时，可用于神经毁损。由于药剂的黏性，通常首选稀释6%的苯酚，以便于注射。与乙醇类似，苯酚会引起蛋白质沉淀和神经结构破坏[19]。比较乙醇和苯酚对CPN疗效的数据有限。

众所周知，乙醇注射时会引起严重的短暂疼痛，而苯酚则不会。因此，使用乙醇时建议注射局部麻醉药物，如利多卡因或丁哌卡因[16]。尽管如此，乙醇仍是CPN最常用的药物，因为它起效更快，作用时间更长[16, 17]。

影像

CPN可通过透视、超声、CT、MRI或内镜超声操作。由于其便携性和成本较低，目前C形臂透视术的使用非常广泛。然而，传统的X线透视无法准确区分腹部脏器。因此，CT引导的使用慢慢流行，因为它能够在可视化腹膜后解剖结构的同时，精确定位针尖，这在因肿瘤侵袭导致正常解剖改变的情况下尤为重要[16, 18]。

操作技术

后入路

后入路通常在患者俯卧的情况下进行操作，最常用的是前入路或后入路技术。前入路和后入路分别指膈膜膈脚的前侧和后侧间隙。前入路针对腹腔神经丛有效，后入路针对内脏神经有效。

对于透视下的膈前技术，在L1横突水平，左后旁正中入路刺入一根单针，并向前推进至L1椎体的前表面，最终通过主动脉后壁直至回抽有血。进一步推进针头，直到针头穿过血管前壁，回抽不再有血。透视下确认针在主动脉前间隙的位置，应注射造影剂确认弥散到膈前间隙（图10.1）。需要注意的是，尤其是在凝血功能异常的患者中经主动脉入路会增加腹膜后出血的风险。

当前入路因肿瘤侵犯主动脉前间隙而无法施行时，经腹入路是一种合理的选择。双侧椎旁入路通常是在L1横突水平插入两根针，并行向前推进，直至尖端刚好穿过T12～L1椎体的前表面，以阻滞左右内脏神经纤维。膈后入路常与前入路联合使用，

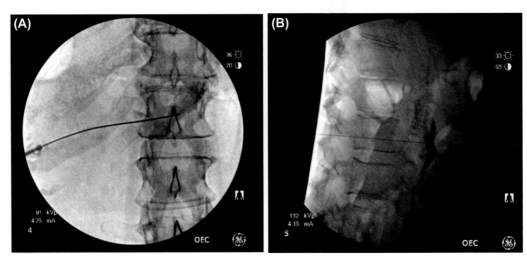

图10.1　透视引导的经主动脉CPN。前后（A）和侧位（B）视图

以提供更好的镇痛效果[16]。

如前所述，CT因其可清晰显示腹腔内结构而越来越受到青睐。轴向扫描用于显示腹腔干、主要血管结构和器官，以设置到达神经丛或内脏神经的最佳针径。包括前路和后路神经损毁术都可在CT引导下进行，患者可取侧位或俯卧位，采用双侧针入路。需要指出的是，CT引导下的膈前技术通常无须穿过任何大血管就可实现。

前入路：由于器官穿孔的风险高，经皮前入路手术仅限于不可行后入路的患者，通常在CT引导下进行[16]。采用前入路时，患者取仰卧位，针经腹壁前入路，垂直于皮肤推进，直至触及L1椎体。然后将针回撤1~2 cm进入胰腺后间隙。针尖应位于主动脉和膈脚的前方，在腹腔干和肠系膜上动脉之间。这种手术通常在腹腔丛的两侧各进行一次。

前入路为患者提供了更舒适的体位。此外，由于神经毁损药物扩散至躯体神经根和（或）硬膜外和蛛网膜下腔，导致神经损伤的风险也较低。前入路的缺点是针头要穿过腹部脏器。风险包括胃穿孔、胰腺瘘、肝包膜下血肿、化学性腹膜炎等。

超声内镜引导入路：该技术结合了柔性内镜和超声优点，将上消化道内的探头放置到腹腔丛区域。一旦到达靶目标，用穿刺针穿过胃壁进入神经丛。与X线透视和CT成像的方法相比，该技术的优点是可实时引导针和使用彩色多普勒来识别主要血管结构。并发症与其他传统技术相似，增加了胃穿孔和坏死的问题。可以使用单、双侧（包括在任一腹腔丛两侧注射）技术[23]。

经皮射频消融术

除了用乙醇和苯酚进行传统的神经毁损手术外，也可以进行内脏神经射频消融术（radiofrequency ablation，RFA）。射频消融术（RFA）利用高频交流电对组织进行80℃

加热，进而毁损神经[4]。该手术由拉吉（Raj）等首次报道，并证明其对因慢性胰腺炎、腹部手术后疼痛以及胰腺癌和肝癌引起的慢性腹痛患者有效[24]。后来的一项研究表明双侧内脏神经RFA减轻了胰腺癌患者的疼痛和减少了阿片类药物使用量，并可提高生活质量[25]。

鞘内给药系统

对胰腺癌患者有效的另一种疼痛治疗是通过鞘内药物输送系统（intrathecal drug delivery system）将药物直接连续输送到脑脊液中。需要在患者腹部皮肤下植入储液器，泵与隧道式导管相连，将药物输送至脑脊液。该泵可经皮加药。通过患者可控的镇痛程序，对泵进行编程，以固定或可调控的速度给药。

脊髓背角在处理疼痛信号中起着至关重要的作用。此外，许多疼痛感受器，包括阿片受体（μ、κ和δ）、GABA、α_2和NMDA感受器，位于脊髓内，直接将药物输送到该部位，可以更快速有效的镇痛，而药物使用剂量更小，从而减少全身不良反应[26]。

适应证

对于口服阿片类药物不能耐受的患者或不良反应限制了阿片类药物剂量进一步增加的患者，可以考虑使用IDDS。在选择适合这种治疗的患者时，应考虑几个因素，包括患者的预期寿命、支持系统、继续常规随访的能力（重新注入药物、调整剂量）、对治疗的预期和心理状态。

药物的选择

不同类别的药物可通过IDDS输送。目前有三种药物被美国FDA批准用于IDDS：吗啡、齐考诺肽（一种N型钙通道阻滞剂，作用于脊髓背角水平以提供镇痛）和巴氯芬。其他药物通常是超药品说明书使用的，包括氢吗啡酮、芬太尼、舒芬太尼、可乐定和丁哌卡因。通常是一种阿片类药物与丁哌卡因或可乐定的药物组合治疗伤害刺激性和神经病理性疼痛。最近的证据表明，特别是在口服阿片类药物受到全身不良反应限制的情况下，鞘内阿片类药物在管理癌痛方面优于口服阿片类药物[26]。此外，研究表明，对60%～80%的难治性癌痛患者IDDS可提供有效镇痛[26]。

操作技术

通常在置入前进行IDDS试验，以确定患者是否会从永久性置入中受益。试验时，导管可以放置在硬膜外或鞘内空间。鞘内放置提供了更接近实际置入物的效果。硬膜外置入避免了进入鞘内。试验通常进行2～3天。另外，试验中也可进行单次脊髓注射。如果患者报告疼痛评分和功能改善＞50%，试验被认为有效[27]。

全身麻醉下IDDS放置是在手术室进行的外科手术。根据患者疼痛的相应皮区分布进行导管尖端的放置；我们建议将导管尖端放置在T9或T10椎体水平以覆盖腹部（图10.2）。

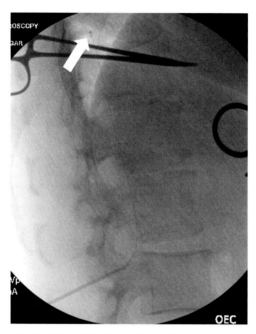

图10.2　鞘内泵导管放置。侧位透视图像显示鞘内导管（箭头所示）的位置

表10.2　IDDS置入的不良反应

药物	相关并发症
阿片类	呼吸抑制，周围水肿，激素改变，免疫抑制，痛觉过敏，戒断，导管尖端肉芽肿
巴氯芬	呼吸抑制，戒断，精神症状/自杀意念
氯胺酮	脱髓鞘/坏死性病变
地塞米松	脱髓鞘/坏死性病变
局部麻醉药	尿潴留，低血压，肢端无力

并发症

卡尔科夫斯基（Krakovsky）的一项回顾性研究显示，IDDS最常见的并发症是药物的不良反应[28]。表10.2列出了IDDS给药最常见的不良反应。严重的并发症包括呼吸抑制和过敏反应。其他不良反应包括尿潴留、低血压、药物耐受（戒断）和痛觉过敏。除了药物相关的不良反应外，还可能发生器械和手术相关的并发症。这些并发症包括感染、硬膜穿刺后头痛、出血、囊袋血肿、疼痛加重和导管尖端肉芽肿。氢吗

啡酮和吗啡与芬太尼相比，导管尖端肉芽肿的发生率更高[29]。据报道，在一项研究中，所有病例的感染发生率为每年0.7%[30]。已证明严格遵守《手术部位预防感染指南》可以降低感染的风险[26]。

隧道式椎管内导管系统

对于预期寿命低于3个月的终末期患者，可以考虑采用硬膜外或鞘内置管，经皮下隧道输送药物，并连接到外部输液泵。与带皮下泵的内源性IDDS相比，这是一种侵入性更小、性价比更高的方法。感染是任何慢性疾病留置导管最常见的问题。一项对隧道式椎管内导管系统综述发现，深部感染的总体风险为1.4%，浅表感染为2.3%，与其他皮下输液港置入的感染率相似[31]。对于出院回家或到另一个护理机构的患者，需要给予必要的宣教和提供管理外部泵装置支持。

脊髓电刺激

脊髓电刺激（spinal cord stimulation，SCS）可用于传统治疗和介入治疗无效的慢性腹痛患者。基于疼痛的"闸门控制"理论，即非疼痛感觉输入有效的"闸门"阻断疼痛信号的上传，SCS装置将电刺激传递到脊髓背柱，以调节上升和下行的疼痛信号。传统上用于慢性腰痛、神经根痛和复杂性区域疼痛综合征，有限的文献证明，对于慢性内脏痛（包括慢性胰腺炎）患者，可降低VAS评分和恶心发生率，并产生镇痛效果[32]。刺激电极置于患者的T4和T8椎体节段之间的硬膜外间隙。没有研究验证其对胰腺癌疼痛的疗效。SCS在癌症患者中的作用有限，因为在患者中可能需要进行MRI，SCS限制了MRI的兼容性。当决定使用SCS时，应采取多学科团队的方法。

与任何置入式治疗一样，SCS置入会带来并发症，包括电极移位和相关的镇痛效果缺失、电极断裂、出血、感染、穿破硬脊膜、硬膜外血肿或脊髓损伤。此外，这些设备还具有耐受特点，因此导致镇痛效果消失[33, 34]。

胸腔镜内脏神经切除术

另一种治疗胰腺癌疼痛的方法是胸腔镜内脏神经切除术（thoracoscopic splanchnicectomy，TS）。TS是一种切开胸内脏神经的微创外科手术，正常情况下，胸内脏神经会将胰腺的痛觉信号传导到中枢神经系统。已有研究表明，TS可以降低胰腺癌患者的疼痛评分，提高生活质量，对胰腺功能的影响最小[35, 36]。TS可于单侧或双侧进行。尽管数据非常有限，一些研究表明，与单侧TS相比，双侧TS可能能更好地控制疼痛[37]。

总　　结

胰腺癌是一种预后极差的恶性肿瘤。疼痛是胰腺癌最常见的症状之一，通常会导致生活质量下降，功能活动受损。以WHO镇痛阶梯为基础的非手术治疗是最常见的治疗方法。更多的侵入性治疗包括腹腔神经丛阻滞、鞘内药物输送系统、脊髓电刺激和胸腔镜内脏神经切除术。应在疾病早期阶段考虑这些选择，以减少阿片类药物耐受性的风险，可在改善生活质量的同时提供更好的疼痛控制。

（孙　杰 译　罗启鹏 校）

原书参考文献

[1] American Cancer Society. *Cancer Facts and Figures*. Atlanta: American Cancer Society; 2019.

[2] Gillen S, Schuster T, Büschenfelde CM, Friess H, Kleeff J. Preoperative/neoadjuvant therapy in pancreatic cancer: a systematic review and meta-analysis of response and resection percentages. *PLoS Med*. April 20, 2010; 7 (4): e1000267. ISSN 1549-1277.

[3] Koulouris AI, Banim P, Hart AR. Pain in patients with pancreatic cancer: prevalence, mechanisms, management and future developments. *Dig Dis Sci*. April 2017; 62 (4): 861-870. ISSN 0163-2116.

[4] Dobosz L, Kaczor M, Stefaniak TJ. Pain in pancreatic cancer: review of medical and surgical remedies. *ANZ J Surg*. October 2016; 86 (10): 756-761. ISSN 1445-1433.

[5] Babic T, Travagli RA. *Neural Control of the Pancreas. Pancreapedia: Exocrine Pancreas Knowledge Base*; 2016.

[6] Barreto SG, Saccone GT. Pancreatic nociception--revisiting the physiology and pathophysiology. *Pancreatology*. March-April 2012; 12 (2): 104-112. ISSN 1424-3903.

[7] De la cruz MS, Young AP, Ruffin MT. Diagnosis and management of pancreatic cancer. *Am Fam Physician*. April 15, 2014; 89 (8): 626-632. ISSN 0002-838x.

[8] Krech RL, Walsh D. Symptoms of pancreatic cancer. *J Pain Symptom Manag*. August 1991; 6 (6): 360-367. ISSN 0885-3924 (Print) 0885-3924.

[9] Muller MW, Friess H, Köninger J, et al. Factors influencing survival after bypass procedures in patients with advanced pancreatic adenocarcinomas. *Am J Surg*. February 2008; 195 (2): 221-228. ISSN 0002-9610.

［10］ Ceyhan GO, Bergmann F, Kadihasanoglu M, et al. Pancreatic neuropathy and neuropathic pain--a comprehensive pathomorphological study of 546 cases. 177-186.e1 *Gastroenterology*. January 2009; 136 (1) . ISSN 0016-5085.

［11］ World Health Organization. *WHO Guidelines for the Pharmacological and Radiotherapeutic Management of Cancer Pain in Adults and Adolescents*; January 2019.

［12］ Guo KK, Deng CQ, Lu GJ, Zhao GL. Comparison of analgesic effect of oxycodone and morphine on patients with moderate and advanced cancer pain: a meta-analysis. *BMC Anesthesiol*. September 24, 2018; 18 (1): 132. ISSN 1471-2253.

［13］ Hameed M, Hameed H, Erdek M. Pain management in pancreatic cancer. *Cancers*. December 24, 2010; 3 (1): 43-60. ISSN 2072-6694 (Print) 2072-6694.

［14］ Harris DG. Management of pain in advanced disease. *Br Med Bull*. June 2014; 110 (1): 117-128. ISSN 0007-1420.

［15］ Zech DF, Grond S, Lynch J, Hertel D, Lehmann KA. Validation of World Health Organization Guidelines for cancer pain relief: a 10-year prospective study. *Pain*. October 1995; 63 (1): 65-76. ISSN 0304-3959 (Print) 0304-3959.

［16］ Kambadakone A, Thabet A, Gervais D, Mueller PR, Arellano RS. CT-guided celiac plexus neurolysis: a review of anatomy, indications, technique, and tips for successful treatment. *Radiographics*. October 2011; 31 (6): 1599-1621. ISSN 0271-5333.

［17］ Wang PJ, Shang MY, Qian Z, Shao CW, Wang JH, Zhao XH. CT-guided percutaneous neurolytic celiac plexus block technique. *Abdom Imag*. Nov-Dec 2006; 31 (6): 710-718. ISSN 0942-8925 (Print) 0942-8925.

［18］ Jain P, Dutta A, Sood J. Coeliac plexus blockade and neurolysis: an overview. *Indian J Anaesth*. 2006; 50. 169-177 pp.

［19］ Mercadante S, Nicosia F. Celiac plexus block: a reappraisal. *Reg Anesth Pain Med*. Jan-Feb 1998; 23 (1): 37-48. ISSN 1098-7339 (Print) 1098-7339.

［20］ Kaplan R, Schiff-Keren B, Alt E. Aortic dissection as a complication of celiac plexus block. *Anesthesiology*. September 1995; 83 (3): 632-635. ISSN 0003-3022 (Print) 0003-3022.

［21］ De Conno F, Caraceni A, Aldrighetti L, et al. Paraplegia following coeliac plexus block. *Pain*. December 1993; 55 (3): 383-385. ISSN 0304-3959 (Print) 0304-3959.

［22］ Davies DD. Incidence of major complications of neurolytic coeliac plexus block. *J R Soc Med*. May 1993; 86 (5): 264-266. ISSN 0141-0768 (Print) 0141-0768.

［23］ Yasuda I, Wang HP. Endoscopic ultrasound-guided celiac plexus block and neurolysis. *Dig Endosc*. May 2017; 29 (4): 455-462. ISSN 0915-5635.

［24］ Raj PP, Sahinler B, Lowe M. Radiofrequency lesioning of splanchnic nerves. *Pain Pract*. September 2002; 2 (3): 241-247. ISSN 1530-7085.

［25］ Papadopoulos D, Kostopanagiotou G, Batistaki C. Bilateral thoracic splanchnic nerve radiofrequency

第
1
0
节

胰

腺

癌

thermocoagulation for the management of end-stage pancreatic abdominal cancer pain. *Pain Physician*. March-April 2013; 16 (2): 125-133. ISSN 1533-3159.

[26] Bhatia G, Lau ME, Koury KM, Gulur P. Intrathecal Drug Delivery (ITDD) systems for cancer pain. *F1000Res*. 2013; 2: 96. ISSN 2046-1402 (Print) 2046-1402.

[27] Knight KH, Frances B, Mchaourab A, Veneziano G. Implantable intrathecal pumps for chronic pain: highlights and updates. *Croat Med J*. February 2007; 48 (1): 22-34. ISSN 0353-9504.

[28] Krakovsky AA. Complications associated with intrathecal pump drug delivery: a retrospective evaluation. *Am J Pain Manag*. 2007; 17 (1): 4. ISSN 1059-1494.

[29] Deer TR, Prager J, Levy R, et al. Polyanalgesic Consensus Conference 2012: recommendations for the management of pain by intrathecal (intraspinal) drug delivery: report of an interdisciplinary expert panel. discussion 464-6 *Neuromodulation*. Sep-Oct 2012; 15 (5): 436-464. ISSN 1094-7159.

[30] Fluckiger B, Knecht H, Grossmann S, Felleiter P. Device-related complications of long-term intrathecal drug therapy via implanted pumps. *Spinal Cord*. September 2008; 46 (9): 639-643. ISSN 1362-4393 (Print) 1362-4393.

[31] Aprili D, Bandschapp O, Rochlitz, C, Urwyler A, Ruppen W. Serious complications associated with external intrathecal catheters used in cancer pain patients: a systematic review and meta-analysis. *Anesthesiology*. December 2009; 111 (6): 1346-1355. ISSN 0003-3022.

[32] Kapural L, Gupta M, Paicius R, et al. Treatment of chronic abdominal pain with 10-kHz spinal cord stimulation: safety and efficacy results from a 12-month prospective, multicenter, feasibility study. *Clin Transl Gastroenterol*. February 2020; 11 (2): e00133. ISSN 2155-384x.

[33] Bedder MD, Bedder HF. Spinal cord stimulation surgical technique for the nonsurgically trained. *Neuromodulation*. April 2009; 12 (Suppl 1): 1-19. ISSN 1094-7159 (Print) 1094-7159.

[34] Kumar K, Hunter G, Demeria D. Spinal cord stimulation in treatment of chronic benign pain: challenges in treatment planning and present status, a 22-year experience. discussion 481-96 *Neurosurgery*. March 2006; 58 (3): 481-496. ISSN 0148-396x.

[35] Smigielski J, Piskorz L, Wawrzycki M, Kutwin M, Misiak P, Brocki M. Assessment of quality of life in patients with non-operated pancreatic cancer after videothoracoscopic splanchnicectomy. *Wideochir Inne Tech Maloinwazyjne*. September 2011; 6 (3): 132-137. ISSN 1895-4588 (Print) 1895-4588.

[36] Ihse I, Zoucas, E, Gyllstedt E, Lillo-Gil R, Andrén-Sandberg, A. Bilateral thoracoscopic splanchnicectomy: effects on pancreatic pain and function. discussion 790-1 *Ann Surg*. December 1999; 230 (6): 785-790. ISSN 0003-4932 (Print) 0003-4932.

[37] Saenz A, Kuriansky J, Salvador L, et al. Thoracoscopic splanchnicectomy for pain control in patients with unresectable carcinoma of the pancreas. *Surg Endosc*. August 2000; 14 (8): 717-720. ISSN 0930-2794 (Print) 0930-2794.

慢性内脏痛介入治疗

DAVID HAO, MD · VWAIRE ORHURHU, MD

概 述

肝癌作为恶性程度较高的肿瘤，其发病率和病死率也较高。肝癌是最常见的原发性肝脏恶性肿瘤，是世界上第三大癌症死亡相关疾病[1]。

肝癌患者通常有多种症状，包括慢性疲劳、食欲不振、胃肠道症状和疼痛，从而降低生活质量。通常情况下，发现该疾病已处于晚期，因此包括手术或移植在内的治愈性疗法不再是最佳选择。一项荟萃分析指出，无论处于何种阶段，52%的癌症患者都经历过疼痛[2]。因此，疼痛管理是肝癌晚期维持生活质量最重要的组成部分之一。

病因和发病机制

肝产生的疼痛信号由交感神经和副交感神经系统传递。肝传导伤害性信号的结构包括肝包膜、血管和胆道，信号经腹腔丛、膈神经和右下肋间神经进行传递[3]。

腹腔内脏广泛分布交感神经和副交感神经支配的传入神经。疼痛刺激通过无髓C纤维和有髓A_δ纤维传递到脊髓背角。进入内脏的副交感神经纤维由迷走神经和骶内脏神经组成，它们穿过肠系膜上丛进入腹腔丛。交感神经纤维来源于胸、腰、骶内脏神经，这些神经通过腹腔和肠系膜丛[4]。虽然肝的神经分布存在很大差异，但它通常由肝丛支配，肝丛由腹腔丛和迷走神经干分出[5]。

肝损伤有可能产生继发于肝包膜拉伸的疼痛，与门静脉阻塞类似的肝静脉扩张现象这被称为肝膨胀综合征。肝大也可能引起膈肌刺激，表现为同侧肩疼痛。这种疼痛是由膈神经传递的，被称为Kehr征[6]。

下胸膜和腹膜的机械性刺激和炎症可能表现为牵涉痛，这种疼痛是躯体性的，由下肋间和肋下神经介导。与内脏痛相比，躯体痛更剧烈、更局限。

临 床 表 现

肝癌的临床过程往往不明显，部分原因是肝位于腹腔内的较深位置。因此，在诊断和症状发展之前，肿瘤可能已很大并且处于晚期阶段。临床表现通常是多变的，有时仅在肝衰竭或肿瘤侵入邻近结构时才会出现表现[1]。

早期的饱腹感、体重减轻和上腹部可触及的肿块可能是最初的临床症状。与恶性肿瘤相关的疼痛，尤其是晚期病变，可能表现为右上腹疼痛，病因可能是顶叶或内脏痛[7]。

癌痛的特征往往是不明确的、隐隐作痛的，严重程度为轻度至中度，并且位于上腹部或右上腹和背部[8]。肝癌引起的严重疼痛，通常与肝周围炎或膈膜浸润有关[1]。

由于免疫系统与中枢、外周神经系统以及肿瘤细胞之间的相互作用，癌痛越来越被视为一种独特的疾病[9]。

诊 断

肝癌疼痛患者的评估必须从全面的病史采集和体格检查开始，旨在确定导致疼痛的原发性肝病。必须排除任何其他潜在的病理过程[7]。缩小鉴别诊断范围的一个重要方面是高质量的病史采集。伴有间歇性症状且急性恶化提示疾病进展（肝衰竭）。慢性恶化症状可能提示肿瘤或内在原因（慢性肝炎）[10]。

影像学检查起着重要作用，影像学检查方式的选择可以因地制宜。对比增强CT、MRI和超声等方式作为非侵入性诊断方式几乎没有假阳性[11]。这些检查有助于评估原发病的病变程度和评估任何潜在的转移性病变。

肿瘤标志物，尤其是甲胎蛋白（AFP）有助于肝恶性肿瘤的诊断。虽然血清AFP是最常用的标志物，其敏感性和特异性一般，但检测有助于提高其他诊断（如影像学）的阳性预测值。

鉴 别 诊 断

怀疑疼痛起源于肝的鉴别诊断非常多样化，涵盖从自发缓解性疼痛到外科急症。详细的病史采集和体格检查对于缩小鉴别诊断范围和区分肝源性右上腹疼痛，及累及其他附近结构（包括胆囊、胰腺和十二指肠）的疼痛是必要的[12]。

肝脏疾病可分为感染性或非感染性。感染性肝病包括肝炎、阿米巴感染、肝脓肿和寄生虫感染，均可表现为右上腹疼痛。乙醇或药物对肝脏的直接毒性损伤是另一个因素。自身免疫性疾病临床常见，患者可存在类似风湿病的症状（包括肌痛或皮疹）。最后，鉴别诊断过程始终要考虑严重疾病，如原发性或转移性肿瘤[10]。

如前所述，肝源性疼痛也可能被误认为是来自胆囊或胰腺的疼痛。胆结石疾病，包括急性胆囊炎、胆石症、胆管炎和胆总管结石，可能会出现不同类型的腹痛。包括急性胰腺炎、假性囊肿和脓肿在内的胰腺疾病也可能出现类似的症状。

体 格 检 查

体格检查在缩小疑似肝源性疼痛鉴别诊断范围方面具有重要作用。生命体征，特别是体温会提示感染。腹部触诊有助于进一步阐明疼痛的确切位置。触诊也可能提示存在或不存在腹膜体征、肿块或器官肿大。腹水和腹胀可能更多地提示肝脏病因[10]。

治 疗

药物

与肝癌相关的疼痛管理中的药物治疗通常因合并肝病或肝硬化而变得复杂。镇痛药通常由肝脏代谢，传统的剂量和频率可能会产生不良影响。由于该类患者可能增加对不良反应的敏感性，因此有必要全面了解各镇痛药的药代动力学。

非阿片类镇痛药

如果患者忌酒，即使合并肝脏疾病，对乙酰氨基酚可安全用于肝脏恶性肿瘤患者。尽管美国FDA建议每日最大剂量为4 g，但对于年龄大于60岁的患者，每日剂量可减少至2 g[13]，对乙酰氨基酚推荐剂量似乎对晚期慢性肝病或肝硬化是安全的[14]。

非甾体抗炎药（NSAID）包括多种镇痛药，主要通过抑制环氧合酶来减少前列腺素发挥镇痛作用。2019年，一项关于非甾体抗炎药治疗癌症疼痛的系统综述指出，虽然观察到非甾体抗炎药对癌痛可能有一定的潜在获益[15]，但缺乏关于疗效的高质量数据。同时指出，在患者合并肝硬化的情况下应谨慎使用非甾体抗炎药，因为NSAID可能导致肾衰竭、腹水或胃肠道出血。

由于确切的机制仍不清楚，类固醇在调节伤害性疼痛中的作用仍在研究中。据推测，类固醇的抗炎作用介导了伤害感受器下游激活的减少。治疗疼痛最常用的皮质类固醇是长效地塞米松，起始剂量为4～8 mg。在实践中，类固醇被用于治疗癌症的多种非特异性适应证，包括骨骼痛和神经病理性疼痛、恶心和呕吐以及厌食症[16]。

肝脏恶性肿瘤，特别是肝癌的肝外转移率为5%～15%。约2/3的患者可能会出现严重且使其虚弱的骨骼疼痛。双膦酸盐不仅是预防，而且是治疗癌症骨转移并发症的标准方法。临床试验已证明双膦酸盐的镇痛益处，但还需要采用随机试验进行直接比较，包括成本效益分析等。双膦酸盐的镇痛机制仍然是推测性的，目前的学术研究认为双膦酸盐减少外周的敏化[17]。

阿片类药物

阿片类药物可能对肝癌相关的中度至重度疼痛有效，但患者同时存在肝功能不全的情况下需要谨慎处方。包括曲马多和可待因在内的阿片类药物经过生物转化为活性代谢物，其临床疗效可能存在很大差异[13]。

1986年，世界卫生组织提出"阶梯性镇痛方案"，目的是改进癌痛管理策略。成人癌痛的"三阶梯治疗原则"是实现"免于癌症疼痛"的保障，第一阶梯：应用非阿片类药物镇痛（阿司匹林和对乙酰氨基酚），加用或不加用辅助药物；第二阶梯：如果疼痛持续或加剧，在应用非阿片类镇痛药基础上加用弱阿片类药物（可待因）和辅助药物；第三阶梯：强阿片类药物（吗啡）与非阿片类镇痛药及辅助药物合用，直到患者获得完全镇痛[18]。最初的阶梯是单向的，从非阿片类药物逐渐升级到较弱的阿片类药物，再到较强的阿片类药物。后来增加了阶梯的第四步，除了双向方法外，还包括介入和微创手术在内的综合非药物治疗。

WHO提出的重要内容包括尽可能口服给药（最好是静脉内或直肠），24小时不间断给药，而不是按需给药。必须了解阿片类药物处方，因为处方遵循了药物的药代动力学特征。

对临床医师来说，在WHO阶梯镇痛原则内开具哪种阿片类镇痛药的问题可能具有挑战性。轻度或"弱"阿片类药物通常用于阿片类药物未使用前的轻度至中度癌痛患者，如可待因、氢可酮或曲马多。现有的剂型主要是口服，具有即释和缓释特点。如果疼痛持续或加重，则考虑升级为"强效"阿片类药物，包括羟考酮、氢吗啡酮、吗啡和芬太尼。羟考酮是口服的配方药，有即释和缓释两种剂型。氢吗啡酮和吗啡有更多的配方选择，包括静脉注射和皮下注射。芬太尼是一种快速起效的强效镇痛药，其配方从透皮到静脉内再到经黏膜给药[19]。

美沙酮是一种低成本且强效的药物，作为一种有效的镇痛药，用于治疗阿片类药物初治患者和作为其他阿片类药物轮换使用。它的优点是口服和直肠吸收率高，持续时间长。一般的给药间隔为8小时或12小时[19]。

选用阿片类药物时要注意给药途径，因为口服和直肠阿片类药物直接从胃肠道吸收，并经历显著的首关代谢，从而降低生物利用度。与芬太尼、美沙酮在内的亲脂性阿片类药物相比，吗啡和羟考酮在内的亲水性阿片类药物吸收缓慢。增强依从性或减少服药行为的其他选择包括经皮和经黏膜吸收阿片类药物[19]。

阿片类药物轮换是一种通过改变药物种类、给药途径或两者来改善镇痛效果的策略。镇痛均衡表可用于指导阿片类药物轮换，原因包括剂量限制性副作用、痛觉过敏和镇痛不足。计算剂量减少25%～50%是因为阿片类药物之间不完全交叉耐受性。阿片类药物轮换指南仍以经验为依据，在此期间密切监测至关重要[19]。

选用阿片类药物的另一个考虑因素是可能引发或恶化肝性脑病。欧洲肝脏研究协会观察到，纳曲酮与阿片类药物合用可降低肝性脑病的风险[14]。

注射治疗

腹腔丛阻滞

腹腔丛阻滞用于针对传入伤害性纤维的诊断和治疗。它是治疗肝恶性肿瘤引起的顽固性腹痛的常用技术。

腹腔丛由三对神经节组成，包括腹腔神经节、肠系膜上神经节和主动脉肾神经节，它们为包括肝在内的腹部器官提供自主神经支配。它位于T12～L1椎体水平主动脉前外侧的腹膜后，由副交感神经和交感神经组成。

该技术有多种入路，最常见的是主动脉前入路和主动脉后入路。通常使用影像引导，其中透视和CT是最常见的引导方式（表11.1）。通常在神经阻滞之前进行诊断性阻滞和局部麻醉，以确认疗效[20]。常见的药物，如3%～6%苯酚或50%～100%乙醇可用于化学神经毁损。

表 11.1　腹腔丛神经毁损的常见影像引导方式

成像方式	优点	缺点
X线透视	费用便宜，多数医院的常规设备，操作相对简单	无法区分腹部内脏和血管结构
计算机断层扫描（CT）	能够观察腹膜后器官、血管结构、腹腔干和恶性病变；针尖可视化和造影剂的良好对比；可在手术前规划穿刺路径	成本高、辐射暴露增加、基层无CT设备
超声	无辐射性，费用低廉，容易识别血管结构	腹腔内脏显示不佳
超声内镜	实时针引导，血管结构可视化，降低神经系统并发症的风险	内镜检查的相关风险：胃穿孔/坏死的风险

CT引导的腹腔丛神经毁损术：解剖学、适应证、技术和成功治疗技巧的回顾。Kambadakone 等（2011）

膈肌脚是阻滞是内脏神经还是腹腔丛的解剖标志。内脏神经在膈肌脚后走行，而腹腔丛在脚前走行。针头接近T11椎体时最有可能导致内脏神经阻滞，而接近T12/L1椎体更可能导致腹腔丛阻滞。对于主动脉后入路，患者取俯卧位，识别脊柱中线、椎体和髂嵴。在影像引导下，将穿刺针从后向前推进到T12～L1椎间隙的腹侧。当接触椎体时，针向椎前筋膜平面进一步推进1～2 cm。针的位置可以通过CT或透视下造影剂扩散来确认。

前入路用于无法俯卧位的患者。在影像引导下，将穿刺针朝向腹主动脉推进。针头可能会碰到腹部脏器，包括肠、胃或肝。由于最终位置位于主动脉和膈脚前方，局部麻醉药或神经毁损药可能会沉积在膈脚前间隙。尽管该操作速度可能更快，但其使用有器官损伤的风险[21]。

肋间神经阻滞

肋间神经阻滞是针对肋间神经的手术，肋间神经为背部、躯干和上腹部提供感觉神经支配。如果认为肝恶性肿瘤的疼痛本质上是躯体性的，而不是交感神经介导的，这种技术可能会有所帮助。继发于肝恶性肿瘤的疼痛多见于右上腹、右肩胛下、右肩胛上和上腹（右肋下）区域[22]。疼痛通常被描述为剧烈且随着咳嗽、深呼吸和呕吐而加重。每条肋间神经都起源于脊神经。脊神经的腹侧分支继续向前外侧延伸成为肋间神经。每条神经在包含肋间动脉和静脉的神经血管束中行进。阻滞的目标是局部麻醉药沉积在壁胸膜外的肋间沟内[23]。因为右上腹最常见的是肝病变引起的胸壁疼痛，建议阻断右侧T9～T11肋间神经和T12肋下神经。由于肋间神经穿行的部位正好位于肋骨边缘下方，这种阻滞可以在患者坐位、俯卧位或左侧卧位时进行。穿刺部位位于腋后线内侧，在相应的椎体棘突外侧5～10 cm处（图11.1）。该手术可在超声或X线引导下进行。使用透视引导时，将25号或22号针头指向目标肋骨的下部。接触骨膜后，针头可慢慢滑开，滑入肋骨下。弯曲针尖可以改善针尖的转向和放置。将针置于肋骨下方并朝向头侧，针尖可以推进到肋间沟。注射造影剂可用于确认针尖的位置（图11.2）。回抽后，注射利多卡因或丁哌卡因（含或不含皮质类固醇）的混合物。对于神经毁损术，可以用3～5 ml的0.5%丁哌卡因阻断肋间神经，然后注射2～3 ml的神经毁损剂，如100%乙醇。当患者对局部麻醉药的诊断性阻滞有反应时，可以对其进行射频消融[24, 25]。手术后气胸的发生率为0.1%[26, 27]。术后必须监测生命体征和呼吸状态。

鞘内治疗

对于使用阿片类药物疼痛缓解不足或阿片类药物产生不可耐受的不良反应的顽固性癌症相关疼痛患者，应考虑鞘内治疗（intrathecal，IT）[21]。

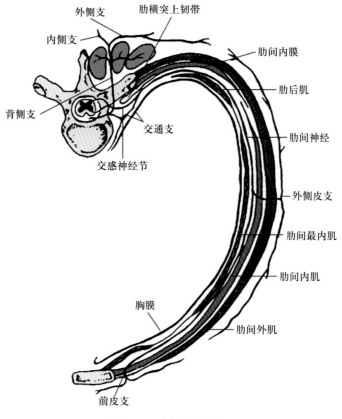

图11.1 肋间神经解剖

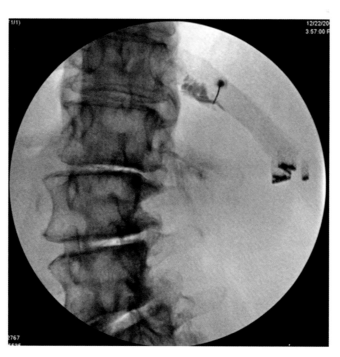

图11.2 右侧 T12 肋间沟内的造影剂扩散

通过留置导管将药物直接输送到鞘内，IT治疗具有明显优势，可以绕过血脑屏障和进行低剂量给药，之前被用作对大剂量阿片类药物无反应患者的"最后手段"或抢救疗法，但IT目前正在重新被认识：作为管理恶性疼痛综合征的早期选择，以便更好地管理疼痛，使疼痛不要达到无法控制的地步[21]。具有明确疼痛病因的患者被认为是IT治疗的合适人选。IT阿片类药物治疗是治疗内脏和躯体伤害性疼痛的合理策略，如晚期肝癌所致的疼痛。

目前，吗啡和齐考诺肽已获FDA批准用于IT镇痛[28]。其他治疗药物包括局部麻醉药、可乐定、巴氯芬、氢吗啡酮和芬太尼（表11.2）。患者的选择和剂量仍然不明确[21]。最近的共识和指南对IT镇痛的推荐剂量进行了说明[29]。

表 11.2　常用的鞘内注射药

鞘内药物	每天最大鞘内剂量ᵃ	注意事项
吗啡	15 mg/d	与导管尖端肉芽肿相关的长期输液。亲水性，可引起呼吸抑制、镇静、瘙痒
氢吗啡酮	10 mg/d	可引起呼吸抑制、镇静、瘙痒
芬太尼	1000 μg/day	疏水性，减少呼吸抑制的风险
丁哌卡因	15～20 mg/d	可引起尿潴留、下肢无力、低血压
齐考诺肽	19.2 μg/day	可引起发烧、低血压、恶心、意识模糊、嗜睡、尿潴留N型钙通道阻滞剂
可乐定	600 μg/day	可引起低血压、镇静、外周水肿

多学科鞘内镇痛专家小组（PACC）：关于鞘内药物、输注系统最佳实践和指南的建议

ᵃ临终关怀的剂量可能会增加

对于肝恶性肿瘤，通常在植入前进行鞘内药物输注系统（IDDS）试验，以确定永久性植入的有效性。放置硬膜外或鞘内导管2～3天，或者可以执行单次鞘内注射。超过50%的疼痛减轻被认为是试验成功。IDDS植入是在全身麻醉或脊髓麻醉下进行的外科手术。导管通常在L2～L3水平插入，并且尖端在透视引导下被推进到所需的脊柱水平。T8通常用于肝恶性肿瘤的镇痛，T1～T9可以用于继发内脏病变引起的腹痛[30]。

如果患者的预期寿命少于3个月，那么植入IDDS可能不是一个好的选择。相反，应考虑使用连接到外部装置的椎管内或硬膜外导管进行姑息治疗。留置导管的感染风险应与生活质量和疼痛缓解相权衡。一旦患者出院到临终关怀医院，应指导患者和家属如何使用外部设备。

脊髓电刺激

脊髓电刺激（SCS）是一种治疗患者慢性顽固性疼痛的有吸引力的非药物选择，包括腹痛。神经调控领域随着新技术和治疗波形的不断发展，包括突发、高频和背根神经节刺激[31]。传统上用于治疗腰椎术后疼痛综合征、复杂性区域疼痛综合征和周围

血管疾病，脊髓电刺激最近成功应用于严重腹痛患者的治疗。克利夫兰诊所的一项研究通过对35名内脏痛或内脏痛中枢混合痛的患者进行了脊髓电刺激试验。此外，86%的患者报告说，在完成试验后，疼痛至少减轻了50%[32]。在卡普尔（Kapural）等的另一项研究中，继发于炎症、创伤或功能性病因的慢性腹痛患者接受了10 kHz高频脊髓电刺激器植入，电极在T4~T8处。经过12个月的治疗，超过75%的患者表示腹痛得到缓解。还报告了生活质量以及心理、身体健康、睡眠质量和整体满意度的改善。同样，塞古拉（Segura）等最近的一份病例报告显示，使用脊髓电刺激改善了继发于慢性胰腺炎的慢性腹痛[33]。此外，该研究还报告了阿片类药物剂量的减少和患者的高满意度。

据我们所知，目前没有病例报告描述脊髓电刺激治疗肝细胞癌或其他肝恶性肿瘤，但有几例病例报告描述了腹部内脏痛的成功治疗病例。最大的一组是5例慢性胰腺炎临床病例，其中目标是T5~T6，在植入后6~8个月观察到VAS评分降低50%以上[34]。据报道，脊髓电刺激已被应用于既往广泛的腹部手术和腹腔粘连患者的餐后疼痛[35]。

脊髓神经调控的机制仍然不清楚。可能的机制包括脊髓"闸门控制"理论，其中刺激较大的传入神经可以最大限度地减少内脏痛信号的传递[36]。新的动物实验研究表明，背柱初级传出纤维的逆行激活可能是另一种机制[37]。交感神经抑制、脊髓"闸门控制"、脊髓上激活和神经调控物质的逆向激活的作用仍有待进一步研究[35]。

背根神经节电刺激是神经调控领域一种很有前景的新方法，可作为治疗慢性顽固性疼痛的可行选择，特别是对于传统的脊髓电刺激（SSCS）难以治疗的部位，如手、足、腹部和胸部。背根神经节具有包括疼痛传递在内的感觉传导和调制作用，并与神经病理性疼痛的维持有关[38]。有学者提出，DRG神经元可能在损伤环境中变得敏感和过度兴奋，因此表现为基因调控改变和神经病理性疼痛的改变[39]。一名49岁女性Roux在"Y"胃分流术几年后出现持续性上腹痛，并成功进行了DRG治疗[40]。在本病例报告中，SCS电极位于T11双侧背根神经节处，治疗后患者的内脏痛得到了控制。

当对这些患者进行神经调控时，应该考虑未来的MRI监测。通常，这些患者可能需要重复行MRI检查以评估病情，而脊髓电刺激设备可能与MRI不兼容。这将解释为什么在恶性肝病患者中脊髓电刺激的使用和研究有限。

电针刺

电针和多穴位刺激已用于癌症患者的疼痛管理，包括晚期肝细胞癌[41]。一项针对65例晚期肝细胞癌癌痛患者的电针治疗研究表明，电针镇痛起效缓慢，但可能是一种可行的改善疼痛的辅助疗法。此外，对15项随机对照试验的系统评价表明，针灸是癌症疼痛管理的有效辅助手段，其疼痛缓解优于单独的药物治疗。但疼痛缓解的机制仍不清楚[42]。

（罗启鹏 译 李 赓 校）

原书参考文献

［1］ Attwa MH, El-Etreby SA. Guide for diagnosis and treatment of hepatocellular carcinoma. *World J Hepatol*. 2015; 7 (12): 1632-1651. http://dx.doi.org/10.4254/wjh.v7.i12.1632.

［2］ van den Beuken-van Everdingen M, de Rijke J, Kessels A, Schouten H, van Kleef M, Patijn J. Prevalence of pain in patients with cancer: a systematic review of the past 40 years. *Ann Oncol*. 2007; 18 (9): 1437-1449. http://dx.doi.org/10.1093/annonc/mdm056.

［3］ Atsawarungruangkit A, Pongprasobchai S. Current understanding of the neuropathophysiology of pain in chronic pancreatitis. *World J Gastrointest Pathophysiol*. 2015; 6 (4): 193-202. http://dx.doi.org/10.4291/wjgp.v6.i4.193.

［4］ Khan YN, Raza SS, Khan EA. Spinal cord stimulation in visceral pathologies: table 1. *Pain Med*. 2006; 7 (suppl 1): S121-S125. http://dx.doi.org/10.1111/j.1526-4637.2006.00127.x.

［5］ Lautt W. *Morgan & Claypool Life Sciences*; 2009. San Rafael (CA): Available from: https: //www.ncbi.nlm.nih.gov/books/NBK53061/.

［6］ Klimpel V. Does Kehr's sign derive from Hans Kehr? A critical commentary on its documentation? *Chirurg*. 2004; 75 (1): 80-83. http://dx.doi.org/10.1007/s00104-003-0796-2.

［7］ Kew MC, Dos Santos HA, Sherlock S. Diagnosis of primary cancer of the liver. *Br Med J*. 1971; 4 (5784): 408-411. http://dx.doi.org/10.1136/bmj.4.5784.408.

［8］ Sun VC-Y, Sarna L. Symptom management in hepatocellular carcinoma. *Clin J Oncol Nurs*. 2008; 12 (5): 759-766. http://dx.doi.org/10.1188/08.CJON.759-766.

［9］ Chwistek M. Recent advances in understanding and managing cancer pain. *F1000Research*. 2017; 6: 945. http://dx.doi.org/10.12688/f1000research.10817.1.

［10］ Avegno J, Carlisle M. Evaluating the patient with right upper quadrant abdominal pain. *Emerg Med Clin*. 2016; 34 (2): 211-228. http://dx.doi.org/10.1016/j.emc.2015.12.011.

［11］ Yu NC, Chaudhari V, Raman SS, et al. CT and MRI improve detection of hepatocellular carcinoma, compared with ultrasound alone, in patients with cirrhosis. *Clin Gastroenterol Hepatol*. 2011; 9 (2): 161-167. http://dx.doi.org/10.1016/j.cgh.2010.09.017.

［12］ Imani F, Motavaf M, Safari S, Alavian SM. The therapeutic use of analgesics in patients with liver cirrhosis: a literature review and evidence-based Recommendations. *Hepat Mon*. 2014; 14 (10) http://dx.doi.org/10.5812/hepatmon.23539.

［13］ Tauben D. Nonopioid medications for pain. *Phys Med Rehabil Clin.* 2015; 26 (2): 219-248. http:// dx.doi.org/10.1016/j.pmr.2015.01.005.

［14］ Christian-Miller N, Frenette C. Hepatocellular cancer pain: impact and management challenges. *J Hepatocell Carcinoma.* 2018; 5: 75-80. http://dx.doi.org/10.2147/JHC.S145450.

［15］ Magee DJ, Jhanji S, Poulogiannis G, Farquhar-Smith P, Brown MRD. Nonsteroidal anti-inflammatory drugs and pain in cancer patients: a systematic review and reappraisal of the evidence. *Br J Anaesth.* 2019; 123 (2): e412-e423. http://dx.doi.org/10.1016/j.bja.2019.02.028.

［16］ Leppert W, Buss T. The role of corticosteroids in the treatment of pain in cancer patients. *Curr Pain Headache Rep.* 2012; 16 (4): 307-313. http://dx.doi.org/10.1007/s11916-012-0273-z.

［17］ Gralow J, Tripathy D. Managing metastatic bone pain: the role of bisphosphonates. *J Pain Symptom Manag.* 2007; 33 (4): 462-472. http://dx.doi.org/10.1016/j.jpainsymman.2007.01.001.

［18］ Ventafridda V, Saita L, Ripamonti C, De Conno F. WHO guidelines for the use of analgesics in cancer pain. *Int J Tissue React.* 1985; 7 (1): 93-96.

［19］ Wickham RJ. Cancer pain management: opioid analgesics, Part 2. *J Adv Pract Oncol.* 2017; 8 (6): 588-607.

［20］ Sachdev A, Gress F. Celiac plexus block and neurolysis: a review. *Gastrointestinal Endoscopy Clinics of North America.* 2008; 28 (4): 579-586.

［21］ Bruel BM, Burton AW. Intrathecal therapy for cancer-related pain. *Pain Med.* 2016; 17 (12): 2404-2421. http://dx.doi.org/10.1093/pm/pnw060.

［22］ Waldman SD, Feldstein GS, Donohoe CD, Waldman KA. The relief of body wall pain secondary to malignant hepatic metastases by intercostal nerve block with bupivicaine and methylprednisolone. *J Pain Symptom Manag.* 1988; 3 (1): 39-43. http://dx.doi.org/10.1016/0885-3924 (88) 90136-4.

［23］ Matchett G. Intercostal nerve block and neurolysis for intractable cancer pain. *J Pain Palliat Care Pharmacother.* 2016; 30 (2) .

［24］ Abd-Elsayed A, Lee S, Jackson M. Radiofrequency ablation for treating resistant intercostal neuralgia. *Ochsner J.* 2018; 18 (1): 91-93.

［25］ Tewari S, Agarwal A, Gautam SK, Madabushi R. Intercostal neuralgia occurring as a complication of splanchnic nerve radiofrequency ablation in a patient with chronic pancreatitis. *Pain Physician.* 2017; 20 (5): E747-E750.

［26］ Moore DC, Bridenbaugh LD. Intercostal nerve block in 4333 patients: indications, technique, and complications. *Anesth Analg.* 1962; 41: 1-11.

［27］ Moore DC. Intercostal nerve block for postoperative somatic pain following surgery of thorax and upper abdomen. *Br J Anaesth.* 1975; 47 (suppl): 284-286.

［28］ Deer TR, Pope JE, Hanes MC, McDowell GC. Intrathecal therapy for chronic pain: a review of morphine and ziconotide as firstline options. *Pain Med.* 2019; 20 (4): 784-798. http://dx.doi. org/10.1093/pm/pny132.

[29] The polyanalgesic consensus conference (PACC): Recommendations on intrathecal drug infusion systems best practices and guidelines. *Neuromodulation*. 2017; 20 (4): 405-406. http://dx.doi.org/10.1111/ner.12618.

[30] Kongkam P, Wagner DL, Sherman S, et al. Intrathecal narcotic infusion pumps for intractable pain of chronic pancreatitis: a pilot series. *Am J Gastroenterol*. 2009; 104 (5): 1249-1255. http://dx.doi.org/10.1038/ajg.2009.54.

[31] Caylor J, Reddy R, Yin S, et al. Spinal cord stimulation in chronic pain: evidence and theory for mechanisms of action. *Bioelectron Med*. 2019; 5 http://dx.doi.org/10.1186/s42234-019-0023-1.

[32] Kapural L, Nagem H, Tlucek H, Sessler DI. Spinal cord stimulation for chronic visceral abdominal pain. *Pain Med*. 2010; 11 (3): 347-355. http://dx.doi.org/10.1111/j.1526-4637.2009.00785.x.

[33] Delange Segura L, Rodríguez Padilla M, Palomino Jiménez MT, Fernández Baena M, Rodríguez Staff JF. Salvage therapy with burst spinal cord stimulation for chronic pancreatitis: a case report. *Pain Pract*. 2019; 19 (5): 530-535. http://dx.doi.org/10.1111/papr.12771.

[34] Kapural L, Rakic M. Spinal cord stimulation for chronic visceral pain secondary to chronic non-alcoholic pancreatitis. *J Clin Gastroenterol*. 2008; 42 (6): 750-751. http://dx.doi.org/10.1097/01.mcg.0000225647.77437.45.

[35] Tiede JM, Ghazi SM, Lamer TJ, Obray JB. The use of spinal cord stimulation in refractory abdominal visceral pain: case reports and literature review. *Pain Pract*. 2006; 6 (3): 197-202. http://dx.doi.org/10.1111/j.1533-2500.2006.00085.x.

[36] Melzack R, Wall PD. Pain mechanisms: a new theory. *Science*. 1965; 150 (3699): 971-979. http://dx.doi.org/10.1126/science.150.3699.971.

[37] Qin C, Lehew RT, Khan KA, Wienecke GM, Foreman RD. Spinal cord stimulation modulates intraspinal colorectal visceroreceptive transmission in rats. *Neurosci Res*. 2007; 58 (1): 58-66. http://dx.doi.org/10.1016/j.neures.2007.01.014.

[38] Esposito MF, Malayil R, Hanes M, Deer T. Unique characteristics of the dorsal root ganglion as a target for neuromodulation. *Pain Med*. 2019; 20 (Suppl 1): S23-S30. http://dx.doi.org/10.1093/pm/pnz012.

[39] Liem L, van Dongen E, Huygen FJ, Staats P, Kramer J. The dorsal root ganglion as a therapeutic target for chronic pain. *Reg Anesth Pain Med*. 2016; 41 (4): 511-519. http://dx.doi.org/10.1097/AAP.0000000000000408.

[40] Kloosterman JR, Yang A, van Helmond N, Chapman KB. Dorsal root ganglion stimulation to treat persistent abdominal pain after bypass surgery. *Pain Med*. August 24, 2019 http://dx.doi.org/10.1093/pm/pnz193. pnz193.

[41] Choi T-Y, Lee MS, Kim T-H, Zaslawski C, Ernst E. Acupuncture for the treatment of cancer pain: a systematic review of randomised clinical trials. *Support Care Canc*. 2012; 20 (6): 1147-1158. http://dx.doi.org/10.1007/s00520-012-1432-9.

[42] Xu L. Clinical analysis of electroacupuncture and multiple acupoint stimulation in relieving cancer pain in patients with advanced hepatocellular carcinoma. *J Cancer Res Ther*. 2018; 14 (1): 99-102.

RONNIE M. IBRAHIM, MD · DANIEL J. PAK, MD

概　述

胃癌基于组织形态学分类中以腺癌最常见[3]，胃癌也包括胃肠道淋巴瘤，胃癌亚型与地理位置有关，截至2019年，美国每年约有27 510例新发胃癌病例和11 140例死亡病例[4]。在亚洲国家，远端胃癌更为常见，有些国家（如韩国）远端胃癌进入强制筛查项目。在西方国家，近端胃癌更为常见，且多数诊断时已是晚期[4]。

胃癌的危险因素包括幽门螺杆菌感染和相关的慢性黏膜炎症、恶性贫血、吸烟、细胞黏附蛋白基因突变，以及食用高盐或烟熏食品。由于胃所在位置的原因，进展期胃癌相关性疼痛具有内脏痛性质且主要在上腹部区域。癌症晚期的疼痛通常是慢性持续疼痛。此外，由于肿瘤导致消化道梗阻出现恶心、呕吐、早饱，严重者可能无法进行肠内喂养。胃癌痛的治疗以WHO疼痛阶梯治疗原则为指导（图12.1），并可作为阿片类药物升级的框架。需要注意的是，胃癌患者有时并存胃炎的情况，因此，使用NSAID治疗疼痛时须谨慎。对于难治性癌痛，如阿片类药物和非阿片类药物不能很好地控制疼痛时，可选择腹腔神经丛阻滞治疗。也可采用脊髓电刺激器、鞘内药物输送系统或硬膜外治疗等措施来减轻疼痛、改善功能和减少阿片类药物的消耗。

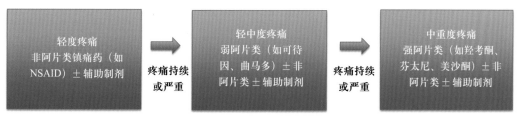

图12.1　WHO癌痛治疗指导原则。对于中度至重度疼痛的患者，应考虑在治疗开始时就使用阿片类药物

病因和发病机制

胃肠道的传入神经纤维与交感神经和副交感神经纤维一起通过复杂的神经节和神

经丛汇聚到达脊髓。这些内脏神经的轴突几乎完全由无髓鞘的 C 纤维和薄髓鞘的 A_δ 纤维组成。胃的交感神经由腹腔神经丛经胸大内脏神经（T5～T9）支配，副交感神经由迷走神经前后干支配。交感神经与肠道神经系统的信号交流可以是双向的，可采用交感神经丛阻滞来治疗肠道痛[6]。胃肠道的感觉神经支配黏膜、肌层和浆膜。目前，胃肠道的痛觉感受器，包括不同阈值的机械感受器和静默的痛觉感受器，它们可通过组织化学性损伤形成疼痛信号，并在外周致敏和慢性内脏痛中发挥关键性调节作用[7]。

在胃癌研究中发现一些表达增高的化学物质，包括癌症相关的胰蛋白酶，其与初级传入伤害感受器的激活有关[8]。这些物质对维持肿瘤细胞基质很重要，并导致外周 C 纤维诱导 P 物质和降钙素基因相关蛋白。此外，这些分子可诱发机械刺激导致痛觉过敏[9, 10]。在癌细胞增殖中的炎症环境可能有助于静默伤害感受器诱导的外周和中枢痛觉敏化。与许多其他癌痛一样，胃癌的神经周围浸润预示预后较差，这也是神经病理性疼痛的主要原因。

据此可以猜测，胃癌和其他肠道肿瘤一样，通过内脏机械传入炎症介导的疼痛和痛觉过敏，以及肠道神经系统与交感神经丛之间的信号传递共同引起疼痛。而在疼痛治疗领域，交感神经介导的疼痛仍然是一个鲜为人知的话题，但通过交感神经介入治疗胃癌痛疗效显著。

临 床 表 现

胃癌痛的临床表现取决于患者的肿瘤状态，如肿瘤大小、肿瘤对神经周围的浸润和有无消化道梗阻。疼痛通常是内脏痛性质，可由原发肿瘤和肿瘤转移病灶引起。机械刺激（肿瘤扭转或膨胀），浆膜和黏膜表面拉伸以及对附近神经结构的压迫都会产生疼痛。由于肿瘤位置固定且因机械性痛觉刺激，通常是持续的上腹痛。爆发痛通常是内脏腔道急剧膨胀性变化而引起内脏痛的恶化表现，且通常与进食有关。与其他内脏痛一样，这种疼痛被描述为深刻的、痉挛的、令人痛苦的等。需要注意的是，疼痛程度并不能反映癌变的严重程度。

如治疗不充分或镇痛治疗方案不佳可能导致内脏爆发痛。此外，腹部内脏爆发痛也很常见。据报道，即使胃癌患者的基础疼痛已得到了很好控制，但仍有 55% 的患者经历过爆发痛[14, 15]。爆发痛每天可折磨患者数次，发作和持续时间各不相同。

还应注意胃癌治疗后引起的疼痛。化疗药物包括多西紫杉醇、紫杉醇与肌痛、关节痛和神经病理性疼痛有关，其他药物如蒽环类药物在胃肠道进行放疗后可引起黏膜炎症，也是引起慢性肠病和神经病变的原因。

诊　断

通常情况下，胃恶性肿瘤的许多症状和体征是不明显的或是与病理的恶性程度不相符。患者的病情发展到严重的时候才会出现症状，往往会表现为体重减轻、厌食、恶心、早饱和吞咽困难。与其他恶性肿瘤患者的高凝状态一样，胃癌患者会出现游走性血栓性静脉炎（Trousseau综合征），还可伴有隐匿性上消化道出血。疼痛症状在疾病早期也有，通常是上腹定位不明确且轻微。通过上消化道内镜检查和组织活检，辅以含钡造影剂成像可以明确胃癌诊断。当胃癌诊断明确时，CT和PET常被用于评估肿瘤分期和肿瘤远处转移情况。基因筛选在胃癌家族病例中也有重要的应用价值[17]。

鉴　别　诊　断

胃癌的许多症状模糊且不显著，有些症状也见于其他胃肠道疾病，包括急性胃炎、消化性溃疡、萎缩性胃炎、胃肠炎、食管炎和食管癌[18]。此外，有些病变的内镜下表现有时类似胃癌外观，直至病理活检后才能被排除[19]。其他原发性胃肠道恶性肿瘤（如胰腺癌和结直肠癌）也以有类似的症状，应予以鉴别。

体　格　检　查

体格检查的诊断价值通常有限，除非是在疾病晚期。黑便，尤其是同时伴有贫血或体重减轻时，临床上需要考虑到肿瘤病变的可能[18]。触诊时偶可触及腹部肿块，如淋巴结扩散征象（Virchow淋巴结）或副肿瘤综合征包括黑棘皮病和弥漫性脂溢性角化病[20]。

治　疗

正如人们在治疗恶性疼痛所期望的，胃癌患者的心理因素与其对疼痛的治疗和期望存在相互影响。随着对慢性内脏痛发病机制理解的不断深入，新型药物研发及其作用机制研究仍然是一个重点课题。慢性胃癌痛的最佳治疗是多模式药物治疗，包括阿片类和非阿片类辅助镇痛药，并适时使用更具侵入性的干预措施[21]。

许多药物已被用于治疗慢性腹部内脏疼痛。然而，由于多数胃癌确诊时已处于晚期，阿片类药物仍然是主要的药物选择。其他非阿片类药物包括非甾体抗炎药、对乙酰氨基酚和抗神经病理性疼痛药物[5, 22, 23]。

非阿片类镇痛药

对乙酰氨基酚是一种非阿片类镇痛药，可根据需要每4~6小时口服325~1000 mg，每天最大剂量可达4000 mg。由于该药存在肝毒性，使用时不要超过最大剂量。对乙酰氨基酚是第一阶梯常用的镇痛药，主要用于轻中度疼痛的镇痛治疗，且患者普遍耐受。

NSAID是WHO癌痛药物治疗的一部分，是急性和慢性疼痛治疗的主要药物[21]。在胃癌患者中，NSAID使用可能会导致胃炎、慢性消化道出血或溃疡性肠炎加重。对于这些患者使用NSAID治疗时，应作出个别的临床判断，包括考虑患者的肾功能。非选择性环氧合酶（cyclooxygenase，COX）抑制剂包括布洛芬、萘普生、吲哚美辛和酮咯酸。这些药物有天花板效应，限制了其在控制癌痛中的效果[21]。由于COX-2能够显著降低消化道不良反应，增加用药安全性，使其仍能作为胃肠道癌性疼痛的一种治疗选择，如罗非昔布和塞来昔布。塞来昔布一般可每次口服200 mg，每日2次[24]。

有不同等级证据支持辅助镇痛药物在慢性癌痛中的作用。这些药物包括抗抑郁药、肌肉松弛药、抗惊厥药和类固醇等。这些药物的优势包括减少阿片类药物的使用量和减轻疼痛[25]。

三环类抗抑郁药可有效治疗神经病理性疼痛。由于肿瘤对神经的浸润，癌痛中多数都有神经病理性疼痛因素。虽然，三环类抗抑郁药在治疗慢性癌痛方面的研究不够完善，但一些小型研究和临床使用经验证明其有效性[23]。常用药物包括阿米替林、去甲替林和去西帕明，起始剂量10~25 mg开始口服，每晚服用。用药期间应注意心脏毒性和抗胆碱能作用等药物不良反应[23]。

其他的抗抑郁药物包括选择性5-羟色胺再摄取抑制剂和5-羟色胺-去甲肾上腺素再摄取抑制剂。虽然，目前尚无严格数据支持其在神经病理性疼痛和癌痛的作用，但可以用于存在情绪障碍癌症患者的整体治疗[27, 28]。

小剂量类固醇可用于胃癌患者胃肠道膨胀引起的疼痛，经典方案是每次用地塞米松，口服2~4 mg，每天1~2次。不良反应包括情绪障碍、库欣样改变、体液潴留和免疫抑制，使用时应充分权衡利弊（如药物可缓解恶心和改善食欲）。

对治疗难治性疼痛在心电监测下静脉输注氯胺酮可缓解癌痛[30, 31]。如果定期间隔给药，可以减少患者对阿片类药物的基础需求。在监测治疗期间，通过静脉输注或

3～5天连续肌内注射氯胺酮100～500 mg/24 h，可以显著减少患者对阿片类药物的需求和降低疼痛基线评分。钟（Chung）等的研究表明，在家庭护理过程中通过静脉输注氯胺酮0.2～0.65 mg/（kg·h）持续30天，可显著改善疼痛，同时可减少阿片类药物的使用量。用药期间应注意幻觉或烦躁、恶心、呕吐和口腔分泌物增多等药物不良反应。

对于门诊患者来说，可以考虑鼻内使用氯胺酮来减少口服阿片类药物的需求。鼻腔和鼻窦腔血管丰富且吸收能力强。此外，由于不存在首过消除效应，鼻内途径与口服途径相比具有更高的生物利用度。这些数据仅限于氯胺酮鼻内治疗癌性疼痛。氯胺酮鼻用药是一种复合制剂，并配有专门的鼻喷雾设备，以便提供雾化药物。使用氯胺酮剂量为100 mg /ml，每次喷10 mg或0.1 ml，每日3次或每日4次[34]。

阿片类药物

阿片类药物是治疗慢性恶性内脏痛的主要方法，也是WHO镇痛阶梯治疗（图12.1）中的传统治疗方法[34]。尽管阿片类药物有许多不良反应，但如果对患者制订适当的个体化治疗方案，可以起到良好效果[35]。目前的研究表明：在癌痛治疗方面，尚没有药物比阿片类药物更有效[36]。鉴于个体之间对不同的M受体激动剂有不同的反应，可考虑轮换使用阿片类药物以确定最有效的药物。对于疼痛控制不充分的患者，可酌情使用缓释制剂，并按需使用即释制剂。如果不能耐受口服药物，则可使用长效外用药物，如芬太尼透皮贴剂[36]。

阿片类药物以及免疫抑制长期使用的不良反应有生育能力和性欲的损害，但临床被忽视[37, 38]。常用药物剂量见表12.1，缓释和即释制剂都应根据患者情况进行适当调整，以更好地缓解基础和暴发性疼痛[39, 40]。

表12.1 治疗胃癌痛的常用阿片类药物

药物	初始剂量	注释
可待因	15～60 mg/4～6 h	由CYP2D6酶代谢。肾衰竭者不建议使用
曲马多	50～100 mg/4～6 h	去甲肾上腺素和5-HT再摄取的弱抑制剂
氢可酮	5～10 mg/4～6 h	与300～325 mg对乙酰氨基酚结合，取决于配方
吗啡	15～30 mg/4～6 h	提供速释片剂、栓剂、口服液、静脉输注和皮下使用 代谢产物吗啡-3和吗啡-6-葡萄糖苷，可能在肾衰竭中蓄积并改变药物的药代动力学
羟考酮	5～15 mg/4～6 h	可与对乙酰氨基酚合用或单独使用
美沙酮	2～5 mg/8h	不可预测的半衰期需要患者在滴定中进行个性化应用 QT间期延长 NMDA拮抗剂可提供多因素镇痛，且理论上能够缓解阿片类药物诱导的痛觉过敏 在肾衰竭患者中使用相对安全

药物	初始剂量	注释
氢吗啡酮	2~4 mg/4~6 h	在肾功能不全者中应用比吗啡安全
丁丙诺啡	口颊贴剂：75 μg/d 透皮贴剂：5 μg/h	局部作用具有镇痛天花板效应 对癌痛的治疗经验有限
芬太尼	根据每日吗啡用量进行个体化滴定，用于癌痛治疗的主要为透皮贴剂。芬太尼透皮贴用量一般从12~25 μg/h开始	鼻内制剂、口腔和舌下片剂和含片用于爆发性癌痛。对肾衰竭患者也安全

对癌症患者使用阿片类药物有争议，需要注意与癌症治疗相关的社会心理问题，包括抑郁和焦虑，这些可能会使患者面临药物依赖和滥用的风险。

腹腔丛阻滞、神经松解术

腹腔丛阻滞和神经松解术仍然是胃癌难治性腹痛患者的主要治疗方法。腹腔丛阻滞有多种入路，大多数经皮前入路或后入路[41-43]。手术可以通过CT、透视或超声引导下进行。

后入路腹腔丛阻滞通常采用前膈脚或后膈脚技术（即注射部位），分别指的是膈脚前间隙和膈脚后间隙。前膈脚技术对腹腔丛阻滞效果好（图12.2），后膈脚技术对内脏神经阻滞效果好。多项研究表明，胰腺癌和其他腹腔脏器癌症患者神经丛阻滞3个月后仍有持续镇痛效果。

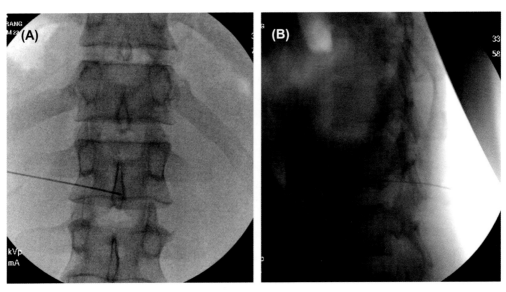

图12.2 透视下前膈脚腹腔丛毁损术。正位片（A）和侧位片（B）显示针的最终位置。侧位片（B）为注射造影剂后对神经丛的显影

使用少量短效局部麻醉药（如9 ml的2%利多卡因）进行诊断性阻滞确定有效后，可以使用乙醇或苯酚进行神经毁损。常用的方法是在双侧后方注射25～30 ml的50%～100%乙醇，治疗后疼痛可立即缓解，VAS评分可有显著降低，一些患者在手术后VAS评分甚至可以<2分。此外，对于长期使用阿片类药物的患者，在神经毁损3个月后需要使用的吗啡等效剂量可减少达69 mg[42,43]。腹腔丛毁损术最常见的不良反应包括注射部位疼痛、腹泻和腹腔交感神经功能抑制而引起的低血压。

脊髓电刺激

脊髓电刺激可用于治疗多种慢性疼痛，包括神经病理性疼痛、缺血性疼痛、复杂性区域疼痛综合征和腰椎术后疼痛综合征等[46]。此外，有证据表明，其可降低慢性内脏性腹痛患者的基线VAS评分和减少阿片类药物消耗量。一篇病例报告表明，对于胰腺炎、慢性胃轻瘫性疼痛或术后胃痛的患者，放置电极的最佳位置在T5～T6水平。此外，约1/3的患者电极放置在T2～T4和T8～T11水平上疼痛获得最佳缓解，这表明电极位置尚需进行个体化调试[46]。在那些接受永久性电刺激器植入的患者中，VAS评分可从术前的平均8分降低至术后的2.5分，需要使用吗啡等效剂量也可降低36～160 mg。鉴于脊髓电刺激在内脏性腹痛中的确切疗效，脊髓电刺激器植入术可考虑与神经毁损共同使用。

近年来，随着高频无感觉脊髓电刺激的发展，促使其越来越多地应用于腹痛的治疗[47]。传统上，基于疼痛的"闸门控制"理论，即非痛觉感觉输入有效地"关闭"了上行传导的疼痛信号，以往基于感觉异常的脊髓电刺激会向脊髓后柱发送频率为2～1200 Hz且高于感觉阈值振幅的电脉冲。相比之下，高频刺激使用的是频率高达10 kHz的亚感觉阈值振幅，高频刺激会消除腹部感觉异常和引起不适的刺激器植入手术。高频刺激的镇痛机制尚不清楚，据猜测10 kHz的刺激可激活抑制性中间神经元而降低传入信号[47]。

与任何植入式设备一样，脊髓电刺激器也会存在一系列并发症，包括导线移位镇痛效果丧失、导线断裂、血肿、感染、硬膜刺伤、硬膜外血肿或脊髓损伤。此外，部分患者对设备的耐受性较差，并导致镇痛作用消失[48-50]。由于部分电刺激装置与MRI的兼容性差，因此，在植入脊髓电刺激器前应确认是否需要反复进行MRI检查以监测疾病进展。

鞘内药物输注系统

对于传统的阿片类药物疗效不佳或不能耐受药物不良反应的中重度疼痛患者，可考虑鞘内药物输注系统（IDDS）[46, 51]。IDDS是一种可植入装置，通常放置在腹部皮下。隧道式鞘内导管与储液系统连接，药物（通常是阿片类药物）被直接输送至鞘内间隙，并设置为连续匀速输注状态，当然也可选择其他模式或由患者自控单次给药。在完全植入装置之前，通常会进行鞘内应用阿片类药物的试验，以评估患者是否适合接受永久性植入治疗，可以通过单次脊髓注射或通过硬膜内或硬膜外导管注射检测。最近，由多学科疼痛专家共同编写的指南指出，肿瘤晚期和预期寿命有限的患者可以跳过鞘内试验而直接进行鞘内泵植入手术[52]。

手术通常在X线透视引导下完成，穿刺点在腰椎水平。导管末端位置应根据患者疼痛皮节区放置，上腹部疼痛的导管末端最佳位置在T6~T8椎体间[51, 53]。

美国FDA批准了三种药物用于IDDS：吗啡、齐考诺肽和巴氯芬。齐考诺肽是一种N型钙通道阻滞剂，其通过作用于脊髓背角水平提供镇痛作用。实际上，许多用于IDDS的药物在临床实践中是超药品说明书使用的，包括氢吗啡酮、芬太尼、舒芬太尼、可乐定和丁哌卡因。阿片类药物与丁哌卡因或可乐定的药物组合可用于混合伤害性和神经病理性疼痛的治疗。通过回顾病例显示：吗啡由于其亲水性，是良好的一线药物选择；但在鞘内镇痛需求不断增加的情况下，添加丁哌卡因能够减少阿片类药物的使用量[54-56]。

齐考诺肽是另一种非麻醉性药物，可用于对阿片类药物耐受或存在药物不良反应的患者。相当一部分患者接受齐考诺肽鞘内治疗后，VAS评分下降＞50%。药物风险包括精神疾病和其他中枢神经系统相关的不良反应。齐考诺肽也可与麻醉药联合使用以达到协同镇痛作用[55, 57, 58]。

IDDS术后可能存在导管尖端肉芽肿形成、阿片类药物耐受、直立性低血压、脑膜炎和脊髓损伤风险。但大多数严重不良事件并不常见。表12.2列出了常用的鞘内输注药物及其用法。

表12.2　常用的鞘内输注药物[52]

鞘内药物	最大剂量/d[a]	注意事项
吗啡	15 mg/d	长期使用与导管尖端肉芽肿相关。亲水性，可引起呼吸抑制、镇静、皮肤瘙痒
氢吗啡酮	10 mg/d	可引起呼吸抑制、镇静、皮肤瘙痒
芬太尼	1000 μg/d	疏水性，呼吸抑制风险低
丁哌卡因	15~20 mg/d	可引起尿潴留、下肢无力、低血压
齐考诺肽	19.2 μg/d	可引起发热、低血压、恶心、神志不清、嗜睡、尿潴留　N型钙通道阻滞剂
可乐定	600 mg/d	可引起低血压、镇静、外周水肿

[a]剂量可能随病情进展增加

隧道式椎管内导管系统

慢性胃癌痛的其他治疗方法包括隧道式椎管内导管系统和鞘内注射镇痛药。该方法通常用于预期寿命不足3个月的患者，因为植入式鞘内药物输注系统可能不是最好选择。在没有透视引导时，用经典的阻力消失法将硬膜外导管放置在适当位置并建立隧道，将导管连接到外部便携式输液泵。慢性躯体和内脏性腹痛的患者在硬膜外导管植入术后疼痛都得到了缓解，有数据显示高达77%的患者术后基线疼痛评分有显著改善[29, 51, 59]。

替代疗法

认知行为疗法（cognitive behavioral therapy，CBT）可帮助人们获得对疾病的控制感。CBT还可帮助提高患者应对疾病的能力，为患者感知疼痛和减少残疾提供帮助[60, 61]。

经皮神经电刺激装置可以缓解严重的癌性疼痛。虽然在胃癌中尚无明确研究证据，但已经有一些证据表明该方法在其他内脏肿瘤性疼痛治疗中的副作用较小。

经颅磁刺激是一种新兴的治疗方式，其应用于慢性癌痛治疗的研究尚缺乏。治疗是通过一个变化磁场对神经进行定向刺激，从而诱导大脑内的焦点区域处产生电流。操作过程中，将一个磁性线圈放置在患者的颅骨上形成磁场，后者的影响可根据磁场的频率和强度变化而随之发生改变。该方法之前用于帕金森病震颤和精神分裂症的治疗，其在胃癌痛中的应用可能有一定价值，但目前尚无研究证据。有限的研究结果表明，该治疗对不耐受阿片类药物的癌症患者疼痛有一定的缓解作用。

（马云龙 译 李 赓 校）

原书参考文献

[1] Rawla P, Barsouk A. Epidemiology of gastric cancer: global trends, risk factors and prevention. *Przeglad Gastroenterol*. 2019; 14: 26-38. http://dx.doi.org/10.5114/pg.2018.80001.

[2] Bowles MJ, Benjamin IS. ABC of the upper gastrointestinal tract: cancer of the stomach and pancreas. *BMJ*. 2001; 323 (7326): 1413-1416. http://dx.doi.org/10.1136/bmj.323.7326.1413.

[3] Karimi P, Islami F, Anandasabapathy S, Freedman ND, Kamangar F. Gastric cancer: descriptive epidemiology, risk factors, screening, and prevention, cancer epidemiol. *Prev. Biomarkers*. 2014; 23:

700-713. http://dx.doi.org/10.1158/1055-9965.EPI-13-1057.

[4] Siegel RL, Miller KD, Jemal A. Cancer statistics, 2019. *Ca-Cancer J Clin*. 2019; 69 (1): 7-34. http:// dx.doi.org/10.3322/caac.21551.

[5] WHO. WHO | WHO's cancer pain ladder for adults. *World Heal. Organ*. 2016. https: //doi.org/2019.

[6] Furness JB. The enteric nervous system and neurogastroenterology. *Nat Rev Gastroenterol Hepatol*. 2012; 9 (5): 286-294. http://dx.doi.org/10.1038/nrgastro.2012.32.

[7] Wesselmann U. Chronic nonmalignant visceral pain syndromes of the abdomen, pelvis, and bladder and chronic urogenital and rectal pain. In: *Pain Curr. Understanding, Emerg. Ther. Nov. Approaches to Drug Discov*.; 2003 http://dx.doi.org/10.1201/9780203911259.ch20.

[8] Nyberg P, Ylipalosaari M, Sorsa T, Salo T. Trypsins and their role in carcinoma growth. *Exp Cell Res*. 2006; 312 (8): 1219-1228. http://dx.doi.org/10.1016/j.yexcr.2005.12.024.

[9] Grant AD, Cottrell GS, Amadesi S, et al. Protease-activated receptor 2 sensitizes the transient receptor potential vanilloid 4 ion channel to cause mechanical hyperalgesia in mice. *J Physiol*. 2007; 578 (3): 715-733. http://dx.doi.org/10.1113/jphysiol.2006.121111.

[10] Amadesi S, Cottrell GS, Divino L, et al. Protease-activated receptor 2 sensitizes TRPV1 by protein kinase C ε - and A-dependent mechanisms in rats and mice. *J Physiol*. 2006; 575 (2): 555-571. http:// dx.doi.org/10.1113/jphysiol.2006.111534.

[11] Gebhart GF. Visceral pain - peripheral sensitisation. In: *Gut*.; 2000 http://dx.doi.org/10.1136/gut.47. suppl_4.iv54.

[12] Deng J, You Q, Gao Y, et al. Prognostic value of perineural invasion in gastric cancer: a systematic review and meta-analysis. *PLoS ONE*. 2014; 9 (2): e88907. http://dx.doi.org/10.1371/journal. pone.0088907.

[13] Chen S-S, Zhang J-M. Progress in sympathetically mediated pathological pain. *J. Anesth. Perioper. Med*. 2015; 2 (4): 216-225. http://dx.doi.org/10.24015/japm.2015.0029.

[14] Mercadante S, Adile C, Giarratano A, Casuccio A. Breakthrough pain in patients with abdominal cancer pain. *Clin J Pain*. 2014; 30 (6): 510-514. http://dx.doi.org/10.1097/AJP.0000000000000004.

[15] Mercadante S, Klepstad P, Kurita GP, Sjøgren P, Giarratano A. Sympathetic blocks for visceral cancer pain management: a systematic review and EAPC recommendations. *Crit Rev Oncol Hematol*. 2015; 96 (3): 577-583. http://dx.doi.org/10.1016/j.critrevonc.2015.07.014.

[16] Loprinzi CL, Reeves BN, Dakhil SR, et al. Natural history of paclitaxel-associated acute pain syndrome: prospective cohort study NCCTG N08C1. *J Clin Oncol*. 2011; 29 (11): 1472-1478. http:// dx.doi.org/10.1200/JCO.2010.33.0308.

[17] Gastric Cancer. *Hopkins Med*. 2013. https: //www.hopkinsmedicine.org/gastroenterology_hepatology/_ pdfs/esophagus_stomach/gastric_cancer.pdf.

[18] Wanebo HJ, Kennedy BJ, Chmiel J, Steele G, Winchester D, Osteen R. Cancer of the stomach: a patient care study by the American College of Surgeons. *Ann Surg*. 1993; 218 (5): 583-592. http://

dx.doi.org/10.1097/00000658-199321850-00002.

[19] Xue H, yu Ge H, ying Miao L, et al. Differential diagnosis of gastric cancer and gastritis: the role of contrast-enhanced ultrasound (CEUS) . *Abdom. Radiol.* 2017; 42 (3): 802-809. http://dx.doi.org/10.1007/s00261-016-0952-z.

[20] Morgenstern L. The Virchow-Troisier node: a historical note. *Am J Surg.* 1979; 138 (5): 703. http://dx.doi.org/10.1016/0002-9610 (79) 90353-2.

[21] Nersesyan H, Slavin KV. Current aproach to cancer pain management: availability and implications of different treatment options. *Therapeut Clin Risk Manag.* 2007; 7 (2): 113-120.

[22] Magni G, Arsie D, De Leo D. Antidepressants in the treatment of cancer pain. *A survey in Italy, Pain.* 1987; 29 (3): 347-353. http://dx.doi.org/10.1016/0304-3959 (87) 90049-2.

[23] Walsh TD, MacDonald N, Bruera E, Shepard KV, Michaud M, Zanes R. A controlled study of sustained-release morphine sulfate tablets in chronic pain from advanced cancer. *Am. J. Clin. Oncol. Cancer Clin. Trials.* 1992; 15 (3): 268-272. http://dx.doi.org/10.1097/00000421-199206000-00018.

[24] Ruoff G, Lema M. Strategies in pain management: new and potential indications for COX-2 specific inhibitors. *J Pain Symptom Manag.* 2003; 24 (1): 18-27. http://dx.doi.org/10.1016/S0885-3924 (02) 00628-0.

[25] Onghena P, Van Houdenhove B. Antidepressant-induced analgesia in chronic non-malignant pain: a meta-analysis of 39 placebo-controlled studies. *Pain.* 1992; 49 (2): 205-219. http://dx.doi.org/10.1016/0304-3959 (92) 90144-Z.

[26] Ventafridda V, Bonezzi C, Caraceni A, et al. Antidepressants for cancer pain and other painful syndromes with deafferentation component: comparison of Amitriptyline and Trazodone. *Ital J Neurol Sci.* 1987; 8 (6): 579-587. http://dx.doi.org/10.1007/BF02333665.

[27] Sindrup SH, Bach FW, Madsen C, Gram LF, Jensen TS. Venlafaxine versus imipramine in painful polyneuropathy: a randomized, controlled trial. *Neurology.* 2003; 60 (8): 1284-1289. http://dx.doi.org/10.1212/01.WNL.0000058749.49264.BD.

[28] Tasmuth T, Härtel B, Kalso E. Venlafaxine in neuropathic pain following treatment of breast cancer. *Eur J Pain.* 2002; 6 (1): 17-24. http://dx.doi.org/10.1053/eujp.2001.0266.

[29] Lussier D, Portenoy RK. 5th ed. *Adjuvant analgesics in management of cancer-related neuropathic pain. Encycl. Pain.*; 9. Wiley; 2006: 571-591.

[30] Mercadante S, Arcuri E, Tirelli W, Casuccio A. Analgesic effect of intravenous ketamine in cancer patients on morphine therapy: a randomized, controlled, double-blind, crossover, double-dose study. *J Pain Symptom Manag.* 2000; 20 (4): 246-252. http://dx.doi.org/10.1016/S0885-3924 (00) 00194-9.

[31] Tarumi Y, Watanabe S, Bruera E, Ishitani K. High-dose ketamine in the management of cancer-related neuropathic pain [1]. *J Pain Symptom Manag.* 2000; 19 (6): 405-407. http://dx.doi.org/10.1016/S0885-3924 (00) 00157-3.

[32] Jackson K, Ashby M, Martin P, Pisasale M, Brumley D, Hayes B. "Burst" ketamine for refractory

cancer pain. *J Pain Symptom Manag.* 2001; 22 (4): 834-842. http://dx.doi.org/10.1016/s0885-3924 (01) 00340-2.

[33] Chung WJ, Pharo GH. Successful use of ketamine infusion in the treatment of intractable cancer pain in an outpatient. *J Pain Symptom Manag.* 2007; 33 (1): 2-5. http://dx.doi.org/10.1016/ j.jpainsymman.2006.09.004.

[34] Singh V, Gillespie TW, Harvey RD. Intranasal ketamine and its potential role in cancer-related pain. *Pharmacotherapy.* 2018; 38 (3): 390-401. http://dx.doi.org/10.1002/phar.2090.

[35] Schug SA, Zech D, Dörr U. Cancer pain management according to WHO analgesic guidelines. *J Pain Symptom Manag.* 1990; 5 (1): 27-32. http://dx.doi.org/10.1016/S0885-3924 (05) 80006-5.

[36] Corli O, Floriani I, Roberto A, et al. Are strong opioids equally effective and safe in the treatment of chronic cancer pain? A multicenter randomized phase IV "real life" trial on the variability of response to opioids. *Ann Oncol.* 2016; 27 (6): 1107-1115. http://dx.doi.org/10.1093/annonc/mdw097.

[37] Raffa RB. Pharmacology of oral combination analgesics: rational therapy for pain. *J Clin Pharm Therapeut.* 2001; 26 (4): 257-264. http://dx.doi.org/10.1046/j.1365-2710.2001.00355.x.

[38] Ballantyne JC. Chronic opioid therapy and its utility in different populations. *Pain.* 2012; 153 (12): 2303-2304. http://dx.doi.org/10.1016/j.pain.2012.07.015.

[39] Finch PM, Roberts LJ, Price L, Hadlow NC, Pullan PT. Hypogonadism in patients treated with intrathecal morphine. *Clin J Pain.* 2000; 16 (3): 251-254. http://dx.doi.org/10.1097/00002508-200009000-00011.

[40] Practice guidelines for chronic pain management. *Anesthesiology.* 2010; 112 (4): 810-833. http:// dx.doi.org/10.1097/aln.0b013e3181c43103.

[41] Mohamed RE, Amin MA, Omar HM. Computed tomography-guided celiac plexus neurolysis for intractable pain of unresectable pancreatic cancer, Egypt. *J. Radiol. Nucl. Med.* 2017; 48 (3): 627-637. http://dx.doi.org/10.1016/j.ejrnm.2017.03.027.

[42] Thompson GE, Moore DC, Bridenbaugh LD, Artin RY. Abdominal pain and alcohol celiac plexus nerve block. *Anesth Analg.* 1977; 56 (1): 1-5. http://dx.doi.org/10.1016/0304-3959 (77) 90117-8.

[43] Nagels W, Pease N, Bekkering G, Cools F, Dobbels P. 8th ed. *Celiac Plexus Neurolysis for Abdominal Cancer Pain: A Systematic Review, Pain Med.*; 14. United States) ; 2013: 1140-1163. In press.

[44] John R, B D, R S. *Celiac Plexus Block.* StatPearls; 2020. https: //www.ncbi.nlm.nih.gov/books/ NBK531469/.

[45] Eisenberg E, Carr DB, Chalmers TC. Neurolytic celiac plexus block for treatment of cancer pain: a meta- analysis. *Anesth Analg.* 1995; 80 (2): 290-295. http://dx.doi.org/10.1097/00000539-199502000-00015.

[46] Kapural L, Bensitel T, Kapural A, et al. Technical aspects of spinal cord stimulation for managing chronic visceral abdominal pain: the results from the national survey. *Pain Med.* 2010; 11 (5): 685-691. http://dx.doi.org/10.1111/j.1526-4637.2010.00806.x.

[47] Kapural L, Yu C, Doust MW, et al. Novel 10-kHz high-frequency therapy (HF10 therapy) is superior to traditional low-frequency spinal cord stimulation for the treatment of chronic back and leg pain. *Anesthesiology*. 2015; 123 (4): 851-860. http://dx.doi.org/10.1097/ALN.0000000000000774.

[48] Abram S. Effect of spinal cord stimulation for chronic complex regional pain syndrome Type I: five-year final follow-up of patients in a randomized controlled trial. *Yearb. Anesthesiol. Pain Manag.* 2009; 108 (2): 292-298. http://dx.doi.org/10.1016/s1073-5437 (08) 79081-8.

[49] Bedder MD, Bedder HF. Spinal cord stimulation surgical technique for the nonsurgically trained. *Neuromodulation*. 2009; 12 (1): 1-19. http://dx.doi.org/10.1111/j.1525-1403.2009.00194.x.

[50] Kumar K, Hunter G, Demeria D. Spinal cord stimulation in treatment of chronic benign pain: challenges in treatment planning and present status, a 22-year experience. *Neurosurgery*. 2006; 58 (3): 481-496. http://dx.doi.org/10.1227/01.NEU.0000192162.99567.96.

[51] Knight KH, Brand FM, Mchaourab AS, Veneziano G. Implantable intrathecal pumps for chronic pain: highlights and updates. *Croat Med J*. 2007; 48 (1): 22-34.

[52] Deer TR, Pope JE, Hayek SM, et al. The polyanalgesic Consensus conference (PACC): recommendations on intrathecal drug infusion systems best practices and guidelines. *Neuromodulation*. 2017; 20: 96-132. http://dx.doi.org/10.1111/ner.12538.

[53] Coombs DW, Fine N. Spinal anesthesia using subcutaneously implanted pumps for intrathecal drug infusion. *Anesth Analg*. 1991; 73 (2): 226-231. http://dx.doi.org/10.1213/00000539-199108000-00019.

[54] Brogan SE, Winter NB, Okifuji A. Prospective observational study of patient-controlled intrathecal analgesia: impact on cancer-associated symptoms, breakthrough pain control, and patient satisfaction. In: 4th ed. *Reg. Anesth. Pain Med*.; 40.; 2015: 375-396.

[55] Staats PS, Yearwood T, Charapata SG, et al. Intrathecal ziconotide in the treatment of refractory pain in patients with cancer or AIDS: a randomized controlled trial. *J Am Med Assoc*. 2004; 291 (1): 63-70. http://dx.doi.org/10.1001/jama.291.1.63.

[56] Onofrio BM, Yaksh TL, Arnold PG. Continuous low-dose intrathecal morphine administration in the treatment of chronic pain of malignant origin. *Obstet Gynecol Surv*. 1982; 37 (4): 270-271. http://dx.doi.org/10.1097/00006254-198204000-00023.

[57] Sjoberg M, Nitescu P, Appelgren L, Curelaru I. Long-term intrathecal morphine and bupivacaine in patients with refractory cancer pain: results from a morphine: bupivacaine dose regimen of 0.5: 4.75 mg/ml. *Anesthesiology*. 1994; 80 (2): 284-297. http://dx.doi.org/10.1097/00000542-199402000-00008.

[58] Hassenbusch SJ, Pillay PK, Magdinec M, et al. Constant infusion of morphine for intractable cancer pain using an implanted pump. *J Neurosurg*. 1990; 73 (3): 405-409. http://dx.doi.org/10.3171/jns.1990.73.3.0405.

[59] Mercadante S. Outcome and complications of epidural analgesia in patients with chronic cancer pain. *Cancer*. 1999; 85: 2492-2494. http://dx.doi.org/10.1002/ (sici) 1097-0142 (19990601) 85: 11 〈2493:: aid-cncr29〉 3.0.co; 2-u.

［60］ Tatrow K, Montgomery GH. Cognitive behavioral therapy techniques for distress and pain in breast cancer patients: a meta-analysis. *J Behav Med.* 2006; 29 (1): 17-27. http://dx.doi.org/10.1007/s10865-005-9036-1.

［61］ Gorin SS, Krebs P, Badr H, et al. Meta-analysis of psychosocial interventions to reduce pain in patients with cancer. *J Clin Oncol.* 2012; 30 (5): 539-547. http://dx.doi.org/10.1200/JCO.2011.37.0437.

［62］ Loh J, Gulati A. 6th ed. *The Use of Transcutaneous Electrical Nerve Stimulation (TENS) in a Major Cancer Center for the Treatment of Severe Cancer-Related Pain and Associated Disability, Pain Med.*; 16. United States; 2015: 1204-1210.

［63］ Goudra B, Shah D, Balu G, et al. Repetitive transcranial magnetic stimulation in chronic pain: a meta-analysis. *Anesth Essays Res.* 2017; 11 (3): 751-757. http://dx.doi.org/10.4103/aer.aer_10_17.

［64］ Nizard J, Levesque A, Denis N, et al. Interest of repetitive transcranial magnetic stimulation of the motor cortex in the management of refractory cancer pain in palliative care: two case reports. *Palliat Med.* 2015; 29 (6): 564-568. http://dx.doi.org/10.1177/0269216315574260.

［65］ Zeydi AE, Esmaeili R, Kiabi FH, Sharifi H. Repetitive transcranial magnetic stimulation as a promising potential therapeutic modality for the management of cancer-related pain: An Issue that merits further research. *Indian J Palliat Care.* 2017; 23 (1): 109-110. http://dx.doi.org/10.4103/0973-1075.197950.

DANIEL J. PAK, MD · KRISHNA B. SHAH, MD

概　述

结直肠癌（colorectal cancer，CRC）是美国的第三位常见癌症。通过早期标准化筛查发现和对相关风险因素的控制，在过去的几十年里其发病率和病死率一直在稳步下降，但美国每年仍有约13万例新诊断病例和5万例死亡病例。发病率较高的是65岁以上的人群，并且男性的发病率高于女性。非遗传性疾病的其他风险因素包括吸烟、肥胖、久坐的生活方式、炎症性肠病和种族，其中非裔美国人在美国所有种族群体中发病率最高[1, 2]。尽管绝大多数新的CRC病例是散发性的，但有一些遗传性疾病会增加该病的风险，包括家族性腺瘤性息肉病、结直肠MUTYH相关性息肉病和林奇（Lynch）综合征[3]。

与全球其他国家CRC患者相比，美国的CRC患者生存率较高，为60%～65%[4]。这些患者在治疗活动性疾病时面临疼痛，而且越来越多的幸存者承受着与治疗有关的慢性疼痛。几乎1/3的癌症幸存者经历了癌症治疗后的慢性疼痛[5]，而很少有关于癌症幸存者慢性疼痛综合征方面的相关指南。

病因和发病机制

如前所述，大多数CRC病例是偶发的，没有已知的遗传倾向，散发性癌变是继发于抑癌基因和癌基因遗传不稳定性的逐步积累[3]，肿瘤是由通常为良性的息肉发展而来的。尽管大多数增生性息肉是非肿瘤性病变，但腺瘤和被称为锯齿状腺瘤的增生性息肉的一部分被认为是CRC的癌前病变。CRC的病理类型大多数是腺癌，也可能是黏液性癌、肉瘤、淋巴瘤和类癌，大多数病例发生在近端结肠（41%）和直肠（28%）[1]。

肿瘤侵犯肠壁见于局部病变，更具侵袭性的病变会侵犯邻近器官，通过血液和淋巴管会转移到肝、肺、骨骼和大脑。与远处器官转移患者相比，局部病变患者预后较好，5年生存率约为90%，存活率为12.5%[6]。

CRC患者的疼痛发生率较高，据报道为64%～79%[7, 8]。肿瘤浸润导致肠壁和附近内脏腔扩张，释放炎症标志物并激活伤害感受器。压迫或侵犯周围和中枢神经系统也可能导致神经病理性疼痛。小肠和结肠直至脾曲接受迷走神经的副交感神经支配，及内脏大神经（T5～T9）和内脏小神经（T10～T11）的交感神经支配[9]。然后这些神经通过腹腔和肠系膜上丛形成突触。脾曲远端的肠道由来自腰部内脏神经（L1～L2）通过肠系膜下丛的交感神经支配。

临 床 表 现

患者可通过筛查发现早期CRC，通常无症状，晚期CRC的症状和体征通常是由肿瘤侵犯肠腔或邻近的内脏，最常见的症状是排便习惯的改变[10]。巨大的肿块会导致排便口径狭窄，特别是当肿瘤位于小肠和大肠的交界处附近时会形成完全的肠梗阻。直肠癌患者常表现为稀便，伴有排便不畅的感觉，腹部绞痛可能是由于部分肠梗阻或腹膜疾病所致，患者出现便血或黑便与肿瘤的位置有关。颜色深红的粪便（黑便）提示近端来源，而鲜红色的直肠出血（便血）提示远端来源。另外，许多患者因隐匿性出血而出现缺铁性贫血。其他常见的警告征包括疲劳、意外的体重减轻、厌食、恶心和呕吐。

肝转移患者可出现与肝扩张综合征一致的右上腹痛。骨转移患者可能会出现深部骨痛，并随着运动甚至病理性骨折而加重。肿瘤侵犯腹膜或后腹壁时，表现为上腹痛或背部疼痛，卧位时疼痛更严重，坐起时疼痛缓解。

正如前面所述，许多治疗成功的患者会遗留慢性疼痛。继发于铂（即奥沙利铂）和紫杉烷（多西紫杉醇）类化合物所致的脱髓鞘或轴突损伤的化疗诱发周围神经病变（chemotherapy-induced peripheral neuropathy，CIPN），会导致下肢"袜套样"分布的肢体麻木和感觉障碍[11]。其他潜在的神经功能障碍包括无力和共济失调。

放射治疗也会导致轴突神经损伤和组织缺血，尽管适形放射治疗的最新进展已经能够减少对正常组织的暴露量，但腹部放射治疗期间对腰骶丛的损伤可能表现为神经病理性疼痛和下肢无力。放射性肠病也表现为慢性腹痛、肠梗阻和吸收不良，这些症状可能在最后一次放射治疗后的数年内出现。

患者术后疼痛很常见，通常是由于腹直肌外侧缘的皮神经卡压所致。典型表现为非常局限性的前腹壁疼痛，并随着瓦尔萨尔（Valsalva）动作（瓦尔萨尔瓦动作）疼痛加剧。手术中也可能造成对其他周围神经的医源性损伤，重复操作会导致腹腔内粘连和肠梗阻。

诊　断

当怀疑为CRC时，一种常用的诊断性检查是结肠镜检查，通过直接可视化识别CRC病变。结肠镜检查过程中也可以进行组织活检和息肉切除。

CT结肠镜检查，也称为虚拟结肠镜检查，是利用CT横断面图像生成结肠内部的三维视图，以模拟传统结肠镜检查获得的视图[13]。胶囊内镜检查可以直接显示结肠，胶囊内镜配备了微型摄像机，并能够在胶囊通过胃肠道时拍摄图像，美国FDA已批准胶囊内镜用于结肠镜检查正常的患者。

当确诊为CRC时，可使用影像方法进行临床分期，胸部、腹部和骨盆的CT成像一般在手术切除前进行。如果怀疑有肝转移，MRI也可以用来识别肝脏病变，因为它比CT更加敏感。PET-CT是另一种评估远处和隐匿性疾病的成像方式；常用于评估疾病复发，较少用于疾病的初步诊断。血清标志物的实验室检测，如癌胚抗原（CEA），可用于评估肿瘤并监测治疗后的疾病复发。鉴于CEA在诊断过程中并不总是升高，不推荐将其作为筛查或分期工具。

美国癌症协会最新的筛查指南建议：具有CRC风险的人，应从45岁开始定期进行粪便检查（愈创木脂化学法粪便潜血试验或粪便免疫化学试验）或可视化检查（结肠镜检查、可弯曲乙状结肠镜检查）[16]。

鉴 别 诊 断

一些非恶性综合征的症状与CRC相似。肠易激综合征患者可反复出现腹部不适，并伴有大便频率和硬度的变化。炎症性肠病还与体重减轻、便血（黑便）、腹部不适和肠道黏稠度改变有关。值得注意的是，炎症性肠病的一般发病年龄为20～40岁，比CRC患病群体年轻。同时也应排除其他直肠出血的来源，如痔疮和憩室病。

其他原发癌症的转移性疾病与CRC的表现也几乎相同。因此，当怀疑为转移性疾病时，必须要确定其主要来源。

体 格 检 查

应完成全面的体格检查，重点关注腹部和直肠检查。虽然疾病早期可能不会出现明显异常的检查结果，但疾病晚期可表现为面色苍白、黄疸和嗜睡。体格检查可出现腹部压痛，可触及腹部或直肠肿块，以及淋巴结肿大、肝大、腹水和肉眼可见的直肠出血。

治　疗

阿片类药物

阿片类药物用于中到重度CRC相关疼痛患者，是WHO镇痛药三阶梯原则 中公认的主要用药方法（图13.1）[17, 18]，其适用于中度至重度疼痛的患者，口服阿片类药物是最常见的给药途径。尽管吗啡类药物是最易被接受的药物，但不同的个体对不同的μ受体激动剂有不同的反应，医师针对个体使用不同的阿片类药物，以确定不良反应最小且最有效的药物[18, 19]。因此，WHO镇痛阶梯一般建议使用曲马多和可待因等弱阿片类药物来治疗中度疼痛，强效的阿片类药物如较低剂量的羟考酮或吗啡可考虑作为替代药物[17]。与吗啡相比，羟考酮对中、重度癌痛的镇痛效果或耐受性没有显著差异[20]。对于未使用过阿片类药物的患者，建议口服即释阿片类药物来治疗爆发痛[21]。若患者疼痛缓解不明显，则应仔细调整剂量；若患者认为缓解时间较短，也可以调整给药频率；即释制剂的作用时间一般为4小时，受肝肾功能的影响会有变化。然后，对于按需（p.r.n）使用即释制剂疼痛控制不充分的患者，应考虑使用固定计划剂量的缓释阿片类药物，使疼痛得到持续性缓解，且爆发痛时可追加剂量。如果患者无法耐受口服药物并且需要长效阿片类药物，那么应该考虑芬太尼透皮贴剂；对于爆发痛，芬太尼快速释放的其他途径包括颊膜含片、舌下片剂和鼻腔喷剂。

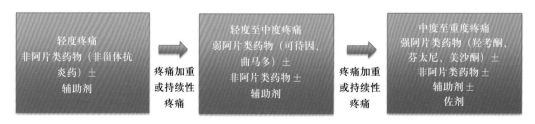

图13.1　WHO癌痛缓解指南。对于中度至重度疼痛患者，治疗开始时应考虑使用阿片类药物

如果患者出现不能耐受的不良反应或疼痛缓解不充分，应考虑更换其他阿片类药物。在这些情况下，新的阿片类药物的等效镇痛剂量应减少20%～30%。注意患者的神经心理功能和对药物不良反应的耐受性是提供个性化治疗的关键。

癌症幸存者是否长期使用阿片类药物仍然存在争议。幸存者经常经历心理障碍，包括抑郁和焦虑，这增加了他们依赖和滥用药物的风险。应尽可能减少阿片类药物的使用，同时适当使用辅助药物和干预措施。当这些替代方法失败时，必须权衡持续应用阿片类药物的益处和风险。如果患者病情适合使用阿片类药物，建议应用低剂量（＜90 mg/d吗啡当量）的治疗方案，并进行密切随访。如果疼痛加剧，应排除肿瘤复发的可能性。

非阿片类镇痛药

应尽可能使用非阿片类镇痛药物。对乙酰氨基酚和非甾体抗炎药（NSAID）可单独使用或与阿片类药物联合使用。非甾体抗炎药具有抗炎和解热特性，对骨痛和炎性疼痛更有效[19]。非甾体抗炎药联合阿片类药物的疗效尚不清楚，一些研究表明与单独使用非甾体抗炎药或阿片类药物相比有益处，而另一些研究则表明没有显著的疗效[18, 21]。由于对肾、胃肠道、血液和心脏的毒性，这些药物的使用可能会受到限制。

皮质类固醇通常用于晚期疾病的厌食、镇痛和恶心。双膦酸盐类药物也经常与糖皮质激素如地塞米松和泼尼松联合用于治疗恶性骨痛。

对于接受化疗的患者来说，CIPN仍然是一个棘手的问题。幸存者的总发病率约为38%，主要选择的药物包括抗抑郁药和抗惊厥药[23]。度洛西汀和文拉法辛均为5-羟色胺和去甲肾上腺素再摄取抑制剂，已被证明在治疗CIPN方面优于安慰剂。三环类抗抑郁药（TCA）如阿米替林和去甲替林也用于治疗神经病理性疼痛，尽管它们对CIPN的有效作用仍不确定。抗惊厥类药物如加巴喷丁和普瑞巴林是用于治疗非恶性神经病理性疼痛的药物，也应予以考虑。事实上，与加巴喷丁和TCA相比，普瑞巴林具有更强的镇痛作用，可明显减少阿片类药物用量[24]。

如果患者不耐受阿片类药物，则可以考虑鼻内使用氯胺酮以减少口服阿片类药物的用量。鼻腔有丰富的血管供应，这使得药物能够有效地吸收。此外，由于不存在首过消除，鼻内给药与口服给药相比具有更高的生物利用度。这些数据仅限于鼻内使用氯胺酮治疗癌痛。鼻内使用的氯胺酮通常由复合药物制成，并带有专门制备的鼻喷雾剂，以提供雾化药物。氯胺酮剂量为100 mg/mL，每次喷10 mg或0.1 mL，每天3~4次[25]。

腹腔神经丛阻滞、神经毁损术

上腹部脏器包括升结肠和横结肠的传入、副交感和交感神经均由腹腔丛支配。它位于T12和L1椎体水平的主动脉前外侧表面的腹膜后侧。影像引导下的腹腔丛阻滞和毁损术用于治疗升结肠或横结肠的CRC引起的顽固性腹痛以及其他腹部脏器（如肝）

的转移性疾病。

腹腔丛毁损术可通过X线透视或CT引导下的前入路或后入路方法进行。后入路是在患者俯卧的情况下进行的，最常见的方法是采用膈脚前或膈脚后穿刺技术，上述部位指的是注射部位。膈脚前部位和膈脚后部位分别是膈脚的前间隙和后间隙。膈脚前穿刺技术针对腹腔丛，而膈脚后穿刺技术针对内脏神经[9]。

在X线透视下进行后入路穿刺时，于L1横突水平穿刺，并向前推进，直到针尖刚好越过T12～L1椎体的前表面。对于前入路技术，于左后正中入路穿刺，并穿过主动脉的后壁和前壁进入神经丛（图13.2）。由于CT能够使腹膜后解剖结构和神经溶解剂的扩散可视化，其使用也变得越来越广泛。双侧后入路穿刺（图13.3）是CT引导下最常用的神经毁损术[9]。

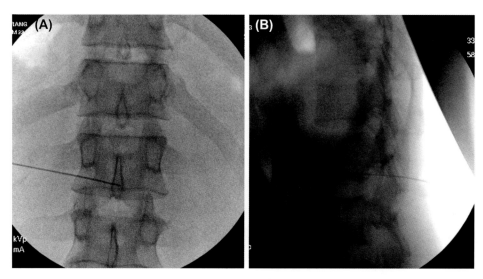

图13.2　X线透视引导下的腹腔丛毁损术。图中为穿刺针在前后位（A）和侧位（B）的显影。侧位图（B）可见神经丛有显影剂充盈

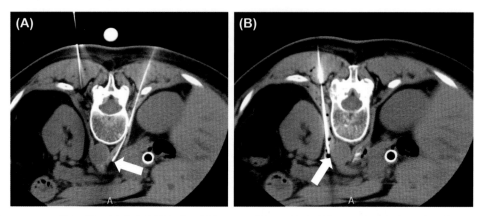

图13.3　CT引导下的双侧腹腔丛毁损术。轴向CT图像显示针尖（箭头）位于右腹腔神经节（A）和左腹腔神经节（B）

患者仰卧时也可采用前入路手术。在超声或CT引导下，穿刺针到达腹主动脉水平。其他内脏器官的穿刺术也可以采用这种技术，因此必须考虑到每个患者的解剖学因素。内镜超声引导的腹腔神经丛阻滞最近也受到青睐，因为它能够直接将药物注射到单侧腹腔神经节[26]。

在进行永久性神经毁损术之前，可使用局部麻醉药如利多卡因或丁哌卡因联合皮质类固醇进行诊断性阻滞。神经溶解剂通常使用50%～100%乙醇或4%～10%苯酚，这些神经毁损者会对神经结构造成损害。与苯酚不同，乙醇没有局部麻醉效果。因此，建议在注射乙醇前5分钟注射局部麻醉药。乙醇是最常用的药物，也被认为是更具破坏性的物质。

腹腔丛毁损术最常见的并发症是由交感神经纤维阻断引起的直立性低血压和腹泻。其他少见但严重的并发症包括腹膜后血肿、腹主动脉夹层、腰椎节段动脉损伤引起的截瘫、周围器官损伤和气胸[27]。

上腹下丛阻滞、神经毁损术

上腹下丛包含传入神经、副交感神经和交感神经，支配盆腔脏器、结肠左曲、降结肠和乙状结肠。与腹腔丛一样，它位于腹膜后第5腰椎椎体的前方[27]。CT或X线透视引导下的上腹下丛毁损术适用于CRC、顽固性腹痛或盆腔疼痛患者。

这种手术最常用的是后入路法。患者取俯卧位，从旁正中入路刺入两根穿刺针，针尖朝向前外侧，直到针尖到达L5～S1椎间隙的前外侧缘（图13.4）。穿刺过程中注意回抽无血及脑脊液，避免穿刺针误入髂血管。与腹腔神经丛阻滞一样，此方法主要用于疾病晚期患者。

上腹下丛毁损术的常见并发症包括血管内注射、腹膜后血肿、膀胱失禁和椎间盘炎。

奇神经节阻滞、神经毁损术

奇神经节又称Walther神经节，位于腹膜后尾骨前方的骶尾骨交界处，有腰交感神经链的终端结合点[28]。奇神经节接受腰骶部交感及传入神经纤维并提供盆腔及生殖器官的交感神经，支配会阴部、直肠末端、肛门等处的痛觉。对于直肠或会阴部疼痛的直肠癌患者，通过影像引导可对此结构进行阻滞。

X线透视下的经尾骨入路是最常用的，因为此方法进针点与神经节之间距离较短，

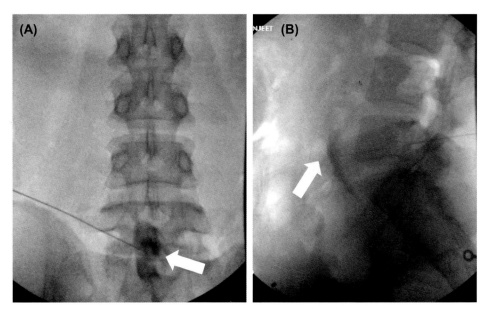

图13.4 X线引导下的单针上腹下丛毁损术。图中为针尖在前后位（A）和侧位（B）的显影。
箭头显示神经丛有造影剂充盈

造成的组织损伤小。患者取俯卧位，针尖向前穿过骶尾骨韧带，直到针尖位于直肠后方（图13.5）。此阻滞也可以侧卧位进行，针向前穿过前尾骨韧带，直到尖端指向骶尾骨交界处[28]。然后可以进行神经毁损术、冷冻消融术和射频消融术。

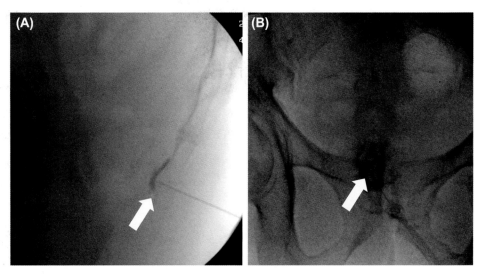

图13.5 在X线透视引导下，经尾骨入路奇神经节阻滞术。图中为针尖在侧位（A）和前后位（B）
的显影。箭头所指为造影剂的充盈轮廓

此治疗的并发症罕见，可能出现直肠和膀胱穿孔。性功能障碍、肠道功能失调和膀胱功能障碍也曾被报道。

鞘内给药系统

对于传统阿片类药物耐药或无法耐受阿片类药物不良反应的疼痛患者，应考虑使用鞘内给药系统（IDDS）。一项比较IDDS与常规医疗管理治疗难治性癌痛患者的随机对照试验显示，应用IDDS治疗患者VAS评分明显降低，药物毒性降低，生存率提高[29]。

在选择这种治疗方案时，应该考虑如下因素，包括患者的预期寿命、经济状况、定期临床随访能力（补充药物及剂量调整）、对治疗的预期和心理状态。药物通过留置导管直接进入鞘内腔，该留置导管与植入腹部皮下袋的储液器系统相连。根据患者疼痛对应的皮节分布决定导管放置位置；对于腹部区域，我们建议将尖端放置在T9或T10椎体水平。该泵被设置为以连续的速率泵注一定剂量的药物，同时也可以根据患者疼痛情况自控给药。

在植入之前，通常会进行鞘内阿片类药物的一次性注射或进行鞘内导管输注试验，以评估治疗的潜在疗效和副作用。虽然硬膜外输注也可以作为一种试验方法，但它已被证明会高估系统永久植入后鞘内治疗的有效剂量[30]。最近，多学科镇痛共识会议（polyanalgesic consensus conference，PACC）建议，对于疾病晚期和生存时间有限的癌症患者，不需要进行鞘内试验[31]。

目前被美国FDA批准的用于IDDS的药物有三种：吗啡、齐考诺肽和巴氯芬。齐考诺肽是一种N型钙通道阻滞剂，作用于脊髓背角水平提供镇痛。其他用于IDDS的药物包括氢吗啡酮、芬太尼、舒芬太尼、可乐定和丁哌卡因。药物组合通常是阿片类药物与丁哌卡因或可乐定的组合，也用于混合性伤害感受和神经病理性疼痛性疾病。最近的PACC计算程序根据美国预防服务工作组的分层研究，提供了关于药物选择的建议来指导临床医师（表13.1）[32, 33]。需要注意的是，PACC不推荐使用超说明书药物，除非FDA批准的药物是禁忌的或被认为是无效的。

表13.1　PACC推荐的治疗伤害感受性癌性疼痛或神经病理性癌性疼痛的鞘内药物

				证据水平[a]			
I	齐考诺肽			美施康定			
II-1	芬太尼			美施康定/芬太尼+丁哌卡因			
II-3	氢吗啡酮	氢吗啡酮+丁哌卡因		氢吗啡酮/芬太尼/吗啡+可乐定	美施康定/氢吗啡酮/芬太尼+齐考诺肽		
III	氢吗啡酮/吗啡/芬太尼+丁哌卡因+可乐定	齐考诺肽+丁哌卡因		齐考诺肽+可乐定	氢吗啡酮/吗啡/芬太尼+丁哌卡因+齐考诺肽	舒芬太尼	
III	舒芬太尼+齐考诺肽	舒芬太尼+丁哌卡因	巴氯芬	舒芬太尼+可乐定	丁哌卡因+可乐定+齐考诺肽	丁哌卡因+可乐定	

证据水平ᵃ
III　舒芬太尼＋丁哌卡因＋可乐定
III　阿片类ᵇ＋丁哌卡因＋可乐定＋辅助用药ᶜ

ᵃ根据美国预防服务工作组的分层研究[32]。

ᵇ所有已知鞘内阿片类药物。

ᶜ包括咪达唑仑、氯胺酮、奥曲肽。

隧道式椎管内导管系统

如果患者的预期寿命少于3个月，且阿片类药物未能达到充分的镇痛效果，可以考虑行硬膜外或鞘内置管术，通过皮下隧道连接外部输液泵。与带有皮下泵的内置IDDS相比，这是一种侵入性更低、成本效益更高的方法。感染是任何长期留置导管最常见的问题。然而，一项对隧道下鞘内导管的综述发现，深部感染的总体风险率为1.4%，浅表感染风险率为2.3%，风险相对较低，与其他皮下置入泵的感染率相当[34]。对于出院回家或其他护理机构的患者，他们必须接受必要的教育和掌握外部输液泵设备的管理知识。

脊髓电刺激

脊髓电刺激（SCS）被认为是对传统方法和介入治疗无效的慢性腹痛患者的选择。SCS装置向脊髓背柱传递电刺激，以调节上行和下行的疼痛信号。SCS的机制在这本书的其他章节中有更详细的讨论。传统上用于慢性背痛、神经根性疼痛和复杂性区域疼痛综合征，目前有有限的文献表明SCS可降低慢性内脏痛患者的VAS评分和减少阿片类药物用量[35]。没有研究专门观察其对内脏癌性疼痛患者的疗效。如果对结直肠癌疼痛患者行SCS，医师需要考虑MRI对SCS设备的限制。

（刘广召 译　李 赓 校）

原书参考文献

［1］　Siegel RL, Miller KD, Fedewa SA, et al. Colorectal cancer statistics, 2017. *CA Cancer J Clin*. 2017; 67 (3): 177-193.

［2］　Jemal A, Siegel R, Xu J, Ward E. Cancer statistics, 2010. *CA Cancer J Clin*. 2010; 60 (5): 277-300.

[3]　Yamagishi H, Kuroda H, Imai Y, Hiraishi H. Molecular pathogenesis of sporadic colorectal cancers. *Chin J Cancer*. 2016; 35 (1): 4.

[4]　Burgers K, Moore C, Bednash L. Care of the colorectal cancer survivor. *Am Fam Physician*. 2018; 97 (5): 331-336.

[5]　Drury A, Payne S, Brady A-M. The cost of survival: an exploration of colorectal cancer survivors' experiences of pain. *Acta Oncol*. 2017; 56 (2): 205-211.

[6]　DeSantis CE, Lin CC, Mariotto AB, et al. Cancer treatment and survivorship statistics, 2014: cancer treatment and survivorship statistics, 2014. *CA Cancer J Clin*. 2014; 64 (4): 252-271.

[7]　Chiu TY, Hu WY, Chen CY. Prevalence and severity of symptoms in terminal cancer patients: a study in Taiwan. *Support Care Cancer*. July 2000; 8 (4): 311-313.

[8]　Vainio A, Auvinen A. Prevalence of symptoms among patients with advanced cancer: an international collaborative study. Symptom Prevalence Group. *J Pain Symptom Manage*. 1996; 12 (1): 3-10.

[9]　Kambadakone A, Thabet A, Gervais DA, Mueller PR, Arellano RS. CT-guided celiac plexus neurolysis: a review of anatomy, indications, technique, and tips for successful treatment. *Radiographics*. 2011; 31 (6): 1599-1621.

[10]　Thompson MR, O'Leary DP, Flashman K, Asiimwe A, Ellis BG, Senapati A. Clinical assessment to determine the risk of bowel cancer using symptoms, age, mass and iron deficiency anaemia (Sami) . *Br J Surg*. 2017; 104 (10): 1393-1404.

[11]　Brown TJ, Sedhom R, Gupta A. Chemotherapy-induced peripheral neuropathy. *JAMA Oncol*. 2019; 5 (5): 750.

[12]　Akhnikh S, de Korte N, de Winter P. Anterior cutaneous nerve entrapment syndrome (ACNES): the forgotten diagnosis. *Eur J Pediatr*. 2014; 173 (4): 445-449.

[13]　Levine MS, Yee J. History, evolution, and current status of radiologic imaging tests for colorectal cancer screening. *Radiology*. 2014; 273 (2 Suppl): S160-S180.

[14]　Pasha SF. Applications of colon capsule endoscopy. *Curr Gastroenterol Rep*. 2018; 20 (5): 22.

[15]　Duffy MJ. Carcinoembryonic antigen as a marker for colorectal cancer: is it clinically useful? *Clin Chem*. 2001; 47 (4): 624-630.

[16]　Wolf AMD, Fontham ETH, Church TR, et al. Colorectal cancer screening for average-risk adults: 2018 guideline update from the American cancer Society: ACS colorectal cancer screening guideline. *CA Cancer J Clin*. 2018; 68 (4): 250-281.

[17]　World Health Organization. *WHO guidelines for the pharmacological and radiotherapeutic management of cancer pain in adults and adolescents*; 2018. http://www.ncbi.nlm.nih.gov/books/NBK537492/.

[18]　Portenoy RK. Treatment of cancer pain. *Lancet Lond Engl*. 2011; 377 (9784): 2236-2247.

[19]　Portenoy RK, Lesage P. Management of cancer pain. *Lancet Lond Engl*. 1999; 353 (9165): 1695-1700.

[20]　Guo K-K, Deng C-Q, Lu G-J, Zhao G-L. Comparison of analgesic effect of oxycodone and morphine on patients with moderate and advanced cancer pain: a meta-analysis. *BMC Anesthesiol*. 2018; 18 (1): 132.

［21］ Scarborough BM, Smith CB. Optimal pain management for patients with cancer in the modern era: pain Management for Patients with Cancer. *CA Cancer J Clin*. 2018; 68 (3): 182-196.

［22］ Carmona-Bayonas A, Jiménez-Fonseca P, Castañón E, et al. Chronic opioid therapy in long-term cancer survivors. *Clin Transl Oncol*. 2017; 19 (2): 236-250.

［23］ Hershman DL, Lacchetti C, Dworkin RH, et al. Prevention and management of chemotherapy-induced peripheral neuropathy in survivors of adult cancers: American society of clinical oncology clinical practice guideline. *J Clin Oncol*. 2014; 32 (18): 1941-1967.

［24］ Mishra S, Bhatnagar S, Goyal GN, Rana SPS, Upadhya SP. A comparative efficacy of amitriptyline, gabapentin, and pregabalin in neuropathic cancer pain: a prospective randomized double-blind placebo-controlled study. *Am J Hosp Palliat Med*. 2012; 29 (3): 177-182.

［25］ Singh V, Gillespie TW, Harvey RD. Intranasal ketamine and its potential role in cancer-related pain. *Pharmacotherapy*. 2018; 38 (3): 390-401.

［26］ Yasuda I, Wang H-P. Endoscopic ultrasound-guided celiac plexus block and neurolysis. *Dig Endosc*. 2017; 29 (4): 455-462.

［27］ De Leon-Casasola OA. Critical evaluation of chemical neurolysis of the sympathetic Axis for cancer pain. *Cancer Control*. March 2000; 7 (2): 142-148.

［28］ Gunduz OH, Kenis Coskun O. Ganglion blocks as a treatment of pain: current perspectives. *J Pain Res*. 2017; 10: 2815-2826.

［29］ Smith TJ, Staats PS, Deer T, et al. Randomized clinical trial of an implantable drug delivery system compared with comprehensive medical management for refractory cancer pain: impact on pain, drug-related toxicity, and survival. *J Clin Oncol*. 1, 2002; 20 (19): 4040-4049.

［30］ Maniker AH, Krieger AJ, Adler RJ, Hupert C. Epidural trial in implantation of intrathecal morphine infusion pumps. *N J Med*. 1991; 88 (11): 797-801.

［31］ Deer TR, Provenzano DA, Hanes M, et al. The Neurostimulation Appropriateness Consensus Committee (NACC) recommendations for infection Prevention and management. *Neuromodulation*. 2017; 20 (1): 31-50.

［32］ Deer TR, Pope JE, Hayek SM, et al. The polyanalgesic consensus conference (PACC): recommendations on intrathecal drug infusion systems best practices and guidelines: intrathecal therapy best practices and guidelines. *Neuromodulation*. February 2017; 20 (2): 96-132.

［33］ Harris RP, Helfand M, Woolf SH, et al. Current methods of the US preventive services Task Force: a review of the process. *Am J Prev Med*. 2001; 20 (3 Suppl): 21-35.

［34］ Aprili D, Bandschapp O, Rochlitz C, Urwyler A, Ruppen W. Serious complications associated with external intrathecal catheters used in cancer pain patients: a systematic review and meta-analysis. *Anesthesiology*. 2009; 111 (6): 1346-1355.

［35］ Kapural L, Nagem H, Tlucek H, Sessler DI. Spinal cord stimulation for chronic visceral abdominal pain. *Pain Med Malden Mass*. 2010; 11 (3): 347-355.

第三部分

非恶性胃肠痛

ANOKHI D. MEHTA, MD · R. JASON YONG, MD

概　述

慢性胰腺炎是胰腺反复炎症发作导致胰腺实质被纤维结缔组织取代的疾病。慢性胰腺炎的治疗包括纠正营养不良和胰酶缺乏以及慢性疼痛的治疗[1]。据估计，在美国医疗保健系统中用于治疗慢性胰腺炎的费用约为1.5亿美元[1]。充分控制胰腺炎疼痛有助于降低发病率以及减轻医疗费用。在这一章中，我们将回顾慢性胰腺炎相关疼痛的各种治疗方法。

病因、发病机制和临床特点

目前已知慢性胰腺炎的几种病因，包括饮酒、吸烟、遗传因素、解剖异常和胰管阻塞。吸烟尤其与慢性胰腺炎相关，即使在排除酒精因素后也是如此[2]。慢性胰腺炎是一种渐进的、持续的炎症，涉及单核细胞浸润和胰腺星状细胞活化，从而导致腺泡组织纤维化和胰岛细胞减少[3, 4]。最初因饮酒或吸烟导致急性胰腺炎的首次发作导致炎症细胞聚集。急性胰腺炎反复损伤刺激导致星状细胞进一步激活并开始纤维化[4]。胰腺炎可以有特发性或自身免疫性原因。在一些病例中，胰腺炎最初发作的原因尚不清楚。胰腺炎的并发症包括但不限于胆道梗阻、十二指肠梗阻、门静脉血栓、血管动脉瘤、假性囊肿和出血[4]。

诊　断

慢性胰腺炎的诊断标准为患者出现糖尿病、脂肪泻和腹部X线上可见的胰腺钙化三联征。现在我们知道，这种情况只会在疾病晚期时出现。检测胰酶和行内镜超声、MRI或CT检查可以帮助早期诊断胰腺炎。在MRI及CT中，医师可以发现胰腺萎缩和（或）胰管不规则钙化[5]。临床中，上腹部疼痛是胰腺炎的典型症状，其可使患者衰弱。这种疼痛被认为是由于"导管系统压力增加和（或）神经可塑性改变所致"[4]。在慢性胰腺炎中，疼痛管理已成为疾病管理中最重要的组成部分。

体格检查

慢性胰腺炎疼痛的典型表现为向背部放射的上腹部疼痛。如果疼痛是持续性或间歇性的，应详细了解疼痛病史，以评估疼痛的程度、加重或减轻因素，以及疼痛对日常生活活动和生活质量的影响[6]。体格检查应包括全面彻底的腹部检查，也应包括其他系统（心血管、呼吸等）的全面检查，还应进行全面的神经系统检查。检查时，是否发现上腹部触诊有压痛。需要注意的是，在疾病早期，腹部检查可能是正常的，触诊无压痛。需要强调的是，如果临床高度怀疑胰腺炎，要进行胰酶检查和影像学检查。胰腺炎的影像学检查包括内镜超声、CT和MRI[6]。

治 疗

生活方式的改变和非手术治疗

治疗疼痛已经成为慢性胰腺炎管理的焦点。改变生活方式势在必行。戒烟和戒酒是减少疾病进展的重要组成部分，而疾病进展又会对疼痛产生影响[6]。胰酶替代疗法在减轻疼痛方面是有效的，患者应该转诊到消化科进行评估。

药物治疗

要处理疼痛，首先应尝试非手术疗法和口服药物。如果患者没有禁忌证，可以尝试非处方镇痛药，包括对乙酰氨基酚和消炎药。如果疼痛不能通过非处方镇痛药得到充分的控制，那么就应该尝试处方强效镇痛药。在使用阿片类药物之前，应选择非阿片类药物，包括加巴喷丁类药物和三环类抗抑郁药。在一项随机、双盲、安慰剂对照试验中，发现普瑞巴林与慢性胰腺炎相关的中枢疼痛敏化降低有关[7]。三环类抗抑郁药物如去甲替林或阿米替林也可以尝试使用。

如果加巴喷丁类药物或三环类抗抑郁药被证明无效，那么可以尝试使用弱阿片类药物曲马多。如果长期使用阿片类药物治疗，应与患者讨论包括耐受性、依赖性和成瘾的风险。如果曲马多被证明无效，可口服阿片类药物如氢可酮或羟考酮，使用此类药物须谨慎并仔细注意剂量[7]。建议从最低的有效剂量来控制疼痛。

疼痛心理治疗是另一种疼痛管理手段，应该加以利用。认知行为疗法已被用于治疗慢性疼痛。通过认知行为疗法改变患者的想法和认知，使患者了解他们的疼痛。学会如何应对和管理疼痛对于取得长期正面的结果是至关重要的。

介入治疗

除了口服药物治疗外，还可使用几种介入治疗方法。

慢性胰腺炎继发的慢性上腹痛患者可考虑腹腔丛阻滞。通常，这种手术是对胰腺癌或上腹部恶性肿瘤患者进行的，但对于口服药物效果差的慢性胰腺炎患者，采用这种手术是合理的。

请参阅第13章腹腔丛阻滞的技术和各种方法。对于慢性胰腺炎的局部神经阻滞（2%利多卡因注射液或0.25%丁哌卡因8～10 ml）并加用类固醇激素。一项研究表明，经过神经阻滞的慢性胰腺炎患者，其疼痛缓解可持续2个月，而一小部分患者疼痛缓解极少或未得到缓解[8]。在进行腹腔丛阻滞治疗慢性胰腺炎前，应与患者讨论预期效果。如果患者确实有短期缓解，那么可以考虑用乙醇或苯酚进行神经毁损治疗。

神经调控

如果上述治疗措施无效，可以考虑神经调控治疗。脊髓电刺激（SCS）已被证实能够明显缓解腹部内脏疼痛，而对这一技术的研究还比较有限（图14.1和图14.2）。可汗（Khan）等报道了5例用SCS治疗的慢性非酒精性胰腺炎。SCS的导线沿背柱中线放置，电极尖端位于T5～T6椎体。在一个实例中，将导线放置于T5～T8水平，所有5例患者疼痛都缓解了至少50%，并显著减少了阿片类药物的用量[9]。

在另一项对35例慢性内脏痛患者的回顾性研究中，其中26例为胰腺炎相关疼痛。总体而言，患者永久性植入脊髓刺激器后，阿片类药物使用量减少[10]。此外，在一项关于使用SCS治疗慢性胰腺炎的系统性综述中，作者发现在随访期间患者疼痛缓解程度超过50%[11]。

靶向给药

鞘内泵是另一种手术治疗疼痛技术，可以对顽固性疼痛患者使用。Kongkam等报道了13例顽固性胰腺炎疼痛患者接受鞘内泵植入术的效果[12]。其导管尖端放置位置从

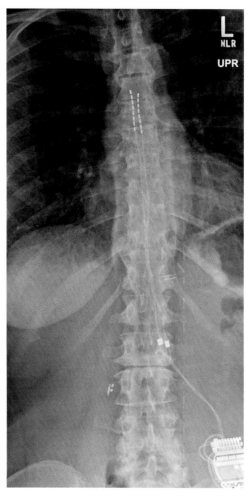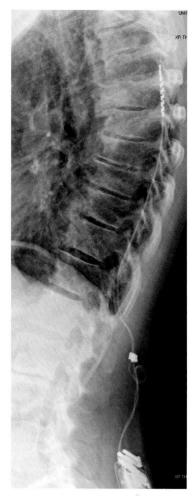

图14.1　慢性胰腺炎患者植入脊髓刺激　　　图14.2　慢性胰腺炎患者植入脊髓刺激
　　　　　系统的正位透视　　　　　　　　　　　　　系统的侧位透视

T1到T9不等。使用了多种鞘内药物，包括吗啡、氢吗啡酮和辅助药物（如可乐定和丁哌卡因）。在1年的随访中，整体疼痛评分显著改善，绝大多数患者放弃了口服阿片类药物。

（刘广召 译　李 赓 校）

原书参考文献

[1]　Lew D, Afghani E, Pandol S. Chronic pancreatitis: current status and challenges for prevention and treatment. *Dig Dis Sci*. 2017; 62 (7): 1702-1712.

[2]　Law R, Parsi M, Lopez R, Zuccaro G, Stevens T. Cigarette smoking is independently associated with

chronic pancreatitis. *Pancreatology*. 2010; 10 (1): 54-59.

[3] Gupte AR, Forsmark CE. Chronic pancreatitis. *Curr Opin Gastroenterol*. 2014; 30 (5): 500-505.

[4] Kleeff J, Whitcomb DC, Shimosegawa T, et al. Chronic pancreatitis. *Nat Rev Dis Primer*. 2017; 3 (1) .

[5] Pham A, Forsmark CE. Chronic pancreatitis: review and update of etiology, risk factors, and management. In: *F1000Research*.; 2018.

[6] Dominguez-Munoz JE, Drewes AM, Lindkvist B, et al. Recommendations from the United European Gastroenterology evidence-based guidelines for the diagnosis and therapy of chronic pancreatitis. *Pancreatology*. 2018; 18 (8): 847-854.

[7] Bouwense SAW, Olesen SS, Drewes AM, Poley J-W, van Goor H, Wilder-Smith OHG. Effects of pregabalin on central sensitization in patients with chronic pancreatitis in a randomized, controlled trial. Eldabe S, editor. *PLoS One*. 2012; 7 (8): e42096.

[8] Leung JW, Bowen-Wright M, Aveling W, Shorvon PJ, Cotton PB. Coeliac plexus block for pain in pancreatic cancer and chronic pancreatitis. *Br J Surg*. 1983; 70 (12): 730-732.

[9] Khan YN, Raza SS, Khan EA. Spinal cord stimulation in visceral pathologies: table 1. *Pain Med*. 2006; 7 (Suppl 1): S121-S125.

[10] Kapural L, Nagem H, Tlucek H, Sessler DI. Spinal cord stimulation for chronic visceral abdominal pain. *Pain Med*. 2010; 11 (3): 347-355.

[11] Ratnayake CB, Bunn A, Pandanaboyana S, Windsor JA. Spinal cord stimulation for management of pain in chronic pancreatitis: a systematic review of efficacy and complications. *Neuromodulation Technol Neural Interface*. 2019: 1-7.

[12] Kongkam P, Wagner DL, Sherman S, et al. Intrathecal narcotic infusion pumps for intractable pain of chronic pancreatitis: a pilot series. *Am J Gastroenterol*. 2009; 104 (5): 1249-1255.

CATHY HE, MD · R. JASON YONG

概　述

慢性术后疼痛（chronic postsurgical pain，CPSP）是一个重要且常被忽视的问题[1]。慢性术后疼痛会严重影响患者生活质量，限制术后康复，并使医患关系紧张。

CPSP的发病率为5%～85%，因临床研究和外科手术术式的不同而有很大差异[2]。据报道，腹部手术后的CPSP，特别是急诊剖腹手术的CPSP发病率为19%[3]，子宫切除术后为5%～32%[4]，腹股沟疝修补术后为10%～52%[5]，而胆囊切除术后为5%～42%。

CPSP的确切病理生理机制尚不明确，但理论上认为是适应不良和持续疼痛致敏的结果。需要排除之前存在的疼痛综合征、手术部位并发症和原发疾病的复发，并需要与手术的时间关系来诊断CPSP。

预防治疗的重点是有效的围术期镇痛和减少手术创伤。应针对不同的疼痛发生机制管理CPSP。例如，腹部手术导致慢性内脏痛可能是由于器官本身的损伤或术后瘢痕形成和粘连导致。相反，腹壁疼痛可能是腹腔内脏来源的疼痛，也可能是腹壁神经瘤或神经卡压的结果。

综合治疗至关重要，除了多模式药物治疗，还包括物理治疗和心理治疗。有报道称，对于非手术治疗后没有改善的患者，可以使用其他干预措施和外科手术。

病因和发病机制

CPSP的发病机制尚不清楚。CPSP的发生是由于手术、遗传、心理和围术期因素复杂的相互作用[6, 7]。慢性疼痛可由急性术后疼痛引起，也可在无症状期后发生。

术中神经损伤与CPSP的发生有关。术中有意或无意的神经损伤使CPSP的患病率最高[2, 6]。因此，许多患者表现出与神经病理性疼痛一致的症状和体征，如痛觉过敏和感觉障碍。然而，并非所有CPSP都是神经性的，也并非所有神经损伤的患者都会发展为慢性疼痛。

与所有慢性疼痛一样，CPSP是由外周敏化和中枢敏化所致[7, 9]。手术本身会对周围组织造成损伤。作为对手术损伤适应性反应的一部分，可导致外周敏化和中枢敏化。这些神经可塑性的改变诱发超敏状态，目的是在组织损伤风险最大时起到保护作用。随着手术部位的愈合，炎症消退，伤害刺激消除，外周和中枢神经元的痛阈上调并恢复到基线水平。然而，在一部分患者中，痛觉敏化持续存在[6, 7]。在某些情况下，痛觉敏化是由于持续的伤害性刺激所致[6]；例如，植入的网片或过多的瘢痕会压迫或拉伸神经导致持续的疼痛信号，或没有持续炎症的确切来源。在这些情况下，下行抑制性疼痛通路不足可能会导致痛觉敏化。

虽然导致CPSP的确切机制尚不清楚，但有很多危险因素可以帮助我们深入了解其发病机制（表15.1）。发生慢性术后疼痛最明确的危险因素是疼痛本身。术前疼痛以及术后急性疼痛的持续时间和强度都是CPSP的重要危险因素。疼痛还受到心理状况的强烈影响。焦虑、抑郁和灾难性的痛苦是CPSP和一般慢性疼痛的危险因素。

表15.1　慢性术后疼痛的危险因素[7]

术前因素
疼痛>1个月持续时间
女性
高龄
心理共病（即焦虑、抑郁）
遗传学（即COMT突变）
术中因素
手术时间>3小时
外科医师经验
神经损伤
术后因素
术后疼痛控制欠佳
出院时疼痛
放疗或化疗（神经毒性）

临 床 表 现

CPSP的临床表现可能会多种多样。慢性疼痛通常由无法控制或剧烈的急性术后疼痛引起[7]。然而，患者可以在无症状期几个月后出现症状，也称为蜜月[10]。在CPSP中神经病理性疼痛很常见，如躯体和内脏结构的痛觉超敏、痛觉过敏、痛觉减退、痛觉异常[7, 8]。

CPSP可表现为内脏疼痛特征，包括弥漫性或局部疼痛，通常是痉挛性疼痛、绞痛和隐痛[4]。弥漫性分布是内脏神经会聚的结果，其中相对较少的传入纤维支配每个内脏器官，然后会聚在重叠的脊髓背角神经元上[11]。内脏疼痛往往与自主神经症状高度相关，包括恶心、呕吐、出汗、苍白以及功能性肠病和膀胱疾病[12]。

疼痛位置通常在手术部位，也可以在躯体远端。腹壁疼痛可能是由躯体-内脏神经会聚引起的牵涉痛，也可能是由手术损伤引起的腹壁结构疼痛，如疝修补术期间的髂腹股沟神经损伤。瓦尔萨尔瓦动作可以区分腹壁疼痛和内脏疼痛。检查时患者取仰卧位且在腹部放松时进行触诊，然后要求患者收紧腹肌（将头部和肩部抬离床），再次触诊。当腹肌收缩时，腹壁疼痛会加剧，而内脏疼痛则会因腹肌收缩而减轻。

与以往一样，临床医师应该对并发症和情绪障碍保持高度警惕，尤其是CPSP患者中常见的焦虑和抑郁。

诊 断

自1999年克龙比（Crombie）等[1]首次制定CPSP的诊断标准，此后该标准一直在修订。表15.2显示了CPSP的诊断标准以及最近修改后的标准。

手术与疼痛发作的时间是诊断的必要条件。如果术后出现新的疼痛，就可以直接诊断。但许多手术（如嵌顿性腹股沟疝、胆囊炎）通常有术前疼痛并会混淆诊断。在这些情况下，必须有明显的疼痛加重才能被诊断为CPSP。此外，不同性质或不同位置的疼痛提示可能为CPSP。

虽然以前认为CPSP是术后急性疼痛的

表 15.2　慢性术后疼痛的诊断标准

传统标准（19）

1. 手术后出现疼痛

2. 疼痛持续至少 2 个月

3. 排除其他原因（即持续的感染或癌症复发）

4. 排除先前存在的疼痛问题引起的疼痛

更新标准（10）

1. 术后疼痛开始、加重或特征性改变

2. 疼痛持续至少 3 个月严重影响生活质量

3. 疼痛是术后急性疼痛持续到慢性疼痛状态，或无症状期后发展

4. 疼痛局限于手术部位，或神经解剖固定的感觉分布

5. 排除其他疼痛原因（即持续感染或肿瘤复发）

延伸，但最新证据表明，CPSP有时出现在术后无症状期数月后[13, 14]。由于痛性神经瘤和卡压性神经病变经历较长时间，因此延迟发作的疼痛应怀疑神经病变机制。

除了时间关系，手术和疼痛之间还必须有可识别的空间关系。疼痛常直接发生在手术部位，具体表现在皮肤水平或更深的内脏组织中。若出现感觉功能减退提示有神经损伤，可能存在神经病理性疼痛成分[8]。由于术后痛有炎症性疼痛成分或神经病变，可出现痛觉过敏[6, 8]。

术后痛不一定表现在手术部位。由于内脏神经和躯体感觉神经的会聚现象，慢性内脏痛可表现为相应的皮节区域的疼痛。直接或间接神经损伤引起的神经病理性疼痛可投射到与相关神经相对应的远端感觉分布区。临床医师应根据病史和体格检查情况，从解剖学上解读可疑病变，以确定远端疼痛是否是CPSP的表现。

体 格 检 查

鉴于CPSP的表现多种形式，体格检查方法应系统化，以确定潜在的疼痛机制。检

查手术部位首先从伤口和周围皮肤开始，排除感染和伤口愈合问题，并评估该部位是否有温度觉和触觉减退、痛觉超敏和痛觉过敏。

如果怀疑有特定的神经损伤，应进行蒂内尔（Tinel）征检查，检查者循神经的走行进行叩诊。阳性表现为触诊时局部疼痛以及叩诊时该神经分布区域的疼痛和（或）麻木感[15]。蒂内尔征提示有痛性神经瘤或压迫性神经病变，可通过诊断性神经阻滞来明确诊断。

对手术区域内的深层结构的检查应评估常见的术后并发症，如肠梗阻、胃排空延迟或疾病持续存在。

影像学检查包括超声、CT和MRI，是诊断术后痛的一部分，通过影像学检查可以确诊并排除其他病因。

治 疗

治疗重点是防止CPSP的进展。尽可能在术前应控制好疼痛和其他可改变的危险因素。特别是对高危患者，超前镇痛预防痛觉过敏至关重要。在整个围术期提供足够的镇痛，可防止痛觉敏化。采用局部性和多模式的镇痛方法可以降低发生CPSP的风险。

药物治疗

非甾体抗炎药（NSAID）可以很好地降低CPSP的风险，以及治疗可能由隐匿性炎症引起的持续性疼痛。外用非甾体抗炎药也可通过减轻皮肤超敏反应而发挥作用[6, 7]。普瑞巴林等抗惊厥药已被证明可以减少CPSP的发展并减轻突发的神经病理性疼痛症状[7]。阿片类药物在短期治疗中疗效有限，在CPSP的长期管理中通常效果不佳，且会恶化预后[7]。在多个随机试验中，抗抑郁药尤其是5-羟色胺-去甲肾上腺素再摄取抑制剂在治疗神经病理性疼痛方面效果突出[2, 7]。患者通常能较好地耐受其不良反应，该药物数周内才可见效。

注射

局部麻醉药和糖皮质激素注射在CPSP的诊断和治疗中都有重要的作用[2]。局部麻醉药可以帮助定位病变部位，成功或有效的神经阻滞表现为目标神经支配区域出现短暂的感觉减退，在阻滞作用时间内疼痛评分降低。添加糖皮质激素旨在打破炎症和敏化的循环，且长期缓解疼痛[2]。各种交感神经阻滞可以治疗腹腔内疼痛，但必须记住，器官的交感神经支配有广泛的重叠，因此，单一的神经阻滞可能不够。内脏神经和腹腔神经丛阻滞（参考胰腺癌章节）用于来自胃、小肠、胰腺、肾和近端大肠的疼痛。上下腹神经丛阻滞（参考慢性前列腺炎章节）已被描述用于治疗来自远端结肠、膀胱和骨盆的疼痛。奇神经节阻滞（参见尾蚴病章节）已证明在治疗直肠、盆腔、阴囊和会阴区疼痛方面有效。腹前皮神经、髂腹下神经、髂腹股沟神经阻滞或腹横平面阻滞（参考慢性腹壁痛章节）可缓解腹壁疼痛（参考术后盆腔痛章节）。

治疗新进展

对神经阻滞有短暂效果的神经损伤可通过化学或射频神经毁损术获得更持久的疼痛缓解。脊髓电刺激（SCS）是一种公认的神经源性疼痛新的治疗方法。几项试验表明，它对治疗慢性腹痛有效，通常电极以40～70 Hz的频率刺激脊髓背柱，并产生异常感觉。虽然其机制尚不清楚，但人们认为刺激背柱可激活脊髓疼痛调节通路，释放抑制性神经递质，并下调交感神经输出，从而缓解疼痛[16]。最近有研究表明，高频率、低振幅的SCS可能更有效。一项使用10 kHz SCS的研究显示，78%的植入患者在12个月时疼痛评分降低了50%甚至更多[17]。电极尖端放置的位置为：腹痛的在T5～T8水平，而下腹痛或骨盆痛在T11～T12水平。

对于难治性疼痛可考虑采用鞘内给药系统（IDDS）。IDDS与通常放置在腹部的储液罐相连的留置导管将药物直接输送到鞘内空间。导管头端按患者疼痛的体表区位置放置。在进行永久性泵植入之前，要进行硬膜外试验或鞘内试验以确定这种治疗的疗效。美国FDA已批准吗啡、巴氯芬和齐考诺肽用于鞘内注射，并已使用多种超药品说明书用药。

手术干预

在某些情况下，移除固定物、网片或其他植入物可以去除持续的炎性刺激。当痛性神经瘤是疼痛的主要来源时，经诊断性神经阻滞证实，手术切除是一种适当的干预措施。传统的治疗方法包括切除神经瘤和将神经末梢埋入肌肉。但最近的研究表明，当神经末梢重建或引导神经再生肌肉时，结果会有所改善[18]。没有明确来源的腹痛可能不会对手术干预产生反应。

其他

包括认知行为疗法在内的一系列心理疗法已被证明有效。物理治疗包括脱敏、针灸和功能恢复疗法对患者有益。改变生活方式和避免触发疼痛也有助于提高生活质量。

（任玉娥 译 李 赓 校）

原书参考文献

［1］ Crombie IK, Davies HT, Macrae MA. Cut and thrust: antecedent surgery and trauma among patients attending a chronic pain clinic. *Pain*. 1998; 76 (1-2): 167-171.

［2］ Thapa T, Euasobhon P. Chronic postsurgical pain: current evidence for prevention and management. *Korean J Pain*. 2018; 31 (3): 155-173.

［3］ Tolstrup MB, Thorup T, Gogenur I. Chronic pain, quality of life and functional impairment after emergency laparotomy. *World J Surg*. 2019; 43 (1): 161-168.

［4］ Brandsborg B. Pain following hysterectomy: epidemiological and clinical aspects. *Dan Med J*. 2012; 59 (1): 4374.

［5］ Nikkolo C, Lepner U. Chronic pain after open inguinal hernia repair. *Postgrad Med*. 2016; 128 (1): 69-75.

［6］ Fregoso G, Want A, Tseng K, et al. Transition from acute to chronic pain: evaluating risk for chronic postsurgical pain. *Pain Physician*. 2019; 22 (5): 479-488.

［7］ Richebé P, Capdevila X, Rivat C. Persistent postsurgical pain: pathophysiology and preventative pharmacologic considerations. *Anesthesiology*. 2018; 129 (3): 590-607.

［8］ Kehlet H, Jensen TS, Woolf CJ. Persistent postsurgical pain: risk factors and prevention. *Lancet*. 2006; 367 (9522): 1618-1625.

［9］ Reddi D, Curran N. Chronic pain after surgery: pathophysiology, risk factors and prevention. *Postgrad Med*. 2014; 90 (1062): 222-227.

［10］ Werner MU, Kongsgaard UEI. Defining persistent post-surgical pain: is an update required? *Br J Anaesth*. 2014; 113 (1): 1-4.

［11］ Hoffman D. Understanding multisymptom presentations in chronic pelvic pain: the inter-relationships between the viscera and myofascial pelvic floor dysfunction. *Curr Pain Headache Rep*. 2011; 15 (5): 343-346.

［12］ Gebhart GF, Bielefeldt K. Physiology of visceral pain. *Comp Physiol*. 2016; 6 (4): 1609-1633.

［13］ Reinpold WM, Nehls J, Eggert A. Nerve management and chronic pain after open inguinal hernia repair: a prospective two phase study. *Ann Surg*. 2011; 254 (1): 163-168.

[14] Gartner R, Jensen MB, Nielsen J, et al. Prevalence of and factors associated with persistent pain following breast cancer surgery. *JAMA*. 2009; 302 (18): 1985-1992.

[15] Davis EN, Chung KC. The Tinel sign: a historical perspective. *Plast Reconstr Surg*. 2004; 114 (2): 494-499.

[16] Kapural L. *Chronic Abdominal Pain: An Evidence-Based, Comprehensive Guide to Clinical Management*. 1st ed. Springer; 2015.

[17] Kapural L, Narouze SN, Janicki TI, et al. Spinal cord stimulation is an effective treatment for the chronic intractable visceral pelvic pain. *Pain Med*. 2006; 7 (5): 440-443.

[18] Dumanian GA, Potter BK, Mioton LM, et al. Targeted muscle reinnervation treats neuroma and phantom pain in major limb amputees: a randomized clinical trial. *Ann Surg*. 2019; 270 (2): 238-246.

[19] Macrae WA. Chronic pain after surgery. *Br J Anaesth*. 2001; 87 (1): 88-98.

JOSIANNA HENSON, MD . NARAYANA VARHABHATLA, MD

概　述

据统计，就诊于消化内科的慢性腹痛患者中有10%~30%为慢性腹壁疼痛（chronic abdominal wall pain，CAWP）[1]。这些患者接受很多不必要的治疗和检查，导致确诊时间平均延迟2年，增加了6700美元以上的医疗成本[2]。准确的诊断和正确的治疗可治愈腹壁疼痛。腹壁由T7~T12水平神经支配，这些神经在神经根或者以直角进入腹直肌远端处受到卡压[3]。手术损伤或瘢痕组织会导致远端分支受损，进而引起疼痛。何普尔盖特（Applegate）将该疾病称为腹壁前皮神经卡压综合征（anterior cutaneous nerve entrapment syndrome，ACNES）[4]，通常表现为尖锐、局限性疼痛，活动时加重，与进食和排便无关[4, 5]。众所周知，诊断该病困难，几乎完全依赖于病史和体格检查。瓦尔萨尔瓦动作有助于诊断的体格检查。CAWP可见于任何年龄，女性多见。CAWP的干预措施包括：腹横肌平面（transversus abdominis plane，TAP）阻滞、腹壁前皮神经阻滞以及神经调控和神经切除术，上述措施更有利于远期医疗管理[5, 6]。

病因和发病机制

腹壁由数层肌肉构成。成对的腹直肌位于腹中线两侧。侧面从浅到深依次为腹外斜肌、腹内斜肌和腹横肌。腹壁由T7~T12肋间神经前支支配[7]，这些神经走行于腹内斜肌和腹横肌之间的平面，此处为TAP阻滞的靶点。随后穿腹直肌后鞘以90°穿过纤维鞘成为前皮神经，然后再以另一个90°进入皮下[3]。

CAWP鉴别诊断广泛，包括周围神经卡压或损伤、胸部或腹部脏器牵涉痛、T7~T12神经根病变、带状疱疹、肋骨疼痛、肌筋膜痛和腹直肌鞘血肿[5]。CAWP最常见的病因是ACNES，它是由低位肋间神经皮支受卡压引起的。许多被诊断为功能性腹痛综合征的患者具有腹壁疼痛的成分[8]。

腹壁前皮神经的外周卡压可由手术损伤或肋间血管神经束及其周围的解剖变异引起。当手术切口直接损伤皮神经或瘢痕组织形成（或缝线）侵犯皮神经时会导致医源性ACNES[8]。在没有腹部手术史的患者中，神经卡压最常发生于腹直肌外侧缘。在这里，神经血管束在穿过腹直肌鞘的纤维环时受卡压进而引起ACNES[3]。

临 床 表 现

CAWP的临床表现不一，疼痛为其主要表现。患者通常主诉1～3个月的局限性腹部疼痛。疼痛程度轻重不一，疼痛性质为酸痛、灼痛或钝痛[6]。患者通常能够指出疼痛的确切区域（与腹部内脏痛的患者相反，内脏痛的定位较差），并且用手按压疼痛部位可缓解疼痛[1]。疼痛也可向后背放射[2]，腹压增加或肥胖等情况会加剧疼痛。既往腹部手术史有助于诊断CAWP，因为瘢痕组织的形成或手术缝线可能导致皮神经卡压[9, 10]。

诊 断

在一项调查中，只有26%的内科医师能够诊断典型的慢性腹壁痛，并选择恰当的诊断流程[6]。因腹痛求诊初级保健医师或消化科医师的患者可能需要完成相关检查，以排除任何结构异常或恶性肿瘤。实验室检查包括血生化、血常规及肝酶检测，影像学检查包括腹部X线检查以及腹部和盆腔CT检查。

CAWP诊断主要依靠病史和体格检查，首先要与内脏痛鉴别。虽然这种鉴别很困难，但一般来说，内脏痛是弥漫性的且定位较差，而腹壁疼痛则定位准确[11]。如果鉴别困难，那么诊断性阻滞有助于鉴别[3, 4]。包括局部痛点注射及腹壁阻滞，如TAP阻滞、腹直肌鞘阻滞、竖脊肌平面阻滞和椎旁神经阻滞。诊断性阻滞后疼痛改善说明疼痛来源于腹壁。

诊断性硬膜外阻滞也有助于鉴别诊断内脏痛、中枢痛和腹壁痛[12]。这包括胸椎硬膜外麻醉，首先要注射生理盐水（作为安慰剂），然后逐渐增加局部麻醉药剂量。该诊断性治疗的生理学基础是基于交感神经和内脏传入神经比皮肤感觉纤维对局部麻醉药更敏感。因此，局部麻醉药减轻患者疼痛的时间点（或局部麻醉药停止后疼痛恢复的时间点）有助于阐明疼痛的来源。如果任何剂量局部麻醉药都不能缓解腹痛，表明可能为中枢性疼痛。然而，对这种阻滞的解释是很主观的。局部麻醉药和神经纤维之间的相互作用是不可预测的，且在不同患者之间标准不一，因而，不建议将该测试作为诊断流程的第一步。

体 格 检 查

腹部体格检查是诊断腹壁疼痛的必要条件。瓦尔萨尔瓦动作是最有意义的体检发现[13, 14]。进行此项检查时，患者取仰卧位，屈膝放松腹壁。在放松体位时触及疼痛部位，然后要求患者头和肩部抬离床面，收紧腹肌，如果随着腹壁张力增加腹部疼痛加重，就说明疼痛来自腹壁，则该试验为阳性。如果是腹内疼痛，随着腹壁张力增加，疼痛可能会减轻，因为紧张的腹肌会保护腹内脏器[3]。

其他体格检查包括固定压痛、浅表压痛或腹壁上小于2.5 cm的压痛点。捏夹疼痛区域的皮肤时出现痛觉异常，这就是经典的Pinch试验[5]。

治 疗

目前尚无关于CAWP治疗的循证指南，高质量的研究也很少。因此，本节描述的大多数治疗方法都是基于专家意见或对慢性疼痛其他病因进行的干预措施。CAWP治疗包括药物治疗、介入治疗、注射疗法、先进技术、外科治疗和物理治疗。

药物治疗

药物治疗通常为治疗疼痛性疾病的一线治疗，而对于ACNES来说并非如此。非甾体抗炎药、对乙酰氨基酚、弱阿片类药物、抗惊厥药及抗抑郁药具有部分疗效。因此，使用治疗神经病理性疼痛的药物进行非手术治疗是合理的。这包括抗惊厥药物（包括加巴喷丁、普瑞巴林）、抗抑郁药（5-羟色胺-去甲肾上腺素再摄取抑制剂、三环类抗抑郁药）。

注射疗法

疼痛区域直接注射局部麻醉药和糖皮质激素治疗CAWP可显著缓解腹壁疼痛。一项研究表明，91%的疑似CAWP患者局部注射麻醉药和糖皮质激素后疼痛缓解超过50%[3]。最近，越来越多的超声引导下皮神经阻滞技术治疗腹壁疼痛，并且在两次注射后疼痛缓解长达10个月[15]。超声引导下皮神经阻滞的靶点在腹直肌和半月线之间靠半月线内侧约1 cm处。如果疼痛区域较难定位，则腹壁阻滞如腹横肌平面阻滞（TAP阻滞）、腹直肌鞘阻滞和椎旁阻滞对CAWP诊断和治疗有帮助。

TAP阻滞可更直接地麻醉腹内斜肌和腹横肌之间的神经，可提供可靠的腹部脐以下部位的镇痛，而脐以上部位的镇痛则不充分[16]。TAP阻滞可经侧方、后路和肋缘下入路操作（图16.1和图16.2）。当局部注射用于诊断和治疗CAWP无效时，可使用该阻滞方法。

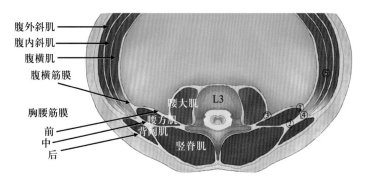

图16.1　腹壁后外侧L3水平横断面，显示腹横筋膜和胸腰筋膜的前、中、后三层，数字代表针尖位置：①腰方肌外路阻滞；②后路腰方肌阻滞；③前路腰方肌阻滞；④腰方肌肌内阻滞；⑤侧路TAP阻滞。

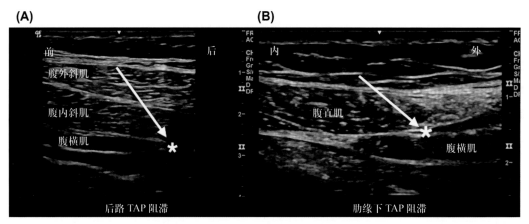

图16.2　超声图像（A）后路腹横肌平面阻滞；（B）肋缘下腹横肌平面阻滞。箭头表示穿刺针穿刺路径，*代表局麻药注射部位［资料来源：Onwochei D.N，Børglum J，Pawa A.Abdominal wall blocks for intra-abdominal surgery. BJA Educ，2018，18（10）：317-322.］RAM腹直肌

腹直肌鞘阻滞也可用于诊断和治疗慢性腹壁痛。阻滞在肋缘下腹直肌鞘后层和腹横筋膜之间的平面上进行，提供沿腹中线分布的感觉阻滞[17]，一般用于更难以进行疼痛定位的儿童。

一种不太常见的方法是使用椎旁阻滞来诊断和治疗CAWP。这种阻滞是在超声引导下于椎旁间隙注射局部麻醉药，阻滞交感神经和肋间神经，提供大范围的单侧躯体神经和交感神经阻滞[18]。

治疗新进展

顽固性腹壁痛也可用治疗慢性内脏痛和其他周围神经病变的新技术。有证据表明，局部注射肉毒素可以治疗外周病理性神经痛，尽管目前还没有针对CAWP进行过该项治疗的专门性研究[19]。麦迪（McGrady）报道过44例患者在刺激器引导下进行6%苯酚注射[20]。用23 G绝缘针插入腹直肌鞘，当0.5 V电刺激诱发疼痛时停止进针，注射1 ml 6%苯酚后，在不同的时间间隔对患者进行随访。28例患者中有26例患者（94%）疼痛完全或部分缓解长达6个月。

脊髓电刺激对慢性腹痛有一定的疗效。然而，到目前为止，相关研究仅用于评估脊髓电刺激对腹部慢性内脏痛的疗效，没有关于慢性腹壁痛的相关研究[21]。外周神经刺激在治疗神经卡压引起的神经病理性疼痛有效，也可以用于治疗ACNES，但目前尚无相关文献报道这一具体适应证。

外科治疗

对非手术治疗效果欠佳或短期缓解的患者，进行前皮神经切除术是一种选择。最近，在一项随机双盲对照试验研究中，学者将44例诊断为ACNES患者分为手术神经切除组和假手术组进行比较[22]，结果发现，手术组中73%患者和假手术组中18%患者疼痛缓解50%以上。其治疗效果可持续32个月[23]。林德（Lind）等建议对于非手术治疗联合3次局部注射仍不能有效缓解疼痛时，考虑外科治疗[9]。外科医师可以在腹直肌筋膜外侧缘进行筋膜松解术或神经切除术。

总　　结

慢性腹壁痛通常被误诊为内脏痛，导致不必要的诊断性检查以及延误诊断和治疗。通过适当地询问病史和进行体格检查可以做出诊断。对于疼痛局限、瓦尔萨尔瓦动作阳性以及有腹部手术史的患者，应考虑CAWP可能。通过在疼痛程度严重区域注射局部麻醉药和糖皮质激素可以进一步确认。此外，还可以选择腹直肌鞘阻滞或TAP阻滞。对于顽固性病例，建议由外科医师在神经卡压处行筋膜松解术，还可以考虑应用外周或脊髓电刺激治疗。

（任玉娥 译　王　永　马云龙 校）

［1］ Friedenberg FK, Gissen Brown JR, Bernstein GR, Erlich AC. Chronic abdominal wall pain. *J Clin Gastroenterol*. 2016; 50 (10): 828-835.

［2］ Thompson C, Goodman R, Rowe WA. Abdominal wall syndrome: a costly diagnosis of exclusion. *Gastroenterology*. 2001; 120: A637.

［3］ Scheltinga MR, Roumen RM. Anterior cutaneous nerve entrapment syndrome (ACNES) . *Hernia*. 2018; 22: 507-516.

［4］ Applegate WV. Abdominal cutaneous nerve entrapment syndrome (ACNES): a commonly overlooked cause of abdominal pain. *Perm J*. 2002; 6 (3): 20.

［5］ Sweetser S. Abdominal wall pain: a common clinical problem. *Mayo Clinic Proc*. 2019; 94 (2) . Elsevier.

［6］ Koop H, Koprdova S, Schürmann C. Chronic abdominal wall pain: a poorly recognized clinical problem. *Dtsch Ärzteblatt Int*. 2016; 113 (4): 51.

［7］ Tsai H-C, Yoshida T, Chuang TY, et al. Transversus abdominis plane block: an updated review of anatomy and techniques. *BioMed Res Int*. 2017; 2017.

［8］ van Assen T, de Jager-Kievit JW, Scheltinga MR, et al. Chronic abdominal wall pain misdiagnosed as functional abdominal pain. *J Am Board Fam Med*. 2013; 26: 738-744.

［9］ Lindsetmo R-O, Stulberg J. Chronic abdominal wall pain—a diagnostic challenge for the surgeon. *Am J Surg*. 2009; 198: 129-134.

［10］ De Andres J, Perotti L, Palmisani S, Perez VLV, Asensio-Samper JM, Fabregat G. Chronic pain due to postsurgical intra-abdominal adhesions: therapeutic options. In: *Chronic Abdominal Pain*. Springer; 2015: 77-87.

［11］ Costanza C. Chronic abdominal wall pain: clinical features, health care costs, and long term outcome. *Clin Gastroenterol Hepatol*. 2004; 2: 395-399.

［12］ McCollum D, Stephen CR. The use of graduated spinal anesthesia in the differential diagnosis of pain of the back and lower extremities. *South Med J*. 1964; 57: 410-416.

［13］ Srinivasan R, Greenbaum DS. Chronic abdominal wall pain: a frequently overlooked problem. *Am J Gastroenterol*. 2002; 97: 824.

［14］ Carnett JB. Intercostal neuralgia as a cause of abdominal pain and tenderness. *Surg Gynecol Obstet*. 1926; 42: 625-632.

［15］ Hong MJ, Kim YD, Seo DH. Successful treatment of abdominal cutaneous entrapment syndrome using ultrasound guided injection. *Korean J Pain*. 2013; 26: 291-294.

［16］ Støving K, Rothe C, Rosenstock CV, Aasvang EK, Lundstrøm LH, Lange KH. Cutaneous sensory block area, muscle-relaxing effect, and block duration of the transversus abdominis plane block: a randomized, blinded, and placebo-controlled study in healthy volunteers. *Reg Anesth Pain Med*. 2015; 40: 355-362.

［17］ Skinner AV, Lauder GR. Rectus sheath block: successful use in the chronic pain management of pediatric abdominal wall pain. *Pediatr Anesth*. 2007; 17: 1203-1211.

［18］ Richardson J, Lönnqvist PA, Naja Z. Bilateral thoracic paravertebral block: potential and practice. *Br J Anaesth*. 2011; 106: 164-171.

［19］ Jeynes LC, Gauci CA. Evidence for the use of botulinum toxin in the chronic pain setting—a review of the literature. *Pain Pract*. 2008; 8: 269-276.

［20］ McGrady EM, Marks RL. Treatment of abdominal nerve entrapment syndrome using a nerve stimulator. *Ann R Coll Surg Engl*. 1988; 70: 120-122.

［21］ Kapural L. Spinal cord stimulation for chronic abdominal pain. In: *Neuromodulation*. Elsevier; 2018: 1379-1386.

［22］ Boelens OB, van Assen T, Houterman S, et al. A double-blind, randomized, controlled trial on surgery for chronic abdominal pain due to anterior cutaneous nerve entrapment syndrome. *Ann Surg*. 2013; 257: 845-849.

［23］ van Assen T, Boelens OB, van Eerten PV, et al. Long-term success rates after an anterior neurectomy in patients with an abdominal cutaneous nerve entrapment syndrome. *Surgery*. 2015; 157: 137-143.

SALIM ZERRINY, MD · R. JASON YONG, MD

概　述

慢性肠系膜缺血多由动脉粥样硬化等闭塞性疾病导致的肠道血液灌注不足引起。据估计，约1/5的老年人存在一定程度的严重肠系膜血管狭窄，由于有充分的侧支循环，往往没有临床症状。然而，当血供无法满足需求时，则会出现"内脏缺血综合征"，其特征为餐后痛，进而导致进食恐惧和体重减轻。

一旦确诊，建议改变生活方式。但大多数患者最终需要通过经皮血管重建或开放手术血管重建进行治疗。在手术治疗之前，可通过腹腔丛和硬膜外阻滞等干预措施来缓解疼痛。对于非手术治疗患者来说，可以考虑放置脊髓电刺激器治疗。

病因和发病机制

大多数慢性肠系膜缺血是由动脉粥样硬化狭窄所致，罕见病因包括正中弓状韧带综合征、纤维肌发育不良、主动脉或肠系膜夹层、血管炎（结节性多动脉炎、多发大动脉炎）和腹膜后纤维化。

供应腹部的三大血管是腹腔干（食管、胃、十二指肠近端、肝、胆囊、胰腺和脾）、肠系膜上动脉（十二指肠远端、空肠、回肠和结肠脾曲）和肠系膜下动脉（降结肠、乙状结肠和直肠）。通常认为，65岁以上的老年人中约有18%存在一个内脏血管严重狭窄，而无任何临床症状；只有1.3%的患者合并存在两个或两个以上的严重血管狭窄[1]。尽管如此，在侧支循环提供足够灌注的情况下，许多患者可无临床症状。脾曲是高风险区域，因为其是肠系膜上动脉（SMA）和肠系膜下动脉（IMA）之间的交界区域。大多数肠系膜缺血病例涉及腹腔动脉或SMA起源的血管狭窄，尽管单支血管病变在腹腔动脉中比SMA更常见（分别为81%和19%）[2]。

临床表现

如前所述，由于存在广泛的侧支循环，绝大多数合并动脉粥样硬化的肠系膜缺血患者没有临床症状。大多数有症状的患者年龄在60岁以上，女性发病率是男性的3倍[3]。据估计，60%的患者有吸烟史，50%的患者存在确切的血管疾病[4]。

肠道血液灌注不良导致内脏缺血综合征：餐后痛（即肠绞痛）、进食恐惧、体重减轻及50%的患者可闻及上腹部杂音[5]。餐后痛常为绞痛、钝痛和痉挛性痛，常在进食后1小时内出现，2小时内缓解，高脂饮食后缓解时间可能会更长。疼痛通常位于上腹部，偶尔有背部放射痛。一般认为，疼痛由动脉窃血引起。当食物在胃中时，血液从肠道转移到胃，从而可解释疼痛的时间性[6]。当存在一系列症状包括体重减轻、餐后痛、适应性饮食模式和腹泻时，约60%的患者可能存在慢性肠系膜缺血，而如果没有这些症状，慢性肠系膜缺血的可能性只有13%[7]。研究已证实，约1/3的患者症状不典型，如恶心、呕吐、早期饱腹感和下消化道出血（由于腹腔动脉功能不全而次于上消化道缺血）[6]。如果血栓形成，症状会进展，并导致慢性肠系膜缺血急性发作，其发病率和病死率要高得多。

诊　　断

慢性肠系膜缺血的诊断最初依赖临床症状，如内脏缺血综合征、腹泻/吸收障碍、呕吐等。确定诊断很困难，因为其他疾病也有这些症状，如恶性肿瘤。当出现上述症状而又无法确诊其他疾病时，应重点考虑慢性肠系膜缺血。研究表明，从出现症状到确诊慢性肠系膜缺血平均需要1.5年[8]。必须有两个或多个肠系膜血管有明显狭窄的情况（腹腔动脉、SMA或IMA狭窄＞70%）才能确诊。然而，由于存在充足的侧支循环，即使单条肠系膜动脉完全闭塞，除了约5%的患者外，其余都没有临床症状。

根据美国影像协会制定的指南，腹部和盆腔增强CT是首选的影像学检查（图17.1），对识别或排除肠系膜血管动脉粥样硬化具有高度敏感性，也有助于排除其他腹腔疾病。磁共振血管成像（MRA）是一种可替代的非侵入性成像选择，在检查肠系膜血管内的近端狭窄区域方面具有很高的灵敏度，而在远端血管区域并不可靠。对于造影剂

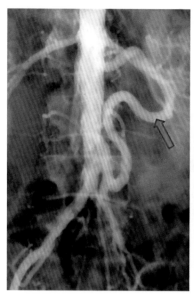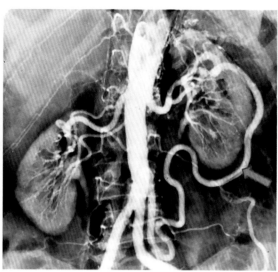

图 17.1 慢性肠系膜缺血患者的内脏 - 内脏侧支通路：Riolan 弓（箭头）是肠系膜上动脉（SMA）和肠系膜下动脉（IMA）之间的侧支通路

不耐受的患者，非对比性 MRA 已被证明是检测腹腔干和肠系膜上动脉狭窄的合理成像方法[9]。如果非侵入性成像技术无法诊断，下一步可行动脉造影，必要时进行其他干预。

在门诊中常应用超声对肠系膜血管进行筛查，其对血管高度狭窄的阴性预测值高达 99%，这有助于排除血管狭窄后寻找其他腹痛原因[10]。必须注意的是，尽管超声在诊断血管狭窄时具有高度敏感性，但无法诊断肠缺血。

正在进行的肠系膜功能研究对诊断慢性肠系膜缺血有积极作用。张力测定仪可用于评估肠腔内 pH，以确定组织缺血情况[11]。目前还有其他功能研究正在测试临床效果，包括可见光光谱血氧仪和 MR 静脉造影，分别用于评估黏膜氧饱和度和血流量。

体 格 检 查

体格检查往往没有异常结果。疼痛可能存在，但并不局限。疼痛可在饭后 30 分钟内出现，并在 1 小时内加重，通常在 1～3 小时内缓解。约 80% 的患者表现出一定程度的体重减轻，有些患者因严重营养不良出现恶病质。有些患者伴有弥漫性动脉粥样硬化疾病，包括冠状动脉粥样硬化和外周血管疾病。约 50% 的患者听诊可闻及上腹部肠鸣音。

治　疗

药物治疗

抗血小板药物通常用于动脉粥样硬化病患者的二级预防。如果有急性血栓形成，则需要进行全身抗凝。有证据表明，质子泵抑制剂可减少胃黏膜耗氧量。已证实解痉药（盐酸罂粟碱）和硝酸盐有助于减轻肠绞痛症状。

血管重建

通常只有在内脏血管严重狭窄时才需要血管重建。血管重建的两种方式是开放式手术重建（主动脉肠系膜动脉血管搭桥术、动脉内膜切除术和肠系膜再植术）和经皮血管腔内成形术（PTA）。鉴于技术的进步，PTA更受患者接受。但对有静脉造影剂禁忌的患者，最好是选用开放式手术。系统性回顾表明，两种术式的围术期病死率和3年生存率并无显著差异[12]。

注射疗法

已证明，介入治疗对慢性腹痛患者是有效的辅助治疗方法。硬膜外阻滞可使患者疼痛暂时缓解，意味着，可以为难治性腹痛患者放置永久性的镇痛装置如鞘内药物输注系统可使患者受益。迄今为止，评估内脏阻滞有效性的研究结论差异很大，且患者数量有限。里兹克（Rizk）等进行的一项回顾性研究对慢性腹痛患者进行了评估，并采用差异性胸段硬膜外阻滞（也称为差异性神经阻滞）进行治疗[13]；通过硬膜外导管注入局部麻醉药，随后阻断腹腔、下腹部和内脏神经等。在这项研究中，81名患者接受了差异性胸段硬膜外阻滞，70.4%的患者阻滞成功，其VAS评分下降了超过50%。这项研究还表明，初始疼痛评分越高，阻滞后疼痛缓解越明显。

鞘内药物输注系统

鞘内药物输注系统（IDDS）通过与植入皮下的输出泵相连的留置导管将药物直接输送到蛛网膜下腔（图17.2）。目前，美国FDA批准的IDDS可用药物有吗啡、巴氯芬和齐考诺肽。超药品说明书用药包括芬太尼、丁哌卡因、可乐定和氢吗啡酮等。应用最多的是阿片类药物，通常单一使用，之后以多模式镇痛指南作为指导来应用其他药物[14]。在放置IDDS之前，应进行硬膜外或鞘内试验，以明确治疗的潜在益处。或者给予单次椎管内注射，导管尖端根据患者疼痛部位放置于对应的神经节段。

神经调控

脊髓电刺激（SCS）是一种长期的介入性疼痛治疗技术，通常用于治疗各种慢性疼痛疾病，如复杂性区域疼痛综合征和腰椎术

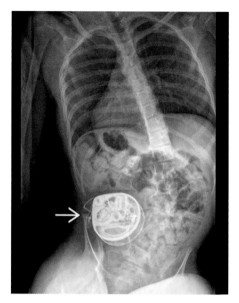

图 17.2　脑瘫患者的正位 X 线片显示鞘内巴氯芬输注泵（箭头）

后疼痛综合征。近年来，其应用范围扩大到治疗各种导致慢性内脏痛的疾病，一系列病例表明治疗后患者的疼痛评分可得到长期改善，且可减少阿片类药物用量。卡普尔（Kapural）等进行的一项研究中，35 名患者因慢性内脏痛（其中 2 名患者存在肠系膜缺血）接受 SCS 治疗[15]。大多数患者的 SCS 导线放在 T5 或 T6 椎体水平，用于全身、上腹或脐周疼痛，下腹痛的患者放置在 T11 和 T12 位置。28 名患者在试验有效后进行了永久性植入，对 19 名患者进行了 1 年多的追踪随访，结果显示，这 19 名患者在 6 个月和 1 年的随访中疼痛持续缓解，阿片类药物用量减少。

通常认为 SCS 的作用机制是在脊髓节段的感受器产生异常感觉来替代疼痛，这种异常感觉由初级传出纤维的逆向激活产生。另一种机制是闸门控制理论，刺激较粗的传入神经纤维会抑制交感神经和细内脏纤维的传入[16]。

近年来，高频无痛感脊髓电刺激治疗腹痛得到广泛关注。虽然，传统的脊髓电刺激以 2～1200 Hz 的频率向脊髓背段传递电脉冲，其刺激强度高于感觉异常的阈值，而高频电刺激的频率 10 kHz，刺激强度低于异常感觉阈值，因此，高频刺激没有腹部不适感，且在植入和取出手术时不需要术中影像定位。高频刺激的镇痛机制尚不清楚。一种假设认为，10 kHz 的刺激激活了抑制性中间神经元，从而减少了传入信号[17]。

SCS 的发展得益于短阵快速脉冲刺激爆发式脊髓电刺激的出现。短阵快速脉冲刺激是一种高频脉冲刺激（500 Hz，5 脉冲，40 次/秒），可有效模仿中枢神经系统对内侧痛觉系统的作用，从而影响疼痛的情绪成分[18]。与其他神经调控类似，短阵快速脉冲刺激在治疗慢性腹痛方面的效果尚未得到完全证实。里希特（Richter）等进行的回顾

性研究显示，3名不同慢性腹痛患者在试验刺激成功后，安装了BurstDR SCS导线和脉冲生成器[19]；SCS导线尖端定位在T6和T8椎体之间，术中进行了异常感觉测定。结果显示，在长达24个月的随访期内，2/3的患者疼痛完全缓解，1/3的患者疼痛缓解率达60%。此外，患者对生活质量满意，每月疼痛发作减少且阿片类药物用量减少。迄今为止相关证据显示SCS很有应用前景，但需要更高层次的研究来充分评估SCS模式在肠系膜缺血等慢性腹痛患者中的疗效。

背根神经节（DRG）电刺激也是一种电刺激疗法，适用于治疗包括腹部在内的传统脊髓背侧柱电刺激难以治疗的区域。DRG是位于脊柱双侧感觉神经元的集合[20]。在史密斯（Smith）治疗胰腺炎引起的慢性腹痛的病例中，对1名16岁慢性胰腺炎患者进行双侧T8和T10的DRG电刺激获得成功[21]。虽然该患者没有肠系膜缺血，但对于难治性腹痛患者可以考虑DRG电刺激。

迄今为止，由于不能经皮模拟电刺激脊髓节段感受器，难以设盲进行随机对照试验，因此，关于SCS介入治疗的研究非常有限。SCS治疗慢性缺血性疼痛的机制归因于通过血流的再分配解决了氧供需失衡，交感神经系统可直接引起血管舒张或通过感觉纤维释放血管舒张物质来舒张血管[22]。

非手术治疗

对于偶然诊断且没有临床表现的慢性肠系膜缺血患者，通常给予非手术治疗。改变生活方式（包括戒烟）、治疗动脉粥样硬化的危险因素、改变饮食习惯（少食多餐）、低蛋白低脂饮食、抑制胃酸分泌以及通过质子泵抑制剂改善胃黏膜血流（有助于减少胃肠道代谢需求）；营养评估对于由该疾病引起的体重减轻有重要作用。

（刘广召 译 马云龙 校）

原书参考文献

［1］ Biolato M, Miele L, Gasbarrini G, Grieco A. Abdominal angina. *Am J Med Sci*. 2009; 338: 389-395.

［2］ Hansen KJ, Wilson DB, Craven TE, et al. Mesenteric artery disease in the elderly. *J Vasc Surg*. 2004; 40: 45-52. http://dx.doi.org/10.1016/j.jvs.2004.03.022.

［3］ Keese M, Schmitz-Rixen T, Schmandra T. Chronic mesenteric ischemia: time to remember open revascularization. *World J Gastroenterol*. 2013; 19 (9): 1333-1337. http://dx.doi.org/10.3748/wjg.v19.i9.1333.

［4］ Veenstra RP, ter Steege RW, Geelkerken RH, et al. The cardiovascular risk profile of atherosclerotic gastrointestinal ischemia is different from other vascular beds. *Am J Med*. 2012; 125: 394.

［5］ Kolkman JJ, Bargeman M, Huisman AB, et al. Diagnosis and management of splanchnic ischemia. *World J Gastroenterol*. 2008; 14: 7309-7320.

［6］ Poole JW, Sammartano RJ, Boley SJ. Hemodynamic basis of the pain of chronic mesenteric ischemia. *Am J Surg*. 1987; 153: 171.

［7］ ter Steege RW, Sloterdijk HS, Geelkerken RH, et al. Splanchnic artery stenosis and abdominal complaints: clinical history is of limited value in detection of gastrointestinal ischemia. *World J Surg*. 2012; 36: 793.

［8］ Oderich GS. Current concepts in the management of chronic mesenteric ischemia. *Curr Treat Options Cardiovasc Med*. 2010; 12: 117.

［9］ Cardia PP, Penachim TJ, Prando A, et al. Non-contrast MR angiography using three-dimensional balanced steady-state free-precession imaging for evaluation of stenosis in the celiac trunk and superior mesenteric artery: a preliminary comparative study with computed tomography angiography. *Br J Radiol*. 2017; 90: 20170011.

［10］ Nicoloff AD, Williamson WK, Moneta GL, et al. Duplex ultrasonography in evaluation of splanchnic artery stenosis. *Surg Clin North Am*. 1997; 77: 339.

［11］ Walley KR, Friesen BP, Humer MF, Phang PT. Small bowel tonometry is more accurate than gastric tonometry in detecting gut ischemia. *J Appl Physiol*. 1998; 85: 1770.

［12］ Cai W, Li X, Shu C, et al. Comparison of clinical outcomes of endovascular versus open revascularization for chronic mesenteric ischemia: a meta-analysis. *Ann Vasc Surg*. 2015; 29: 934.

［13］ Rizk MK, Tolba R, Kapural L, et al. Differential epidural block predicts the success of visceral block in patients with chronic visceral abdominal pain. *Pain Pract*. 2012; 12 (8): 595-601. http://dx.doi.org/10.1111/j.1533-2500.2012.00548.x.

［14］ Deer TR, Pope J, Hayek SM. The Polyanalgesic Consensus Conference (PACC) recommendations on intrathecal drug infusion systems best practices and guidelines. *Neuromodulation*. 2017; 20: 96-132.

［15］ Kapural L, Hassan N, Tlucek H, Sessler DI. Spinal cord stimulation for chronic visceral abdominal pain. *Pain Med*. 2010; 11 (3): 347-355. http://dx.doi.org/10.1111/j.1526-4637.2009.00785.x.

［16］ Qin C, Lehew R, Khan K, Wienecke G, Foreman R. Spinal cord stimulation modulates intraspinal colorectal visceroreceptive transmission in rats. *Neurosci Res*. 2007; 58 (1): 58-66. http://dx.doi.org/10.1016/j.neures.2007.01.014.

［17］ Kapural L, Gupta M, Paicius M, et al. Treatment of chronic abdominal pain with 10-KHz spinal cord stimulation. *Clin Transl Gastroenterol*. 2020; 11 (2): e00133. http://dx.doi.org/10.14309/ctg.0000000000000133.

［18］ De Ridder D, Plazier M, Kamerling N, Menovsky T, Vanneste S. Burst spinal cord stimulation for limb and back pain. *World Neurosurg*. 2013; 80: 642-649.

［19］ Richter B, Novik Y, Bergman JJ, Tomycz ND. The efficacy of BurstDR spinal cord stimulation for chronic abdominal pain: a clinical series. *World Neurosurgery*. 2020; 138: 77-82. http://dx.doi. org/10.1016/j.wneu.2020.02.075.

［20］ Deer T, Levy R, Kramer J, et al. Dorsal root ganglion stimulation yielded higher treatment success rate for complex regional pain syndrome and causalgia at 3 and 12 months: a randomized comparative trial. *Pain*. 2017; 158: 669-681.

［21］ Justiz R, Smith N. *Thoracic DRG Stimulation for Chronic Abdominal Pain Due to Hereditary Pancreatitis*. Las Vegas: North American Neuromodulation Society; 2017.

［22］ Foreman RD. *Neural Mechanisms of Spinal Cord Stimulation*. Vol. 107.; 2012.

第
1
7
节

慢性肠系膜缺血

Mark Abumoussa, Meron Selassie, M.Gabriel Hillegass

第18节 炎症性肠病

概　述

炎症性肠病（IBD）是一种慢性肠道非特异性炎症性疾病，包括克罗恩病（CD）和溃疡性结肠炎（UC）[1]。美国疾病预防控制中心估计超过300万美国成年人患有IBD，约占总人口的1.3%，且患病率逐年上升。IBD发病年龄呈双峰分布，第一个峰在15~30岁，第二个峰则在50~80岁。研究发现，患病率增加的主要人群之一是犹太裔美国人[2]。同样需要注意的是，IBD在儿童中的发病率正在上升，约25%诊断病例发生在18岁以下的患者[4]。CD和UC具有许多共同的特点，它们的区别在于病理和临床表现。

病因和发病机制

有许多已知因素导致IBD，包括环境、遗传、免疫和细菌[3]。这些因素共同作用导致免疫失调，引起IBD胃肠道表现。CD是一种典型的跨壁炎症，其特征是病变呈跳跃性或节段性分布，可累及从口唇到肛门的整个消化道。跨壁炎症可导致肠纤维化、狭窄以及肠梗阻。UC累及结直肠黏膜，并向近端延伸到结直肠的其他区域。CD和UC呈复发-缓解病程。已发现IBD的免疫致病成分包括上皮细胞、内皮细胞和其他炎症介质[1]。吸烟是CD危险因素之一，但对UC有保护作用[5]。

临床表现

虽然UC和CD有共同的临床症状和体征，但IBD有独有的特征。超过50%的IBD患者以腹部（盆腔）疼痛为主诉。据报道，约14%的IBD患者存在慢性盆腔痛[6]。疼痛来自复发期间的急性炎症、肠狭窄或肠粘连引起的部分或全部肠梗阻、瘘管、脓肿或内脏痛觉超敏导致。发热、虚弱和腹泻也是IBD的常见症状。约90%的CD患者伴有血性腹泻，而UC患者主诉是腹部痉挛性疼痛，排便后缓解。这两种形式的IBD都会导致食欲下降，进而体重减轻。

IBD可导致慢性全身炎症状态，对发生在胃肠道以外的症状称为胃肠外症状。据统计，6%～47%成年患者和约25%儿童患者受胃肠外症状影响[7]。胃肠外症状常发生于肌肉骨骼系统，表现为外周和中轴关节病变，包括掌指关节炎，通常为自限性，严重的为强直性脊柱炎和骶髂关节炎[8]。IBD的皮肤表现为结节性红斑和坏疽性脓皮病，大多数与IBD的并发症有关[9]。IBD患者的眼部表现包括葡萄膜炎（2%）和巩膜炎（5%）[7]，肝胆疾病也与IBD相关，高达50% IBD患者在疾病过程中的某个阶段出现肝胆表现[10]，最常见的是原发性硬化性胆管炎，主要见于CD患者，7.5%为中年男性[7]。

诊　　断

IBD通过内镜下消化道炎症改变以及组织活检病理学改变进行诊断。内镜和结肠镜是最常用的两种检查方式，而乙状结肠镜或胶囊内镜是替代选择。重要的是排除慢性胃肠道不适和（或）出血的其他原因，对感染原因进行实验室检查，以及对梗阻的解剖原因（包括癌症和其他肿块）进行其他影像学检查。

体 格 检 查

内脏性腹痛是一种常见的症状，IBD患者的腹部触诊结果通常没有特异性。恶病质可见于严重病例，其中厌食症、持续的腹痛和相关的胃肠道症状有关，有的患者皮肤可见结节性红斑和坏疽性脓皮病；有的患者有关节受累表现，如掌指骨红肿。此外，还有强直性脊柱炎患者有脊柱僵硬和活动范围受限。由于该病反复发作且常致残，许多患者常伴有精神症状。对于焦虑、抑郁以及任何不适应的行为或思维模式（如灾难化思想）评估应谨慎，因为这些心理健康状况往往与IBD共存[12]。

治　　疗

IBD的疼痛治疗需要社区门诊、消化内科和其他临床专科医师、疼痛科、精神科医师共同管理。慢性腹痛伴内脏痛觉超敏，同时存在严重心理健康疾病，需要以患者为中心的护理方式来指导患者及社会支持，以便获得满意的治疗效果。在确定治疗方案时，应区分IBD急性加重期（即复发）疼痛与慢性内脏痛。消化内科医师应对疾病活动期和复发进行评估；若发生梗阻、瘘管、穿孔、脓肿或其他严重并发症，则需要行手术干预。

生活方式的改变和非手术治疗

定期的有氧运动、正念减压、冥想和瑜伽等自我管理干预措施，可帮助患者减轻压力，促进健康的生活方式。这些活动可以作为跨学科综合治疗计划的一部分。

药物治疗

大多数IBD的内科治疗由消化科医师负责。内科药物包括抗炎药物如糖皮质激素或氨基水杨酸盐、免疫抑制剂（如硫唑嘌呤），以及新型肿瘤坏死因子抑制剂、整合素、细胞因子或转录因子药物治疗。

非甾体抗炎药

通常只对IBD胃肠外症状中关节痛有效。应避免将其作为IBD内脏痛的一种特殊治疗方法。抑制环氧化酶后前列腺素减少会对肠黏膜产生不利影响，而IBD肠黏膜已经发生病理改变。

辅助镇痛药——SNRI、TCA、SSRI、AED

目前尚无随机对照试验证明这类药物对IBD相关症状或疾病进展有效。SNRI和SSRI可在适当时用于治疗焦虑和抑郁共病。SNRI、TCA和AED对中枢敏化和内脏痛觉超敏反应的治疗可能有效。

阿片类药物

对慢性内脏疼痛患者应谨慎使用阿片类药物并密切监测生命体征。对于IBD复发或手术相关的急性疼痛，可以短期应用阿片类药物，直至疼痛缓解和手术愈合。由于IBD患者使用阿片类药物存在中毒性巨结肠的风险，必须对其实施肠道管理；肠麻醉综合征是阿片类药物长期使用的另一个并发症，因复发的腹痛使得很难区分活动性IBD疼痛和阿片类药物相关不良反应。

新型治疗方法

治疗IBD新的分子靶点及临床转化正在进行，其中，生物活性肽引起了学者的广泛关注[12]。研究表明，生物活性肽参与疼痛信号传导和逆转应激诱导镇痛。此外，还与IBD的病理生理学有关，表明针对该生物活性肽的治疗不仅可以缓解疼痛，而且有助于改善疾病的慢性病程[12, 13]。其他分子治疗途径包括瞬时受体电位（TRP）通道（如TRPV1/TRPA1混合拮抗剂、TRPV4拮抗剂）和JAK激酶抑制剂的细胞因子信号传导[12]。

心理干预

学者们越来越重视心理干预治疗IBD的疗效，包括心理动力学疗法、认知行为疗法、系统疗法、简快疗法、支持疗法、患者教育和应对技能等。1989年，德罗斯曼（Drossman）论述了IBD对患者生活方面的影响，强调该病导致的情绪行为可能是所有患者中最负面的[14]。随后多位学者报道，IBD活动性可能与焦虑/抑郁的相应增加或减少密切相关，情绪障碍的程度似乎与疾病的严重程度相关[15, 16]。由此产生一种假设，即心理社会因素的改善可能会对患者的心理社会健康以及IBD本身的病程产生影响，该假设在文献中一直存在争议。2011年包括21项随机对照试验和观察性研究的大型Cochrane系统评价旨在解决这一问题，其目的是评估心理干预对IBD的影响以及由此产生的疾病活动性。综述认为，尚无证据表明心理治疗对成年人IBD患者的疗效。然而，有学者认为对青少年的心理干预可能有益，尚需在此特定人群中进行更多的研究[17]。

饮食管理

IBD患者通常对治疗计划中饮食调整非常关注。证据表明，饮食因素可能会影响和（或）进一步恶化肠黏膜炎症。已知环境（尤其是饮食）与肠道微生物群组成之间存在关联性。但目前很少有来自随机对照试验和转化研究的证据来指导患者[18]。据报道，有利饮食包括无碳水化合物、无麸质、特定碳水化合物饮食、可发酵低聚糖、双糖和单糖饮食以及"旧石器时代饮食"[18]。这些饮食原本认为可以减轻肠道炎症，然而，基本上所有的食物都会加重症状。因此，患者经常被告知要了解自己的饮食，记录哪些食物会加重症状，并根据他们的特定需求调整饮食习惯。

介入治疗

目前，尚无介入治疗IBD相关疼痛的报道[19]。但在内脏痛觉超敏患者中，与肠道神经支配相对应的脊髓背柱或背角可发挥神经调控作用。卡普尔（Kapural）等（2010年）发表了关于35个连续脊髓电刺激（SCS）治疗慢性内脏腹痛的系列研究病例。研究者将电极从腰部置入硬膜外腔（图18.1）后置于中线，其尖端位于T5~T6（图18.2）可治疗上腹部/脐周疼痛，或置于T11~L1治疗下腹部/盆腔痛。大多数患者的初步诊断为胰腺炎或内脏粘连性疾病，而非IBD。结果显示，86%的患者试验成功（＞50%的疼痛减轻），对19名患者随访1年，其平均VAS评分为基线的50%[20]。此外，同年公布的一项全国性调查分析了70例慢性内脏疼痛行SCS，其中只有4例SCS试验失败。在平均84周的随访中，66名患者在T5~T6植入电极，疼痛得到了显著的持续缓解（缓解程度＞50%），且阿片类药物消耗量显著减少[21]。

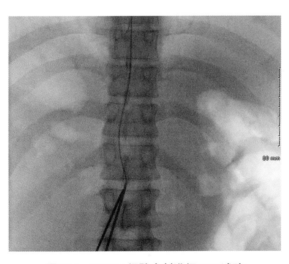

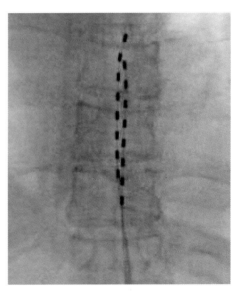

图18.1　T12/L1间隙穿刺进行SCS试验　　　　图18.2　脊髓刺激器导线尖端位于T5椎体

神经调控的最新进展是调节脊髓胶质细胞活性，可能对某些中枢致敏的慢性疼痛有利，因为新的研究表明，神经胶质细胞激活使中枢神经系统炎症和致敏持续存在。在各种慢性疼痛人群中进行这项转化研究需要数年时间，也可应用于IBD人群。

手术治疗

最终，结肠切除术和造口术等外科干预是IBD严重病例的选择[11]。如前所述，与

IBD 相关的并发症也可能需要急症手术干预。

（刘广召 译 马云龙 校）

原书参考文献

[1] De Souza H, Fiocchi C. Immunopathogenesis of IBD: current state of the art. *Nat Rev Gastroenterol Hepatol*. 2015; 13 (1): 13-27.

[2] Inflammatory bowel disease is more common than earlier studies showed. *J Am Med Assoc*. 2016; 316 (24): 2590.

[3] Roberts H, Rai S, Pan J. Extraintestinal manifestations of inflammatory bowel disease and the influence of smoking. *Digestion*. 2014; 90 (2): 122-129.

[4] Yu YR, Rodriguez JR. Clinical presentation of Crohn's, ulcerative colitis, and indeterminate colitis: symptoms, extraintestinal manifestations, and disease phenotypes. *Semin Pediatr Surg*. 2017; 26: 349-355.

[5] Biedermann L, Fournier N, Misselwitz B, et al. High rates of smoking especially in female Crohn's disease patients and low use of supportive measures to achieve smoking cessation--data from the Swiss IBD Cohort Study [published correction appears in J Crohns Colitis. 2016 Jun; 10 (6): 754]. *J Crohns Colitis*. 2015; 9 (10): 819-829.

[6] Rapkin AJ, Mayer EA. Gastroenterological causes of chronic pelvic pain. *Obstet Gynecol Clin N Am*. 1993; 20: 663-683.

[7] Vavricka SR, Schoepfer A, Scharl M. Extraintestinal manifestations of inflammatory bowel disease. *Inflamm Bowel Dis*. 2015; 21 (8): 1982-1992.

[8] Brakenhoff L, Van der Heijde DM, Hommes DW. IBD and arthropathies: a practical approach to its diagnosis and management. *Gut*. 2011; 60 (10): 1426-1435.

[9] Levine JS, Burakoff R. Extraintestinal manifestations of inflammatory bowel disease. *Gastroenterol Hepatol*. 2011; 7 (4): 235-241.

[10] Ott C, Scholmerich J. Extraintestinal manifestations and complications in IBD. *Nat Rev Gastroenterol Hepatol*. 2013; 10 (10): 585-595.

[11] Sobczak M, Fabisiak A, Murawska N, et al. Current overview of extrinsic and intrinsic factors in etiology and progression of inflammatory bowel diseases. *Pharmacol Rep*. 2014; 66 (5): 766-775.

[12] Zielinska A, Salalga M, Wlodarczyk M. Focus on current and future management possibilities in inflammatory bowel disease-related chronic pain. *Int J Colorectal Dis*. 2019; 34 (2): 217-227.

[13] Sobczak M, Mokrowiecka A, Cygankiewicz AI, et al. Anti-inflammatory and antinociceptive action of an orally available nociceptin receptor agonist SCH 221510 in a mouse model of inflammatory bowel

diseases. *J Pharmacol Exp Therapeut*. 2014; 348 (3): 401-409.

[14] Drossman DA, Patrick DL, Mitchell CM, Zagami EA, Appelbaum MI. Health-related quality of life in inflammatory bowel disease: functional status and patient worries and concerns. *Dig Dis Sci*. 1989; 34 (9): 1379-1386.

[15] Porcelli P, Leoci C, Guerra V. A prospective study of the relationship between disease activity and psychologic distress in patients with inflammatory bowel disease. *Scand J Gastroenterol*. 1996; 31 (8): 792-796.

[16] Mawdsley JE, Rampton DS. Psychological stress in IBD: new insights into pathogenic and therapeutic implications. *Gut*. 2005; 54 (10): 1481-1491.

[17] Timmer A, Preiss JC, Motschall E, Rücker G, Jantschek G, Moser G. Psychological interventions for treatment of inflammatory bowel disease. *Cochrane Database Syst Rev*. 2011; 16 (2): CD006913.

[18] Hou JK, Lee D, Lewis J. Diet and inflammatory bowel disease: review of patient-targeted recommendations. *Clin Gastroenterol Hepatol*. 2014; 12 (10): 1592-1600.

[19] Docherty MJ, Jones RC, Wallace MS. Managing pain in inflammatory bowel disease. *Gastroenterol Hepatol*. 2011; 7 (9): 592-601.

[20] Kapural L, Nagem H, Tlucek H, Sessler DI. Spinal cord stimulation for chronic visceral abdominal pain. *Pain Med*. 2010; 11 (3): 347-355.

[21] Kapural L, Deer T, Yakovlev A, et al. Technical aspects of spinal cord stimulation for managing chronic visceral abdominal pain: the results from the national survey. *Pain Med*. 2010; 11 (5): 685-691.

慢性内脏痛介入治疗

第19节 肠易激综合征

JESSICA BEATTY, MD, NARAYANA VARHABHATLA, MD

概　述

肠易激综合征（IBS）在全球的患病率为5%~20%[1, 2]，约占功能性胃肠疾病的25%。功能性腹痛的范围难以界定，疼痛呈弥漫性（非局限性），与器质性或血生化检查结果无关[3]。具体来说，IBS的特征是慢性腹痛、肠道习惯改变（腹泻或便秘）以及体格检查、检验结果无任何异常。IBS的疼痛和腹泻或便秘症状通常会持续一生，并对生活质量产生重大影响。美国和英国18项研究的荟萃分析结果表明，每位IBS患者的年直接支出（药物、手术和就诊）为348~8750美元，年间接支出（工作日损失和生产力下降）为355~3444美元[4, 5]。在美国，IBS每年的就诊费用为2.28亿美元，药品费用为8000万美元[5]。IBS是医保系统的重大疾病。据估计，IBS病例占消化科医师每年转诊病例的25%~50%[6, 7]。简言之，IBS对医疗资源的占用、全球经济和患者的生活质量有重大影响。如何诊断IBS和处理该综合征的标志性特征——腹痛，有良好的社会效益和经济效益。

病因和发病机制

和大多数慢性疼痛一样，IBS的慢性腹痛有多方面的因素（外周感觉、情绪情感和中枢认知系统），包括外周和中枢水平的生理变化。来自结肠的信号通过一级和二级神经元传递到脊髓，然后通过脊髓丘脑束传递到大脑。之后投射到体感皮层，体感皮层的功能是辨别疼痛信号的位置，无论这些信号是来自躯体还是内脏。这些信号也会被投射到边缘系统内的前扣带回膝部皮质和中扣带回皮质[2, 8]。边缘系统在调控和处理疼痛影响以及行为反应改变方面发挥作用[9]。

一般认为，功能性胃肠疾病（如IBS）的主要特征是中枢神经系统对外周疼痛信号进行调控和处理的反应，也可能源自消化道的异常或外周信号的增强。外周水平的变化可能是由食物、压力、内脏炎症、月经、手术史或急性胃肠道感染等引起[7, 10]。这种增强的外周信号可通过脊髓或中枢水平的高兴奋性进一步加剧，导致IBS患者出现内脏痛觉过敏（过度疼痛感）或痛觉超敏（非伤害性刺激引起的疼痛）[11, 12]。外周敏感性增强在IBS发生疼痛的早期起作用。然而，导致IBS患者出现慢性疼痛的原因是中枢神经系统，而非周围神经系统。中枢调控（而非外周敏化）是IBS相关慢性疼痛的主要因素。合并精神疾病、生活压力高、性或身体创伤、人际关系差和应变能力差的患者，疼痛程度往往更严重、持续时间更长，健康状况也更差[13-16]。

临 床 表 现

慢性腹痛和排便习惯改变是IBS的特点。IBS的慢性腹痛通常是"痉挛性"，伴间歇性加重，程度可以是轻微的偶发性疼痛，也可以是严重的持续性疼痛[1, 17, 18]。疼痛通常与排便有关，排便后可缓解也可加重[19]。压力和食物通常会加重疼痛。其他常见症状包括腹胀和频繁的胃肠胀气或打嗝。

患者对其疼痛的描述可在探索病因和起源时提供参考价值[8]。"令人作呕的""刀割样的"或"针刺样的"疼痛描述与强烈的情感成分一致，因此，疼痛起源于边缘系统。"持续性疼痛"且不受饮食或排便的影响，不太可能与胃肠功能异常相关。当患者描述他们的腹痛并有其他几种疼痛表现时，这很可能就是中枢敏化导致的腹痛。当患者的腹痛成为其一生中各种疼痛的一部分时，临床医师必须关注边缘系统调节受损这一重要因素。

IBS既有症状表现也有行为表现，但不能仅通过患者行为改变来诊断IBS。从生物-心理-社会模型中评估患者的认知和情绪模式很重要，可以根据患者的行为症状进行评估、反应和处理。患者有许多不良习惯，临床医师去干预和建议患者去养成更健康、更有效的习惯或生活方式。合并精神疾病的患者并不少见，如有"解决能力缺失、虐待史、缺少社会支持和缺乏应变能力等"，转诊给心理健康专业人员有助于改善患者的症状。此外，有关信任和社交关系的医疗干预可培养更健康习惯的途径。

诊 断

IBS一般没有特异性诊断的生化标志物，通常在临床诊断中使用排除法。之前的诊断方法导致了严重的医疗资源浪费和经济负担。但在没有完成彻底检查之前，许多医师可能会感到不习惯[20]，但其他病因只能根据病史和体格检查结果进行分析[17, 21]。功能性胃肠疾病和IBS的诊断标准目前采用的是罗马标准。它通过扩展最初的曼宁标准而制定[22]，并结合了多种症状，以提高IBS诊断的敏感性和特异性。最新版本第Ⅳ版罗马标准（the Rome Ⅳ criteria）于2016年5月发布（表19.1）[13, 17, 23, 24]。

对于IBS的诊断，第Ⅳ版罗马标准：

• 出现复发性腹痛。

• 过去3个月内平均每周至少1天。

• 诊断前至少6个月内出现症状。

此外，疼痛必须至少与以下三种症状中的两种相关：

（1）与排便有关（疼痛加重或减轻）。

（2）与排便频率变化相关。

（3）与大便外观改变有关。

必须排除"报警"或"危险信号症状"。这些症状包括非计划性的体重减轻、大便出血、夜间症状、发热、严重胃肠道疾病家族史（如结直肠癌、炎症性肠病或腹腔疾病）、50岁后新发的IBS症状或体格检查发现腹部异常。血常规、C-反应蛋白和腹部超声性价比高，成本相对较低，通常被推荐作为常规初步评估的一部分。根据病史和体格检查，也可以考虑甲状腺检查和粪便常规。临床表现符合罗马标准的患者，在病史和体格检查方面没有任何危险信号，只需进行基本评估，之后临床医师就可以诊断IBS[25, 26]。

表19.1　IBS的第Ⅳ版罗马诊断标准

复发性腹痛，过去3个月内平均每周至少1天，诊断前至少6个月内出现症状
• 与排便有关（疼痛加重或减轻）
• 与排便频率变化相关
• 与大便外观改变有关

体 格 检 查

体格检查的目的是减轻患者的焦虑，满足患者的期望并排除器质性疾病。

腹部查体

• 临床医师应触诊感受腹部内脏情况，如肝大、腹部肿块或肠梗阻症状。

• 观察是否有"闭眼征"，即腹痛患者在腹部触诊时有可能闭上眼睛，而有器质性病因的患者有可能睁开眼睛[27]。这种查体的解释是，一般器质性疾病的患者希望看到医师进行查体，并在查体时尽可能避免剧烈疼痛。

骨盆检查

• 注意患者是否有小腹和（或）盆腔症状，月经或阴道分泌物是否有变化。

直肠指检

• 病史中有尿失禁或排便困难症状尤其重要。对识别括约肌功能障碍、盆底肌反常收缩、排便协同失调、粪便嵌塞或直肠癌也很有价值。

注：骨盆、手指和肛周检查通常由胃肠病专家或社区医师在疼痛会诊前进行，不必重复此检查。

治　疗

医患关系中培养信任尤为重要[28, 29]。与医师关系良好的IBS患者相关的随访次数会更少[30]。精神性疾病和功能性疾病在IBS患者中很常见。针对很多症状（如中枢敏化）进行健康教育，可以起到疼痛缓解和治疗作用[2]。IBS的治疗包括药物治疗和非药物治疗，没有数据支持任何一种药物或治疗方式可以作为IBS的一线治疗。

药物治疗

药物治疗的作用机制有通过中枢作用和外周作用两种方式。外周作用的药物在肠道水平发挥作用，治疗IBS引起的腹胀、痉挛和排便异常等症状。其中，许多药物能调控IBS患者外周肠道的5-羟色胺（5-HT）神经递质紊乱。这些药物包括抗胆碱能、松弛平滑肌作用的解痉药物（如匹维溴铵、美贝维林、秋水仙碱、莨菪碱和双环胺）（表19.2）。5-羟色胺类药物（如阿洛司琼和替加色罗）也作为5-HT$_3$受体拮抗剂和5-HT$_4$受体激动剂在外周发挥作用。外周作用药物不是用来治疗IBS疼痛的，但其作为一种重要补充可有效控制一些轻微的疼痛症状。

在中重度IBS病例中，疼痛是主要和最痛苦的症状，首选中枢作用药物。5-羟色胺再摄取抑制剂是治疗中重度IBS的主要药物。这类药物包括选择性5-羟色胺再摄取抑制剂（SSRI）、选择性5-羟色胺-去甲肾上腺素再摄取抑制剂（SNRI）和三环抗抑郁药（TCA）。其他需要考虑的药物包括非典型抗精神病药物如喹硫平，以及其他抗抑郁药物如米氮平和丁螺环酮。这些药物虽然传统上被认为是精神类药物，但这些药物同样适用于IBS的治疗。在给予抗抑郁药物（尤其是TCA）时，可以告知患者该药物使用剂量是低于抑郁症治疗剂量的。如前所述，精神障碍在IBS人群中并不少见，因此，抗抑郁药物有助于患者的整体心理健康。此外，建议将TCA和SNRI单独用于治疗其他慢性疼痛疾病。正是由于这些原因，抗抑郁药在IBS疼痛的医疗管理中起着核心作用。

在开始用药时，应结合患者的个人情况选择对其有利的药物。例如，TCA有利于治疗便秘，但抗焦虑作用较少。米氮平是一种食欲刺激药、止吐药和抗焦虑药。喹硫平具有抗焦虑作用，可以恢复患者正常的睡眠模式，并且"具有直接的镇痛作用，特别是对严重的IBS"[31]。丁螺环酮是一种强抗焦虑药物，通过增加"胃顺应性和松弛度"，可以有效治疗消化不良和早饱症状[2]。有一种"强化疗法"，即药物以较低的剂量联合使用，以最大限度地发挥治疗作用，并降低不良反应的发生[32]。建议临床医师依此法开始低剂量使用药物，并果断联用其他药物，而不是将单个药物剂量用到最大。

许多IBS患者不愿服用抗抑郁药物，要么担心用药会给他们的大脑带来不好的感觉，要么担心别人认为这种病"完全是他们的大脑想象出来的"。临床医师应该在谈话中准备好以微妙和平衡的方式介绍所有的治疗方案。比如比较有效解除防备的方法可以这样说："相同的药物可用于不同的疾病，高剂量的抗抑郁药可以治疗抑郁症，低剂量的抗抑郁药可以有效缓解疼痛"[2]。

表19.2　IBS的药物治疗

种类	名称	作用机制
解痉药	• 匹维溴铵 • 美贝维林 • 秋水仙碱 • 莨菪碱 • 双环胺	• 平滑肌松弛剂减少胃肠痉挛
5-羟色胺类药物	• 阿洛司琼 • 替加色罗	• 阿洛司琼：$5-HT_3$拮抗剂减缓胃肠运动 • 替加色罗：$5-HT_4$激动剂、$5-HT_{2B}$拮抗剂，模拟肠道运动
5-羟色胺再摄取抑制剂	• 5-羟色胺再摄取抑制剂（SSRI） • 氟西汀、帕罗西汀 • 选择性5-羟色胺-去甲肾上腺素 再摄取抑制剂（SNRI） • 文拉法辛、度洛西汀 • 三环类抗抑郁药（TCA） • 阿米替林、丙咪嗪	• 通过抑制5-羟色胺再摄取增加5-羟色胺浓度

行为疗法

最后，还有一些非药物心理干预治疗，在IBS疼痛的治疗中起着重要作用。一般推荐的方法包括认知行为疗法（CBT）、人际心理动力疗法、催眠、减压和正念冥想[33]。

学者们对CBT的关注和研究，似乎证实了其持续、积极的结果，这表明CBT在治疗IBS的症状中起着重要的补充作用[34-36]。在迄今为止规模最大的安慰剂随机对照研究中发现，每周12次的CBT治疗对中度至重度功能性胃肠疾病女性患者的有效率明显高于安慰剂组[37]。CBT的目标是帮助IBS患者识别和纠正有关其症状的扭曲、无用的信念，并建立有用的个性化应对技能。人际心理动力疗法的工作原理是，假设症状与人际关系困难相关，并因人际关系困难而加剧，且通过解决关系冲突可以缓解症状。研究表明，人际心理动力疗法可以改善症状、脏器或机体失能和减少IBS相关的医疗费用[38-40]。在功能性腹痛和IBS的儿童中，70%～89%的病例采用心身治疗方法可减轻腹痛[41]。CBT心理动力学治疗可以在个人或团体的基础上进行。

减压和正念冥想旨在缓解IBS症状所产生压力的生理反应。这些方法通常与CBT结合使用，作为有效的处理措施。研究表明，该疗法可以改善IBS患者的症状和生活质量，降低患者的压力[42, 43]。

此外，使用引导图像以肠道为目标的催眠使肌肉松弛，并改善肠道功能和症状。催眠不仅在改善急性IBS症状和生活质量方面有效[44, 45]，其积极作用已证明是可以长期存在的[44-47]。

患者认同、内在控制、与治疗师的融洽关系以及早期反应——这些行为和心理干预都是带来良好结果的因素[48]。患者偏好决定干预方法的选择。重要的是，临床医师一旦决定就应该毫不犹豫地开始采取这类治疗以及药物治疗。同样，行为干预尤其适用于不想服药的患者或通过药物治疗症状没有改善的患者[49, 50]。在一项对22名儿童进行的小型研究中，每周4次的引导式想象治疗有助于减少患儿疼痛天数[41]。这类研究的问题是，心身干预往往是多种因素混杂的，因此很难判断哪些是真正有益的。这些干预措施超出所需时间的风险很低，都可以尝试。然而，CBT的证据最多，应该首先进行尝试。

（陈　黔译　马云龙校）

原书参考文献

［1］ Enck P, Aziz Q, Barbara G, et al. Irritable bowel syndrome. *Nat Rev Dis Prim*. 2016; 2 (16014) http://dx.doi.org/10.1038/nrdp.2016.14.

［2］ Dekel R, Drossman DA, Sperber AD. Abdominal pain in irritable bowel syndrome (IBS) . In: Kapural L, ed. *Chronic Abdominal Pain: An Evidence-Based, Comprehensive Guide to Clinical Management*. New York, NY: Springer; 2015: 59-67.

［3］ Noe JD, Li BU. Navigating recurrent abdominal pain through clinical clues, red flags, and initial testing. *Pediatr Ann*. 2009; 38 (5): 259-266.

［4］ Maxion-Bergemann S, Thielecke F, Abel F, Bergemann R. Costs of irritable bowel syndrome in the UK and US. *Pharmacoeconomics*. 2006; 24 (1): 21-37. http://dx.doi.org/10.2165/00019053-200624010-00002.

［5］ Sandler RS, Everhart JE, Donowitz M, et al. The burden of selected digestive disease in the United States. *Gastroenterology*. 2002; 122 (5): 1500-1511. http://dx.doi.org/10.1053/gast.2002.32978.

［6］ Malone MA. Irritable bowel syndrome. *Prim Care Clin Off Pract*. 2011; 38 (3): 433-447. http://dx.doi.org/10.1016/j.pop.2011.05.003.

［7］ Drossman DA, Camilleri M, Mayer EA, Whitehead WE. *Gastroenterology*. 2002; 123 (6): 2108-2131. http://dx.doi.org/10.1053/gast.2002.37095.

［8］ Drossman DA. Functional abdominal pain syndrome. *Clin Gastroenterol Hepatol*. 2004; 2 (5): 353-365. http://dx.doi.org/10.1016/s1542-3565 (04) 00118-1.

［9］ Fuchs PN, Peng YB, Boyette-Davis JA, Uhelski ML. The anterior cingulate cortex and pain processing. *Front Integr Neurosci*. 2014; 8 (35) http://dx.doi.org/10.3389/fnint.2014.00035.

［10］ Sperber AD, Drossman DA. Review article: the functional abdominal pain syndrome. *Aliment Pharmacol Therapeut*. 2011; 33 (5): 514-524. http://dx.doi.org/10.1111/j.1365-2036.2010.04561.x.

［11］ Coderre TJ, Katz J, Vaccarino AL, Melzack R. Contribution of central neuroplasticity to pathological pain: review of clinical and experimental evidence. *Pain*. 1993; 52 (3): 259-285. http://dx.doi.org/10.1016/0304-3959 (93) 90161-h.

［12］ Mayer EA, Gebhart GF. Basic and clinical aspects of visceral hyperalgesia. *Gastroenterology*. 1994; 107 (1): 271-293. http://dx.doi.org/10.1016/0016-5085 (94) 90086-8.

［13］ Thompson WG, Longstreth GF, Drossman DA, Heaton KW, Irvine EJ, Muller-Lissner SA. Functional bowel disorders and functional abdominal pain. *Gut*. 1999; 45 (2): 43-47. http://dx.doi.org/10.1136/gut.45.2008.ii43.

［14］ Drossman DA, Creed FH, Olden KW, Svedlund J, Toner BB, Whitehead WE. Psychological aspects of the functional gastrointestinal disorders. *Gut*. 1999; 45 (2): 25-30. http://dx.doi.org/10.1136/gut.45.2008.ii25.

［15］ Drossman DA, Whitehead WE, Toner BB, et al. What determines severity among patients with painful functional bowel disorders? *Am J Gastroenterol*. 2000; 95 (4): 974-980. http://dx.doi.org/10.1111/j.1572-0241.2000.01936.x.

［16］ Drossman DA, Li Z, Leserman J, Toomey TC, Hu YJ. Health status by gastrointestinal diagnosis and abuse history. *Gastroenterology*. 1996; 110 (4): 999-1007. http://dx.doi.org/10.1053/gast.1996.v110.pm8613034.

［17］ Longstreth GF, Thompson WG, Chey WD, Houghton LA, Mearin F, Spiller RC. Functional bowel disorders. *Gastroenterology*. 2006; 130 (5): 1480-1491. http://dx.doi.org/10.1053/j.gastro.2005.11.061.

［18］ Swarbrick ET, Hegarty JE, Bat L, Williams CB, Dawson AM. Site of pain from the irritable bowel. *Lancet*. 1980; 2 (8192): 443-446. http://dx.doi.org/10.1016/s0140-6736 (80) 91885-1.

［19］ Simren M, Palsson OS, Whitehead WE. Update on Rome IV criteria for colorectal disorders: implications for clinical practice. *Curr Gastroenterol Rep*. 2017; 19 (4): 15. http://dx.doi.org/10.1007/s11894-017-0554-0.

［20］ Spiegel BM, Farid M, Esrailian E, Talley J, Chang L. Is irritable bowel syndrome a diagnosis of exclusion?: a survey of primary care providers, gastroenterologists, and IBS experts. *Am J Gastroenterol*. 2010; 105 (4): 848-858. http://dx.doi.org/10.1038/ajg.2010.47.

［21］ Grayson M. Irritable bowel syndrome. *Nature*. 2016; 533 (7603) http://dx.doi.org/10.1038/533S101a.

［22］ Manning AP, Thompson WG, Heaton KW, Morris AF. Towards positive diagnosis of the irritable bowel. *Br Med J*. 1978; 2 (6138): 653-654. http://dx.doi.org/10.1136/bmj.2.6138.653.

［23］ Drossman DA, Thompson WG, Talley NJ. Identification of sub-groups of functional gastrointestinal disorders. *Int J Gastroenterol*. 1990; 3: 159-172.

［24］ Drossman DA, Hasler WL. Rome IV-functional GI disorders: disorders of gut-brain interaction. *Gastroenterology*. 2016; 150 (6): 1257-1261. http://dx.doi.org/10.1053/j.gastro.2016.03.035.

［25］ Vanner SJ, Depew WT, Paterson WG, et al. Predictive value of the Rome criteria for diagnosing the irritable bowel syndrome. *Am J Gastroenterol*. 1999; 94 (10): 2912-2917. http://dx.doi.org/10.1111/j.1572-0241.1999.01437.x.

［26］ Hammer J, Eslick GD, Howell SC, Altiparmak E, Talley NJ. Diagnostic yield of alarm features in irritable bowel syndrome and functional dyspepsia. *Gut*. 2004; 53 (5): 666-672. http://dx.doi.org/10.1136/gut.2003.021857.

［27］ Gray DWR, Dixon JM, Collin J. The closed eyes sign: an aid to diagnosing non-specific abdominal pain. *Br Med J*. 1988; 297: 837. http://dx.doi.org/10.1136/bmj.297.6652.837.

［28］ Tanaka Y, Kanazawa M, Fukudo S, Drossman DA. Biopsychosocial model of irritable bowel syndrome. *J Neurogastroenterol Motility*. 2011; 17 (2): 131-139. http://dx.doi.org/10.5056/jnm.2011.17.2.131.

［29］ Drossman DA. Psychosocial sound bites: exercises in the patient- doctor relationship. *Am J Gastroenterol*. 1997; 92: 1418-1423.

［30］ Owens DM, Nelson DK, Talley NJ. The irritable bowel syndrome: long-term prognosis and the physician-patient interaction. *Ann Intern Med*. 1995; 122 (2): 102-112. http://dx.doi.org/10.7326/0003-4819-122-2-199501150-00005.

［31］ Grover M, Dorn SD, Weinland SR, Dalton CB, Gaynes BN, Drossman DA. Atypical antipsychotic quetiapine in the management of severe refractory functional gastrointestinal disorders. *Dig Dis Sci*. 2009; 54 (6) http://dx.doi.org/10.1007/s10620-009-0723-6.

［32］ Drossman DA. Beyond tricyclics: new ideas for treating patients with painful and refractory functional gastrointestinal symptoms. *Am J Gastroenterol*. 2009; 104 (12): 2897-2902. http://dx.doi.org/10.1038/

ajg.2009.341.

[33] National Institute of Health and Care Excellence. *CG61. Irritable Bowel Syndrome in Adults: Diagnosis and Management of Irritable Bowel Syndrome in Primary Care.* NICE; 2008.

[34] Blanchard EB, Lackner JM, Sanders K, et al. A controlled evaluation of group cognitive therapy in the treatment of irritable bowel syndrome. *Behav Res Ther.* 2007; 45 (4): 633-648. http://dx.doi. org/10.1016/j.brat.2006.07.003.

[35] Kennedy TM, Chalder T, McCrone P, et al. Cognitive behavioral therapy in addition to antispasmodic therapy for irritable bowel syndrome in primary care: randomized controlled trial. *Health Technol Assess.* 2006; 10 (19): 1-67. http://dx.doi.org/10.3310/hta10190.

[36] Lackner JM, Jaccard J, Krasner SS, Katz LA, Gudleski GD, Holroyd K. Self-administered cognitive behavioral therapy for moderate to severe irritable bowel syndrome: clinical efficacy, tolerability, feasibility. *Clin Gastroenterol Hepatol.* 2008; 6 (8): 899-906. http://dx.doi.org/10.1016/ j.cgh.2008.03.004.

[37] Drossman DA, Toner BB, Whitehead WE, et al. Cognitive-behavioral therapy versus education and desipramine versus placebo for moderate to severe functional bowel disorders. *Gastroenterology.* 2003; 125 (1): 19-31. http://dx.doi.org/10.1016/s0016-5085 (03) 00669-3.

[38] Creed F, Fernandes L, Guthrie E, et al. The cost-effectiveness of psychotherapy and paroxetine for severe irritable bowel syndrome. *Gastroenterology.* 2003; 124 (2): 303-317. http://dx.doi.org/10.1053/ gast.2003.50055.

[39] Guthrie E, Creed F, Dawson D, Tomenson B. A controlled trial of psychological treatment for the irritable bowel syndrome. *Gastroenterology.* 1991; 100 (2): 450-457. http://dx.doi.org/10.1016/0016- 5085 (91) 90215-7.

[40] Hyphantis T, Guthrie E, Tomenson B, Creed F. Psychodynamic interpersonal therapy and improvement in interpersonal difficulties in people with irritable bowel syndrome. *Pain.* 2009; 145 (1-2): 196-203. http://dx.doi.org/10.1016/j.pain.2009.07.005.

[41] Chiou E, Nurko S. Functional abdominal pain and irritable bowel syndrome in children and adolescents. *Therapy.* 2011; 8 (3): 315.

[42] Blanchard EB, Schwarz SP, Suls JM, et al. Two controlled evaluations of multicomponent psychological treatment of irritable bowel syndrome. *Behav Res Ther.* 1992; 30 (2): 175-189. http:// dx.doi.org/10.1016/0005-7967 (92) 90141-3.

[43] Gaylord SA, Palsson OS, Garland EL, et al. Mindfulness training reduces the severity of irritable bowel syndrome in women: results of a randomized controlled trial. *Am J Gastroenterol.* 2011; 106 (9): 1678-1688. http://dx.doi.org/10.1038/ajg.2011.184.

[44] Lindfors P, Unge P, Arvidsson P, et al. Effects of gut-directed hypnotherapy on IBS in different clinical settings-results from two randomized, controlled trials. *Am J Gastroenterol.* 2012; 107 (2): 276-285. http://dx.doi.org/10.1038/ajg.2011.340.

［45］ Lindfors P, Unge P, Nyhlin H, et al. Long-term effects of hypnotherapy in patients with refractory irritable bowel syndrome. *Scand J Gastroenterol*. 2012; 47 (4): 414-420. http://dx.doi.org/10.3109/003 65521.2012.658858.

［46］ Gonsalkorale WM, Houghton LA, Whorwell PJ. Hypnotherapy in irritable bowel syndrome: a large-scale audit of a clinical service with examination of factors influencing responsiveness. *Am J Gastroenterol*. 2002; 97 (4): 954-961. http://dx.doi.org/10.1111/j.1572-0241.2002.05615.x.

［47］ Gonsalkorale WM, Miller V, Afzal A, Whorwell PJ. Long term benefits of hypnotherapy for irritable bowel syndrome. *Gut*. 2003; 52 (11): 1623-1629. http://dx.doi.org/10.1136/gut.52.11.1623.

［48］ Lackner JM, Gudleski GD, Keefer L, Krasner SS, Powell C, Katz LA. Rapid response to cognitive behavior therapy predicts treatment outcome in patients with irritable bowel syndrome. *Clin Gastroenterol Hepatol*. 2010; 8 (5): 426-432. http://dx.doi.org/10.1016/j.cgh.2010.02.007.

［49］ Spiller R, Aziz Q, Creed F, et al. Guidelines on the irritable bowel syndrome: mechanisms and practical management. *Gut*. 2007; 56 (12): 1770-1798. http://dx.doi.org/10.1136/gut.2007.119446.

［50］ Fukudo S, Kaneko H, Akiho H, et al. Evidence-based clinical practice guidelines for irritable bowel syndrome. *J Gastroenterol*. 2015; 50 (1): 11-30. http://dx.doi.org/10.1007/s00535-014-1017-0.

第20节 带状疱疹后神经痛

ALINA BOLTUNOVA, MD, NEEL D.MEHTA, MD

概 述

带状疱疹后神经痛（postherpetic neuralgia，PHN）是带状疱疹急性发作后出现的一种神经病理性疼痛。与其他神经病理性疼痛的表现一样，PHN的疼痛也是由周围神经系统躯体神经纤维损伤引起的[1]。由于许多患者治疗后效果不理想，PHN等神经病理性疼痛的管理往往具有挑战性[2]，常规首先进行药物治疗和其他非侵入性治疗，但对于顽固性病例，可以考虑介入治疗[3]。

PHN是水痘-带状疱疹病毒感染最常见的并发症。急性带状疱疹（acute herpes zoster，AHZ）是由潜伏的水痘-带状疱疹病毒（varicella-zoster virus，VZV）重新激活导致，其特征是出现伴疼痛的皮疹，皮疹出现在受影响的感觉神经节支配的皮肤[4]。PHN的表现为皮疹消退后在同一区域持续存在的疼痛。目前的PHN的定义是指带状疱疹持续3个月以上的疼痛；这是一个不科学的定义，其他定义包括皮疹发作后1～6个月的神经痛[5]。皮疹愈合后，与这种情况相关的疼痛可能持续数月至数年[6]。

美国每年约有100万例AHZ病例，每3人中就有1人在其一生中将会患AHZ[7]。PHN的患病率和严重程度随着年龄的增长而增加[8]。在80岁或以上的人群中，AHZ患者PHN的发病率从年轻人的5%增加到20%～60%（图20.1）[9]。除高龄外，AHZ发展为PHN的危险因素包括前驱症状（皮疹发作前疼痛或异常感觉）、严重皮疹、免疫功能低下和严重的急性疼痛[10, 11]。

病因和发病机制

VZV是一种双链疱疹病毒，是带状疱疹的病原体。VZV在儿童期的原发感染可导致水痘。病毒会在感染后潜伏在感觉神经节中。随着年龄的增长或免疫抑制或免疫细胞功能受损，会使病毒重新被激活[12]。VZV激活后导致病毒颗粒从感觉神经节迁移到脊髓背角和皮肤表面。这一过程伴随着免疫反应和炎症[13]。

PHN的病理生理学很复杂，涉及中枢和外周神经损伤。病毒的重新激活和传播导

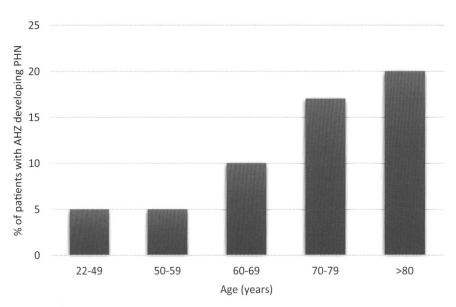

图20.1 各年龄组AHZ患者发展为PHN的发病率［来源：**Yawn BP，Saddier P，Wollan PC，St Sauver JL，Kurland MJ，Sy LS. A population-based study of the incidence and complication rates of herpes zoster before zoster vaccine introduction. Mayo Clin Proc. 2007；82（11）：1341-1349.**］

致中枢神经系统信号的改变和周围神经的损伤[8,14,15]。受损的神经元自发异常放电，并形成较低的动作电位阈值，从而导致对刺激的过度敏感[8,14]。同样，中枢神经损伤导致对伤害感受器传入的反应增强[14]。

临 床 表 现

带状疱疹主要表现为单侧红斑丘疹，在许多情况下影响单个神经根支配区域皮肤，或偶尔影响两个相邻神经根支配区域的皮肤。经常受累的皮肤包括颈椎、胸椎中下段和三叉神经区域[12,16]。与AHZ相关的疼痛通常早于皮疹出现，并持续2～4周[17]。皮疹会逐渐演变成成群的水疱，随后形成脓疱、溃疡并结痂[10]。皮疹通常持续7～10天，但完全愈合可能需要4周。皮疹愈合后可残留瘢痕和色素沉着[8]。虽然，大多数AHZ患者的疼痛可以自行缓解，但约10%的患者会发展为PHN[17,18]。

PHN患者可同时存在一种或多种疼痛：持续性烧灼样疼痛或酸痛，间歇性针刺样疼痛或电击样疼痛，以及由非疼痛刺激引发的疼痛（痛觉超敏）或与有害刺激不相称的疼痛（痛觉敏化）[8,19,20]。约90%的PHN患者有痛觉超敏[21,22]，经常表现为受累神经支配区域皮肤的感觉异常，尤其是触觉、针刺觉和温度觉的丧失[21,22]。

PHN患者在身体和心理社会方面会受到影响。可表现为适应性减退、睡眠障碍、抑郁、性欲减退和能量代谢水平下降[23]。患者还会因疼痛导致生活质量下降，日常生活活动受到影响[23, 24]。

诊　断

PHN的诊断基于临床表现，因此，病史采集和体格检查至关重要。常规的病史采集应包括患者的症状和疼痛程度、疫苗接种史以及疼痛对日常生活的影响[8]。带状疱疹简明疼痛量表是一种经过临床验证的工具，可用于评估PHN患者的疼痛和不适症状[25]。

PHN的诊断很简单，在AHZ发作后的同一受累皮肤区域，疼痛持续3个月以上就可诊断PHN[20]。但如果皮疹消退或患者忘记皮疹情况，可能会增加诊断难度[26]。诊断时要考虑PHN的风险因素，包括年龄较大、严重皮疹、AHZ引起三叉神经或臂丛神经支配区域的剧烈疼痛[26]。

PHN的诊断通常不需要实验室检查。在没有皮疹的情况下很少发生AHZ导致的神经病理性疼痛（无疹性单纯疱疹），此情况下，诊断PHN可能需要检测脑脊液中VZV的DNA[27, 28]。

鉴 别 诊 断

患者的病史和临床表现有助于区分带状疱疹与其他皮肤病，有助于鉴别PHN与其他神经病理性疼痛。带状疱疹还可能被误诊为脓疱病、念珠菌病、单纯疱疹、接触性皮炎、药疹、昆虫咬伤、自身免疫性水疱病和疱疹样皮炎等[26, 29]。PHN的鉴别诊断包括三叉神经痛、偏头痛、丛集性头痛、周围神经病变、阵发性偏头痛、神经肿瘤和创伤性神经损伤[30]。

体 格 检 查

体格检查应包括对患者患侧与对侧感觉的比较[19, 31]。在进行机械性刺激或温度刺激时，受累皮肤区域可表现出痛觉过敏和痛觉超敏[26, 32]；在一些患者中，受累区皮肤也可表现出对温度觉、触觉和针刺感觉减退[33]；由于AHZ发作后的皮肤改变，检查时可能会发现相应的瘢痕或色素沉着[20]；身体检查时也可出现自主神经功能改变，包括出汗增多[26]。

治　疗

目前没有任何一种治疗方法可以有效地缓解PHN[34]。PHN最有效的治疗方法是采用多模式镇痛方法，利用不同作用机制的治疗方法联合应用[26]。治疗方法包括全身药物治疗、局部药物治疗、介入治疗、手术和非传统治疗。与该疾病相关的疼痛可能持续数年，因此，PHN通常需要长期治疗[19]。

药物治疗

治疗开始前应根据患者偏好、伴随疾病、日常用药情况和药物不良反应情况进行调整。PHN治疗的常见药物包括抗惊厥药、抗抑郁药、外用药物和阿片类药物（表20.1）。

已证实抗惊厥药是有效缓解PHN疼痛的一线药物。加巴喷丁和普瑞巴林是FDA批准用于治疗PHN的两种口服抗惊厥药。口服加巴喷丁的起始剂量为睡前100～300 mg，之后根据镇痛情况逐渐增量至1800～3600 mg的个体化剂量。一项系统研究结果表明，加巴喷丁每日1800～3600 mg的剂量可显著改善PHN所致中重度疼痛患者的疼痛程度和生活质量（睡眠、疲劳和抑郁）[35]。普瑞巴林在结构上与加巴喷丁相似，普瑞巴林以每天150 mg的起始剂量开始，每天1次或分2次服用，并逐渐增量至每天600 mg，直到疼痛得到充分缓解[36]；普瑞巴林每日剂量为150 mg，300 mg，600 mg与疼痛程度的缓解呈正相关[37]。这些药物的常见不良反应包括嗜睡、头晕、口干和体重增加[38]。

三环类抗抑郁药（TCA）包括阿米替林和去甲替林，也被认为是治疗PHN的一线药物，其疗效得到了临床数据的支持[17]。阿米替林或去甲替林的起始剂量为每晚10 mg，后逐渐增量至每日最大剂量为150 mg（视耐受情况而定）[33, 39]。然而，TCA的使用受到其不良反应的限制。TCA的副作用与抗胆碱能作用有关，如口干、镇静、便秘、尿潴留以及心脏毒性[4, 26, 29]。

外用药物如利多卡因和辣椒素贴剂，可用于局部疼痛或无法耐受或不需要全身用药的患者。局部使用5%利多卡因贴膏可以缓解PHN患者的疼痛；然而，支持其临床疗效的证据有限[40, 41]。辣椒素是另一种用于治疗PHN的外用药物。0.075%辣椒素乳膏已被证明对缓解疼痛有中度效果，但它在使用时会引起灼伤，限制了其临床应用[17, 42]。高浓度辣椒素（8%）贴膏已显示出有效的镇痛效果，但在临床上，高浓度局部辣椒素的应用必须配合局部麻醉药的使用[43]。

　　阿片类药物被认为是二线药物，用于治疗PHN仍有争议。临床数据支持阿片类药物（尤其是羟考酮和吗啡）可有效治疗PHN[26, 44, 45]。曲马多已被证实不如强阿片类药物有效[17]。阿片类药物的不良反应和安全性问题都使其成为不太理想的治疗选择。阿片类药物的使用会导致药物镇静、恶心和便秘，并带来药物滥用、依赖和耐受风险[6, 8]。

　　使用利多卡因和氯胺酮等药物静脉输注在治疗慢性神经病理性疼痛方面显示出一些益处，尽管目前的证据不支持将其用于PHN。利多卡因静脉输注可有效缓解复杂性区域疼痛综合征（complex regional pain syndrome，CRPS）患者的神经病理性疼痛和机械性痛觉过敏[46]。然而，在PHN治疗中静脉使用利多卡因并没有显示出疼痛的改善[47]。静脉注射氯胺酮已成功用于治疗多种神经病理性疼痛，包括CRPS、脊髓损伤、纤维肌痛和癌性神经病理性疼痛[48]。但有些研究表明，静脉注射氯胺酮治疗PHN的益处不大[49]。

表20.1　PHN的药物治疗

药物	作用机制	起始剂量和最终剂量	不良反应
		抗惊厥药	
加巴喷丁[4, 8, 19, 26, 73]	抑制电压门控钙通道，阻止刺激性神经递质的释放	睡前或分3次服用100～300 mg，每5天增加100～300 mg，增加至每日最大剂量为1800～3600 mg	嗜睡、头晕、共济失调、外周水肿、口干、体重增加
普瑞巴林[4, 8, 19, 26, 73]	抑制电压门控钙通道，阻止刺激性神经递质的释放	50 mg 每天3次，或75 mg每天2次；逐渐增加至每日最大剂量600 mg	嗜睡、头晕、外周水肿、口干、体重增加
		三环类抗抑郁药	
阿米替林[4, 8, 19, 69, 73]	抑制去甲肾上腺素和5-羟色胺的再摄取	睡前10～25 mg，每周增加10～25 mg，达到每日75～150 mg的目标剂量	药物镇静、口干、便秘、尿潴留、心脏毒性
去甲替林[4, 8, 19, 69, 73]	抑制去甲肾上腺素和5-羟色胺的再摄取	睡前10～25 mg，每周增加10～25 mg，达到每日75～150 mg的目标剂量	药物镇静、口干、便秘、尿潴留、心脏毒性
		阿片类药物	
吗啡[4, 8, 19, 73]	阿片受体激动剂	根据需要每6小时15 mg，剂量的增加由供应商建议决定	恶心/呕吐、便秘、头晕、嗜睡，可能发生依赖和滥用
羟考酮[4, 8, 19, 44, 73]	阿片受体激动剂	根据需要每6小时5 mg，剂量的增加由供应商建议决定	恶心/呕吐、便秘、头晕、嗜睡，可能发生依赖和滥用
曲马多[4, 8, 19, 26, 73]	弱阿片受体激动剂；5-羟色胺-去甲肾上腺素再摄取抑制剂	50 mg，每天1次或2次，剂量的增加由供应商建议决定	恶心/呕吐、便秘、头晕、嗜睡，癫痫发作风险增加
		局部用药	
辣椒素[4, 8, 17, 19, 26]	瞬时受体电位家族Ⅰ型受体激动剂	0.075%乳膏（每天最多3～4次）；8%贴膏（涂抹时间30～90分钟）	使用部位的灼伤
利多卡因[4, 8, 17, 19, 73]	电压门控钠通道阻滞剂	5%贴膏；每天最多3片，最多12小时	局部红斑、瘙痒

注射治疗

交感神经阻滞、鞘内糖皮质激素注射和肉毒杆菌毒素注射是PHN治疗的替代选择。现有证据表明，交感神经阻滞对改善PHN的疼痛没有益处[3]。鞘内注射糖皮质激素对PHN的治疗效果好坏参半，虽然，一些临床试验发现对疼痛有所改善，但其他研究表明并无任何益处[3, 50, 51]。有限的证据表明，皮下注射肉毒杆菌毒素可能是PHN一种有希望的治疗方法，但需要进一步的研究来评估其疗效[52, 53]。

介入治疗

PHN介入手术治疗包括神经调控、鞘内药物输注和低强度激光治疗。这些治疗方法有围术期并发症和副作用的风险。

神经调控

尽管脊髓电刺激（SCS）、背根神经节电刺激和周围神经电刺激等神经调控技术取得了积极的结果，但它们目前被认为只是实验性治疗，尚未在临床对照试验中进行评估[54]。一些病例报道证明了SCS在PHN短期和长期治疗中的有效性，可以降低疼痛水平和阿片类镇痛药的需求[54-56]。SCS最常在胸椎水平进行，而少数在颈椎水平进行[55]。据报道，并发症包括暂时性低血压和尿潴留[55]。与SCS不同，DRG电刺激直接针对与神经病理性疼痛相关的初级感觉神经元[57]。支持DRG电刺激对PHN患者有效性的证据仅限于小型研究和案例报告，这些研究和案例报告主要针对受累皮肤水平以上和以下的DRG进行处理，显示出了一些积极结果[58-60]。为了缓解PHN，周围神经电刺激包括在三叉神经或胸部区域植入刺激电极[55, 61]。一些有关周围神经电刺激的研究表明，同样针对受影响的三叉神经或胸部区域，可以显著降低疼痛水平[54, 55, 61, 62]。该技术尚未出现重大并发症[55]。

鞘内药物输注

该技术用于难治性PHN病例。经FDA批准的两种鞘内给药是吗啡和齐考诺肽[63]。鞘内阿片类药物治疗已被广泛研究，在治疗严重慢性非癌性疼痛方面具有临床疗效[63]。但目前没有足够证据支持鞘内阿片类药物治疗PHN[55, 64]。此外，患者还存在鞘内阿片类药物引起的阿片类药物相关副作用和手术并发症[64]。齐考诺肽是一种新型的鞘内注射N型钙通道阻滞剂，在治疗慢性神经病理性疼痛方面显示出显著效果。齐考诺肽不与阿片受体相互作用，因此没有阿片诱导的全身不良反应[65]。目前，尚未有研究明确评估鞘内注射齐考诺肽对PHN患者的疗效。

低强度激光治疗（low-ievel laser therapy，LLLT）

LLLT也称为光生物调节，被视为顽固性PHN治疗中的一种替代方案。LLLT涉及使用一种发射低强度红光或近红外光的激光，被认为可改善受损神经的功能[66]。一些研究表明，LLLT可以缓解常规治疗失败的PHN患者的疼痛强度[66, 67]。

外科干预

对最难治的PHN病例，应谨慎选择侵入性外科手术。外科手术对PHN的治疗效果有限，并可能导致严重的并发症，背根入髓区损伤涉及选择性破坏背根纤维进入脊髓区域的神经元，从而中断感觉通路。这种方法在最初的疼痛减轻后复发，并与运动障碍的发展相关[55, 68]。其他神经外科技术，如电刺激丘脑和前外侧脊髓切开术可以缓解疼痛，然而，这些手术也有很大的风险[69]。外科手术切除顽固性PHN患处皮肤已被证明是一种无效的治疗方法[70]。

其他

治疗PHN的传统治疗方法包括针灸和心理疗法。虽然，针灸被认为是安全的，但目前缺少足够的证据证明能有效缓解PHN患者的疼痛[71]。基于正念的心理治疗技术在缓解PHN患者的疼痛强度和心理症状（如抑郁和焦虑）方面也取得了一些成功[72]。

（陈　黔译　马云龙校）

原书参考文献

[1]　Campbell JN, Meyer RA. Mechanisms of neuropathic pain. *Neuron*. 2006; 52 (1): 77-92.

[2]　Dworkin RH, et al. Pharmacologic management of neuropathic pain: evidence-based recommendations. *Pain*. 2007; 132 (3): 237-251.

[3]　Dworkin RH, et al. Interventional management of neuropathic pain: NeuPSIG recommendations. *Pain*. 2013; 154 (11): 2249-2261.

[4]　Massengill JS, Kittredge JL. Practical considerations in the pharmacological treatment of postherpetic

neuralgia for the primary care provider. *J Pain Res*. 2014; 7: 125-132.

[5] Watson P. Postherpetic neuralgia. *Am Fam Physician*. 2011; 84 (6): 690-692.

[6] Tontodonati M, et al. Post-herpetic neuralgia. *Int J Gen Med*. 2012; 5: 861-871.

[7] Harpaz R, et al. Prevention of herpes zoster: recommendations of the Advisory Committee on Immunization Practices (ACIP) . *MMWR Recomm Rep*. 2008; 57 (RR-5): 1-30. quiz CE2-4.

[8] Mallick-Searle T, Snodgrass B, Brant JM. Postherpetic neuralgia: epidemiology, pathophysiology, and pain management pharmacology. *J Multidiscip Healthc*. 2016; 9: 447-454.

[9] Yawn BP, et al. A population-based study of the incidence and complication rates of herpes zoster before zoster vaccine introduction. *Mayo Clin Proc*. 2007; 82 (11): 1341-1349.

[10] Nagasako EM, et al. Rash severity in herpes zoster: correlates and relationship to postherpetic neuralgia. *J Am Acad Dermatol*. 2002; 46 (6): 834-839.

[11] Choo PW, et al. Risk factors for postherpetic neuralgia. *Arch Intern Med*. 1997; 157 (11): 1217-1224.

[12] Meier JL, Straus SE. Comparative biology of latent varicella-zoster virus and herpes simplex virus infections. *J Infect Dis*. 1992; 166 (Suppl 1): S13-S23.

[13] Argoff CE, Katz N, Backonja M. Treatment of postherpetic neuralgia: a review of therapeutic options. *J Pain Symptom Manag*. 2004; 28 (4): 396-411.

[14] Gharibo C, Kim C. Neuropathic pain of postherpetic neuralgia. *Pain Med News*. 2011; 9: 84-92.

[15] Wall PD. Neuropathic pain and injured nerve: central mechanisms. *Br Med Bull*. 1991; 47 (3): 631-643.

[16] Watson CP, et al. Post-herpetic neuralgia: 208 cases. *Pain*. 1988; 35 (3): 289-297.

[17] Argoff CE. Review of current guidelines on the care of postherpetic neuralgia. *Postgrad Med*. 2011; 123 (5): 134-142.

[18] Ragozzino MW, et al. Population-based study of herpes zoster and its sequelae. *Medicine*. 1982; 61 (5): 310-316.

[19] Johnson RW, Rice AS. Clinical practice. Postherpetic neuralgia. *N Engl J Med*. 2014; 371 (16): 1526-1533.

[20] Fields HL, Rowbotham M, Baron R. Postherpetic neuralgia: irritable nociceptors and deafferentation. *Neurobiol Dis*. 1998; 5 (4): 209-227.

[21] Bowsher D. Pathophysiology of postherpetic neuralgia: towards a rational treatment. *Neurology*. 1995; 45 (12 Suppl 8): S56-S57.

[22] Nurmikko T, Bowsher D. Somatosensory findings in postherpetic neuralgia. *J Neurol Neurosurg Psychiatry*. 1990; 53 (2): 135-141.

[23] Dworkin RH, Portenoy RK. Pain and its persistence in herpes zoster. *Pain*. 1996; 67 (2-3): 241-251.

[24] Drolet M, et al. The impact of herpes zoster and postherpetic neuralgia on health-related quality of life: a prospective study. *Can Med Assoc J*. 2010; 182 (16): 1731-1736.

[25] Coplan PM, et al. Development of a measure of the burden of pain due to herpes zoster and postherpetic

neuralgia for prevention trials: adaptation of the brief pain inventory. *J Pain*. 2004; 5 (6): 344-356.

[26] Nalamachu S, Morley-Forster P. Diagnosing and managing postherpetic neuralgia. *Drugs Aging*. 2012; 29 (11): 863-869.

[27] Gilden D, et al. Neurological disease produced by varicella zoster virus reactivation without rash. *Curr Top Microbiol Immunol*. 2010; 342: 243-253.

[28] Gilden DH, et al. Zoster sine herpete, a clinical variant. *Ann Neurol*. 1994; 35 (5): 530-533.

[29] Sampathkumar P, Drage LA, Martin DP. Herpes zoster (shingles) and postherpetic neuralgia. *Mayo Clin Proc*. 2009; 84 (3): 274-280.

[30] McElveen W.A. *Postherpetic Neuralgia Differential Diagnoses*; March 6, 2018 July 28, 2019. Available from: https: //emedicine.medscape.com/article/1143066-differential.

[31] Haanpaa M, et al. NeuPSIG guidelines on neuropathic pain assessment. *Pain*. 2011; 152 (1): 14-27.

[32] Baron R, et al. A cross-sectional cohort survey in 2100 patients with painful diabetic neuropathy and postherpetic neuralgia: differences in demographic data and sensory symptoms. *Pain*. 2009; 146 (1-2): 34-40.

[33] Philip A, Thakur R. Post herpetic neuralgia. *J Palliat Med*. 2011; 14 (6): 765-773.

[34] Alper BS, Lewis PR. Treatment of postherpetic neuralgia: a systematic review of the literature. *J Fam Pract*. 2002; 51 (2): 121-128.

[35] Wiffen PJ, et al. Gabapentin for chronic neuropathic pain in adults. *Cochrane Database Syst Rev*. 2017; 6: CD007938.

[36] Cappuzzo KA. Treatment of postherpetic neuralgia: focus on pregabalin. *Clin Interv Aging*. 2009; 4: 17-23.

[37] Derry S, et al. Pregabalin for neuropathic pain in adults. *Cochrane Database Syst Rev*. 2019; 1: CD007076.

[38] Tzellos TG, et al. Gabapentin and pregabalin in the treatment of fibromyalgia: a systematic review and a meta-analysis. *J Clin Pharm Therapeut*. 2010; 35 (6): 639-656.

[39] Max MB, et al. Amitriptyline, but not lorazepam, relieves postherpetic neuralgia. *Neurology*. 1988; 38 (9): 1427-1432.

[40] Wolff RF, et al. 5% lidocaine-medicated plaster vs other relevant interventions and placebo for post-herpetic neuralgia (PHN): a systematic review. *Acta Neurol Scand*. 2011; 123 (5): 295-309.

[41] Derry S, et al. Topical lidocaine for neuropathic pain in adults. *Cochrane Database Syst Rev*. 2014; (7): CD010958.

[42] Watson CP, Evans RJ, Watt VR. Post-herpetic neuralgia and topical capsaicin. *Pain*. 1988; 33 (3): 333-340.

[43] Derry S, et al. Topical capsaicin (high concentration) for chronic neuropathic pain in adults. *Cochrane Database Syst Rev*. 2013; (2): CD007393.

[44] Finnerup NB, et al. Pharmacotherapy for neuropathic pain in adults: a systematic review and meta-

analysis. *Lancet Neurol*. 2015; 14 (2): 162-173.

［45］ Raja SN, et al. Opioids versus antidepressants in postherpetic neuralgia: a randomized, placebo-controlled trial. *Neurology*. 2002; 59 (7): 1015-1021.

［46］ Kandil E, Melikman E, Adinoff B. Lidocaine infusion: a promising therapeutic approach for chronic pain. *J Anesth Clin Res*. 2017; 8 (1) .

［47］ Hempenstall K, et al. Analgesic therapy in postherpetic neuralgia: a quantitative systematic review. *PLoS Med*. 2005; 2 (7): e164.

［48］ Maher DP, Chen L, Mao J. Intravenous ketamine infusions for neuropathic pain management: a promising therapy in need of optimization. *Anesth Analg*. 2017; 124 (2): 661-674.

［49］ Eide PK, et al. Relief of post-herpetic neuralgia with the N-methyl-D-aspartic acid receptor antagonist ketamine: a double-blind, cross-over comparison with morphine and placebo. *Pain*. 1994; 58 (3): 347-354.

［50］ Kotani N, et al. Intrathecal methylprednisolone for intractable postherpetic neuralgia. *N Engl J Med*. 2000; 343 (21): 1514-1519.

［51］ Rijsdijk M, et al. No beneficial effect of intrathecal methylprednisolone acetate in postherpetic neuralgia patients. *Eur J Pain*. 2013; 17 (5): 714-723.

［52］ Ding XD, et al. Botulinum as a toxin for treating post-herpetic neuralgia. *Iran J Public Health*. 2017; 46 (5): 608-611.

［53］ Xiao L, et al. Subcutaneous injection of botulinum toxin a is beneficial in postherpetic neuralgia. *Pain Med*. 2010; 11 (12): 1827-1833.

［54］ Kurklinsky S, et al. Neuromodulation in postherpetic neuralgia: case reports and review of the literature. *Pain Med*. 2018; 19 (6): 1237-1244.

［55］ Texakalidis P, Tora MS, Boulis NM. Neurosurgeons' armamentarium for the management of refractory postherpetic neuralgia: a systematic literature review. *Stereotact Funct Neurosurg*. 2019; 97 (1): 55-65.

［56］ Harke H, et al. Spinal cord stimulation in postherpetic neuralgia and in acute herpes zoster pain. *Anesth Analg*. 2002; 94 (3): 694-700. table of contents.

［57］ Deer TR, et al. A prospective study of dorsal root ganglion stimulation for the relief of chronic pain. *Neuromodulation*. 2013; 16 (1): 67-71. discussion 71-2.

［58］ Piedade GS, et al. *Cervical and High-Thoracic Dorsal Root Ganglion Stimulation in Chronic Neuropathic Pain. Neuromodulation*; 2019.

［59］ Lynch PJ, et al. Case report: successful epiradicular peripheral nerve stimulation of the C2 dorsal root ganglion for postherpetic neuralgia. *Neuromodulation*. 2011; 14 (1): 58-61. discussion 61.

［60］ Kim ED, Lee YI, Park HJ. Comparison of efficacy of continuous epidural block and pulsed radiofrequency to the dorsal root ganglion for management of pain persisting beyond the acute phase of herpes zoster. *PLoS One*. 2017; 12 (8): e0183559.

[61] Johnson MD, Burchiel KJ. Peripheral stimulation for treatment of trigeminal postherpetic neuralgia and trigeminal posttraumatic neuropathic pain: a pilot study. *Neurosurgery*. 2004; 55 (1): 135-141. discussion 141-2.

[62] Zibly Z, et al. Peripheral field stimulation for thoracic post herpetic neuropathic pain. *Clin Neurol Neurosurg*. 2014; 127: 101-105.

[63] Sukul VV. Intrathecal pain therapy for the management of chronic noncancer pain. *Neurosurg Clin N Am*. 2019; 30 (2): 195-201.

[64] Zacest A, Anderson VC, Burchiel KJ. The glass half empty or half full-how effective are long-term intrathecal opioids in post-herpetic neuralgia? A case series and review of the literature. *Neuromodulation*. 2009; 12 (3): 219-223.

[65] Brookes ME, Eldabe S, Batterham A. Ziconotide monotherapy: a systematic review of randomised controlled trials. *Curr Neuropharmacol*. 2017; 15 (2): 217-231.

[66] Knapp DJ. Postherpetic neuralgia: case study of class 4 laser therapy intervention. *Clin J Pain*. 2013; 29 (10): e6-9.

[67] Moore K, C, Hira N, Kramer PS, Jayakumar CS, Ohshiro T. Double blind crossover trial of low level laser therapy. *Prac Pain Manag*. 1988: 1-7.

[68] Awad AJ, et al. Experience with 25 years of dorsal root entry zone lesioning at a single institution. *Surg Neurol Int*. 2013; 4: 64.

[69] Kost RG, Straus SE. Postherpetic neuralgia--pathogenesis, treatment, and prevention. *N Engl J Med*. 1996; 335 (1): 32-42.

[70] Petersen KL, Rowbotham MC. Relief of post-herpetic neuralgia by surgical removal of painful skin: 5 years later. *Pain*. 2007; 131 (1-2): 214-218.

[71] Wang Y, et al. Acupuncture for postherpetic neuralgia: systematic review and meta-analysis. *Medicine*. 2018; 97 (34): e11986.

[72] Zhu X, et al. Effects of mindfulness-based stress reduction on depression, anxiety, and pain in patients with postherpetic neuralgia. *J Nerv Ment Dis*. 2019; 207 (6): 482-486.

[73] Dworkin RH, et al. Recommendations for the pharmacological management of neuropathic pain: an overview and literature update. *Mayo Clin Proc*. 2010; 85 (3 Suppl): S3-S14.

HEENA S. AHMED, KRISHNA B. SHAH, L J. PAK

概　述

对胸痛的初步评估必须排除可危及生命的心源性和肺源性疾病。大多数胸痛是非心源性的，通常累及胸壁[1, 2]。

一项对1300多例非心源性胸痛急诊就诊的回顾性研究发现，45%的病例起源于肌肉、骨骼[3]。另一项对130例连续入院的急诊患者进行的前瞻性研究发现，30%的患者有胸壁压痛[4]。胸壁疼痛在门诊更为常见，高达47%的病例属于非心源性[5-7]。此外，冠状动脉造影阴性的患者中有45%存在胸壁疼痛[8]。

胸壁痛被定义为沿剑突、肋胸骨交界处或胸骨处的疼痛[4]。胸壁疼痛可能是一种单独的肌肉骨骼疼痛综合征，也可能由风湿性和非风湿性因素引起，因此早期鉴别对治疗的选择至关重要[4, 9-12]。大多数胸壁疼痛本质上是自限性疾病，可接受非手术治疗。

病因和发病机制

胸壁疼痛的病因和病理生理学机制尚不清楚。目前学术界认为，胸壁疼痛主要是由于肋软骨和胸骨关节炎症引起的，其中肋软骨和下肋骨综合征是最常见的原因[13]。对有神经根症状并伴有神经支配区域皮肤表现的患者，可能继发于胸椎间盘突出或骨赘压迫神经，这两种情况都可能导致神经根受压或刺激，尽管这些在胸椎中相对少见[14, 15]。

手术后也会出现持续性胸壁疼痛。乳腺切除术后疼痛综合征（post mastectomy pain syndrome，PMPS）的发生率为20%～72%，其原因是手术过程中的直接神经损伤或术后瘢痕形成引起的神经卡压[16, 17]。肋间神经的前、外侧皮支起源于T3～T6神经根，支配乳房上方的皮肤[6]。此外，腋窝淋巴结清扫过程中最常见的是肋间臂神经损伤，它是第二肋间神经的外侧支，支配乳房外侧上象限。

同样，30%～50%的开胸手术患者出现开胸术后疼痛综合征（post thoracotomy pain syndrome，PTPS），其表现为开胸瘢痕沿线的持续疼痛[18]。PTPS被认为是手术切口、肋骨收缩和插入手术套管针期间肋间神经损伤的结果。

临 床 表 现

临床有多种胸壁疼痛疾病与非典型胸壁疼痛表现相似，但各自有一些特征（表21.1）。

表21.1　胸壁疼痛综合征

名称	疼痛部位
肋软骨炎	肋软骨或肋骨肋软骨交界处[4]
滑动肋综合征	沿着肋骨边缘的下胸部或上腹部[18]
胸骨综合征	直接在胸骨上方，疼痛向两侧放射[19]
蒂策综合征	沿肋骨、肋软骨或胸锁关节[20]
剑突痛	剑突局部压痛[21]
后胸壁疼痛	胸椎脊神经向外支配的皮区[22]
乳腺切除术后疼痛（PMPS）	可能涉及手术部位、胸壁、腋窝或同侧手臂，并伴有神经病理性疼痛症状，如麻木、刺痛、灼痛、痛觉过敏[23]
开胸术后疼痛综合征（PTPS）	之前开胸手术切口部位疼痛，伴有相关神经病理性疼痛症状[23]

肋软骨炎

是胸壁疼痛最常见的原因之一，急诊科30%的胸痛主诉归因于该诊断[4]。患者主诉为疼痛并伴随上半身运动和深呼吸加重。疼痛的原因不明确，疼痛通常是弥漫性的，可通过触诊胸部的肋突关节诱发疼痛。上肋软骨或肋软骨连接最常受累[3, 14, 16]。

滑动肋综合征

这种情况发生在下位肋骨，因浮肋的肋软骨过度活动而出现疼痛，也称为"肋尖综合征""下肋骨疼痛综合征"或"咔嗒响肋综合征"。疼痛沿着肋缘并局限于下胸部或上腹部。触诊时可诱发疼痛，可发生在任何年龄段，但常见于年轻女运动员[15]。

胸骨综合征

患者胸骨正上方有压痛，双侧出现放射性疼痛。该综合征通常不伴有弥漫性疼痛分布，被认为是由肌筋膜疼痛引起的[19]。

蒂策综合征

也叫痛性非化脓性肋软骨肿胀，患者出现沿肋胸骨、肋软骨或胸锁关节的疼痛，随着上半身运动而加重。通常存在非化脓性局部肿胀或水肿，最常见于第二和第三肋附近。肋骨肿胀是蒂策综合征的一个显著特征，并且研究发现该病有自限性[20]。通常是由于感染、增生或风湿发展过程中引起的。

剑突痛

通常因胸壁创伤引起，表现为胸骨剑突局部压痛。一般来说，症状会在暴饮暴食后出现，弯腰屈身运动或负重时加重[21]。

后胸壁疼痛

通常由胸椎结构异常引起，包括椎间盘、关节突关节和肋椎关节。虽然疼痛通常局限于单侧或双侧的后背部，但患者也可能表现为呈带状放射的疼痛，分布到胸前部的皮肤区域，并伴有麻木和刺痛[22]。

乳腺切除术后疼痛

患者在手术部位、胸壁、腋窝或同侧手臂出现灼痛、电击样疼痛和刺痛，并伴有相关的神经病症状（麻木、感觉异常）[23]。因症状通常发生在乳腺癌相关手术后而得名，但在放疗或化疗后也可能出现这种症状，没有感染或疾病复发的迹象[17, 24]。

开胸术后疼痛综合征（PTPS）

与乳腺切除术后疼痛非常相似，患者在之前的开胸手术切口上出现剧烈尖锐疼痛并伴有相关神经病变症状。

其他风湿病原因

风湿性关节炎和银屑病关节炎以及纤维肌痛可能是引起胸壁疼痛的病因，但单纯性的胸痛很少出现。

诊　　断

值得注意的是，急性冠脉综合征和肌肉骨骼胸痛综合征也可出现类似症状，因此，如果患者自诉有呼吸短促、恶心、头晕、劳力性胸痛或出汗，则需要在诊断胸壁疼痛之前排除危及生命的病因。

大多数胸壁疼痛都是临床诊断，并且没有诊断的黄金标准。

如前所述，触诊时可诱发的疼痛和疼痛部位提供了重要的诊断信息；各种疾病的临床特征已在前文阐述。胸部或胸椎X线检查可分别排除肋骨或脊柱骨折。后胸痛的诊断通常需要胸椎MRI辅助，以确认是否存在椎间盘突出症、关节突关节肥大或骨赘导致的神经根受压[25]。乳腺切除术后疼痛和开胸术后疼痛综合征也可以通过症状和体征来临床诊断，通常没有必要进行影像学检查，除非为了排除潜在的复发性疾病[17, 24]。

体 格 检 查

如前所述，胸壁疼痛综合征是通过综合病史和体格检查后诊断的。沿着胸骨、剑突和肋软骨（肋骨）交界处、胸椎（腰椎）和棘旁肌进行轻微和深度触诊可能会诱发疼痛，应注意症状的位置[13]。沿着骨关节出现的肿胀或水肿，这是蒂策综合征和许多风湿病的显著特征[20]。此外，非典型特征，如体重减轻和半夜疼痛，可能是由肿瘤或感染导致。除手术后疼痛外，乳腺切除术后疼痛或开胸术后疼痛综合征患者可在疼痛部位出现相关的感觉变化，包括感觉过敏、痛觉超敏、灼痛、麻木、刺痛。

治 疗

非手术治疗

由于大多数胸壁疼痛本质上有自限性，因此应向所有患者进行相关疼痛的健康教育。应限制局部活动，暂时避免剧烈运动，对疼痛部位进行热敷或冷敷对许多肌肉骨骼疼痛有一定帮助[19, 26]。功能锻炼应侧重于胸壁伸展、胸大肌伸展、肩胛骨挤压运动和胸壁伸展等运动[17, 18]。

药物治疗

对于所有的胸壁疼痛综合征，均可选择非甾体抗炎药，常用的有美洛昔康、塞来昔布和萘普生。对于急性或慢性肾病以及有胃肠道溃疡或有出血病史的患者，不建议使用这些药物[6, 26]。也可使用对乙酰氨基酚和局部用药，如利多卡因（凝胶）。

后胸壁疼痛综合征、乳腺切除术后疼痛和开胸术后疼痛综合征也可用抗神经病理性疼痛药物治疗，包括加巴喷丁类药物（加巴喷丁、普瑞巴林）、三环类抗抑郁药（阿米替林、去甲替林）和5-羟色胺-去甲肾上腺素再摄取抑制剂（度洛西汀）。加巴喷丁通常被认为是一线用药，因为其药物不良反应，可以在300 mg，每日3次起始剂量开始，并根据患者反应逐渐加量。普瑞巴林通常在50 mg每日两次开始，并根据患者反应逐渐加量[26-28]。抗神经病理性疼痛药物的常见不良反应包括精神状态改变、体重增加和药物镇静[27, 28]。

介入治疗

皮下局部注射　对于对上述非手术治疗措施无效且肋软骨疼痛局限于一个或两个部位的患者，可以进行局部麻醉药和糖皮质激素的注射治疗[29, 30]。超声引导下可视化穿刺，以降低肺部穿刺的风险。

硬膜外糖皮质激素注射　对于怀疑有神经根受压的后胸壁疼痛患者，可以在X线透视引导下进行椎板间硬膜外糖皮质激素注射[31, 32]。通常，使用80 mg的糖皮质激素，如甲泼尼龙或曲安奈德，同时辅以生理盐水或低浓度局部麻醉药。

肋间神经阻滞

肋间神经支配着躯干外侧与上腹部的皮肤与皮下组织。对于怀疑肋间神经痛的滑动肋综合征或开胸术后疼痛综合征，可以通过在肋骨下缘（通常在腋中线后）注射局部麻醉药和糖皮质激素来阻滞这些神经[33]。建议使用超声或透视引导，以避免血管和肺损伤等并发症的发生。阻滞的节段取决于疼痛的部位。如果疼痛发生在乳房手术后，第2～6肋间间隙将是最有效的。疼痛缓解很快，可以持续几个月。如果疼痛复发，患者可能需要重复注射[33-35]。

神经调控

脊髓电刺激可用于顽固性乳腺切除术后疼痛和开胸术后疼痛综合征。患者先接受脊髓电刺激测试，两条导线，一条位于中线，另一条位于患侧[36]。导线通常位于T1和T4椎体之间的区域[36]。在测试期间，应使用感觉异常、高频或突发刺激来确定最佳的疼痛缓解方案。试验成功后，患者可以进行永久性植入，疼痛可减轻50%以上。

（陈　黔译　马擎宇校）

原书参考文献

[1]　Chambers J, Bass C, Mayou R. Non-cardiac chest pain: assessment and management. *Heart Br Card Soc*. 1999; 82 (6): 656-657. http://dx.doi.org/10.1136/hrt.82.6.656.

［2］ How J, Volz G, Doe S, Heycock C, Hamilton J, Kelly C. The causes of musculoskeletal chest pain in patients admitted to hospital with suspected myocardial infarction. *Eur J Intern Med*. 2005; 16 (6): 432-436. http://dx.doi.org/10.1016/j.ejim.2005.07.002.

［3］ Wertli MM, Dangma TD, Müller SE, et al. Non-cardiac chest pain patients in the emergency department: do physicians have a plan how to diagnose and treat them? A retrospective study. *PLoS One*. 2019; 14 (2): e0211615. http://dx.doi.org/10.1371/journal.pone.0211615.

［4］ Disla E, Rhim HR, Reddy A, Karten I, Taranta A. Costochondritis. A prospective analysis in an emergency department setting. *Arch Intern Med*. 1994; 154 (21): 2466-2469. http://dx.doi.org/10.1001/archinte.154.21.2466.

［5］ Verdon F, Herzig L, Burnand B, et al. Chest pain in daily practice: occurrence, causes and management. *Swiss Med Wkly*. 2008; 138 (23-24): 340-347.

［6］ Bosner S, Becker A, Hani MA, et al. Chest wall syndrome in primary care patients with chest pain: presentation, associated features and diagnosis. *Fam Pract*. 2010; 27 (4): 363-369. http://dx.doi.org/10.1093/fampra/cmq024.

［7］ Hoorweg BB, Willemsen RT, Cleef LE, et al. Frequency of chest pain in primary care, diagnostic tests performed and final diagnoses. *Heart Br Card Soc*. 2017; 103 (21): 1727-1732. http://dx.doi.org/10.1136/heartjnl-2016-310905.

［8］ Brunse MH, Stochkendahl MJ, Vach W, et al. Examination of musculoskeletal chest pain - an inter-observer reliability study. *Man Ther*. 2010; 15 (2): 167-172. http://dx.doi.org/10.1016/j.math.2009.10.003.

［9］ Almansa C, Wang B, Achem SR. Noncardiac chest pain and fibromyalgia. *Med Clin N Am*. 2010; 94 (2): 275-289. http://dx.doi.org/10.1016/j.mcna.2010.01.002.

［10］ Rodríguez-Henríquez P, Solano C, Peña A, et al. Sternoclavicular joint involvement in rheumatoid arthritis: clinical and ultrasound findings of a neglected joint. *Arthritis Care Res*. 2013; 65 (7): 1177-1182. http://dx.doi.org/10.1002/acr.21958.

［11］ Jurik AG. Seronegative anterior chest wall syndromes. A study of the findings and course at radiography. *Acta Radiol Suppl*. 1992; 381: 1-42.

［12］ Fortier M, Mayo JR, Swensen SJ, Munk PL, Vellet DA, Müller NL. MR imaging of chest wall lesions. *Radiographics*. 1994; 14 (3): 597-606. http://dx.doi.org/10.1148/radiographics.14.3.8066274.

［13］ Schumann JA, Parente JJ. *Costochondritis*. StatPearls Publishing; 2020. http://www.ncbi.nlm.nih.gov/books/NBK532931/. Accessed June 5, 2020.

［14］ Gregory PL, Biswas AC, Batt ME. Musculoskeletal problems of the chest wall in athletes. *Sports Med*. 2002; 32 (4): 235-250. http://dx.doi.org/10.2165/00007256-200232040-00003.

［15］ Fam AG, Smythe HA. Musculoskeletal chest wall pain. *Can Med Assoc J*. 1985; 133 (5): 379-389.

［16］ Wolf E. Costosternal syndrome: its frequency and importance in differential diagnosis of coronary heart disease. *Arch Intern Med*. 1976; 136 (2): 189-191. http://dx.doi.org/10.1001/archinte.136.2.189.

［17］ Caffo O, Amichetti M, Ferro A, Lucenti A, Valduga F, Galligioni E. Pain and quality of life after surgery for breast cancer. *Breast Cancer Res Treat*. 2003; 80 (1): 39-48. http://dx.doi.org/10.1023/A: 1024435101619.

［18］ Foley CM, Sugimoto D, Mooney DP, Meehan WP, Stracciolini A. Diagnosis and treatment of slipping rib syndrome. *Clin J Sport Med*. 2019; 29 (1): 18-23. http://dx.doi.org/10.1097/ JSM.0000000000000506.

［19］ Ayloo A, Cvengros T, Marella S. Evaluation and treatment of musculoskeletal chest pain. *Prim Care Clin Off Pract*. 2013; 40 (4): 863-887. http://dx.doi.org/10.1016/j.pop.2013.08.007.

［20］ Aeschlimann A, Kahn MF. Tietze's syndrome: a critical review. *Clin Exp Rheumatol*. 1990; 8 (4): 407-412.

［21］ Lipkin M, Fulton LA, Wolfson EA. The syndrome of the hypersensitive xiphoid. *N Engl J Med*. 1955; 253 (14): 591-597. http://dx.doi.org/10.1056/NEJM195510062531403.

［22］ Van Holsbeeck M, Van Melkebeke J, Dequeker J, Pennes DR. Radiographic findings of spontaneous subluxation of the sternoclavicular joint. *Clin Rheumatol*. 1992; 11 (3): 376-381. http://dx.doi. org/10.1007/BF02207196.

［23］ Rietman JS, Dijkstra PU, Debreczeni R, Geertzen JH, Robinson DP, de Vries J. Impairments, disabilities and health related quality of life after treatment for breast cancer: a follow-up study 2.7 years after surgery. *Disabil Rehabil*. 2004; 26 (2): 78-84. http://dx.doi.org/10.1080/096382803100016 29642.

［24］ Miguel R, Kuhn AM, Shons AR, et al. The effect of sentinel node selective axillary lymphadenectomy on the incidence of postmastectomy pain syndrome. *Cancer Control*. 2001; 8 (5): 427-430. http:// dx.doi.org/10.1177/107327480100800506.

［25］ Kuhne M, Boniquit N, Ghodadra N, Romeo AA, Provencher MT. The snapping scapula: diagnosis and treatment. *Arthrosc J Arthrosc Relat Surg*. 2009; 25 (11): 1298-1311. http://dx.doi.org/10.1016/ j.arthro.2008.12.022.

［26］ Epstein SE. Chest wall syndrome. A common cause of unexplained cardiac pain. *J Am Med Assoc*. 1979; 241 (26): 2793-2797. http://dx.doi.org/10.1001/jama.241.26.2793.

［27］ Wang W, Sun Y-H, Wang Y-Y, et al. Treatment of functional chest pain with antidepressants: a meta-analysis. *Pain Physician*. 2012; 15 (2): E131-E142.

［28］ Cannon RO, Quyyumi AA, Mincemoyer R, et al. Imipramine in patients with chest pain despite normal coronary angiograms. *N Engl J Med*. 1994; 330 (20): 1411-1417. http://dx.doi.org/10.1056/ NEJM199405193302003.

［29］ Kamel M, Kotob H. Ultrasonographic assessment of local steroid injection in Tietze's syndrome. *Rheumatology*. 1997; 36 (5): 547-550. http://dx.doi.org/10.1093/rheumatology/36.5.547.

［30］ Howell JM. Xiphodynia: a report of three cases. *J Emerg Med*. 1992; 10 (4): 435-438. http://dx.doi. org/10.1016/0736-4679 (92) 90272-U.

［31］ Brown CW, Deffer PA, Akmakjian J, Donaldson DH, Brugman JL. The natural history of thoracic disc herniation. *Spine*. 1992; 17 (Supplement): S97-S102. http://dx.doi.org/10.1097/00007632-199206001-00006.

［32］ Goodman BS, Posecion LWF, Mallempati S, Bayazitoglu M. Complications and pitfalls of lumbar interlaminar and transforaminal epidural injections. *Curr Rev Musculoskelet Med*. 2008; 1 (3-4): 212-222. http://dx.doi.org/10.1007/s12178-008-9035-2.

［33］ Baxter CS, Ajib FA, Fitzgerald BM. *Intercostal Nerve Block*. StatPearls Publishing; 2020. http://www.ncbi.nlm.nih.gov/books/NBK482273/.

［34］ Kang CM, Kim WJ, Yoon SH, Cho CB, Shim JS. Postoperative pain control by intercostal nerve block After augmentation mammoplasty. *Aesthetic Plast Surg*. 2017; 41 (5): 1031-1036. http://dx.doi.org/10.1007/s00266-017-0802-6. Accessed June 5, 2020.

［35］ Wurnig PN, Lackner H, Teiner C, et al. Is intercostal block for pain management in thoracic surgery more successful than epidural anaesthesia? *Eur J Cardio Thorac Surg*. 2002; 21 (6): 1115-1119. http://dx.doi.org/10.1016/s1010-7940 (02) 00117-3.

［36］ de Leon-Casasola OA. Spinal cord and peripheral nerve stimulation techniques for neuropathic pain. *J Pain Symptom Manag*. 2009; 38 (2): S28-S38. http://dx.doi.org/10.1016/j.jpainsymman.2009.05.005.

JOEL EHRENFELD, MATTHEW A. SPIEGEL, NEEL D. MEHTA

概　述

腹痛和胸痛是美国急诊科最常见的两种主诉，分别占8.6%和5.2%[1]。在胸痛患者中，食管炎并不少见。弗鲁尔加德（Fruergaard）等证实，因胸痛入住心内科监护病房的患者中有42%，确诊为食管源性疼痛，排除了急性冠脉综合征[2]。因此，疼痛科医师应熟悉食管疼痛综合征这一类疾病及相应的治疗方法。以下是对食管炎的一般性讨论，重点介绍了常见食管源性疼痛的病理生理学特征。

病因和发病机制

食管炎和食管损伤的常见病因包括嗜酸性粒细胞增多症、感染、辐射、恶性肿瘤、运动障碍、酒精和创伤（手术）。胃食管反流病（gastroesophageal reflux disease，GERD）是食管炎重要的发病原因，因此在本书的很多章节都将讨论这一疾病。

嗜酸性食管炎（eosinophilic esophagitis，EoE）是一种免疫（抗原）介导的疾病，其特征是嗜酸性粒细胞病理性浸润导致食管功能障碍[3-5]。在这个假说中，抗原蛋白（最常见的是食物，其次是吸入的颗粒）通过触发辅助性T淋巴细胞释放炎性细胞因子（如白细胞介素-5），引发机体的级联放大反应，从而募集嗜酸性粒细胞，最终导致嗜酸性粒细胞在黏膜内的聚集[6, 7]。

感染性食管炎（infectious esophagitis，IE）在免疫功能低下的人群中较多见，如人类免疫缺陷病毒（human immunodeficiency virus，HIV）和移植患者（其中骨髓移植多于实体器官移植），但在长期吸入氟替卡松的慢性阻塞性肺疾病患者中也很常见[8-10]。虽然还有其他病原体，但IE中最常见的病原体是单纯疱疹病毒（herpes simplex virus，HSV）、巨细胞病毒（cytomegalovirus，CMV）和念珠菌[11]。CMV最常见于CD4细胞计数小于50的HIV患者[12]。

药物或"药丸"引起的食管炎被认为是继发于药物相关的直接黏膜损伤，而这些损伤多发生在食管狭窄处，食管解剖狭窄最常见的部位是在主动脉弓附近。常见的引起食管炎的药物包括抗生素、双膦酸盐、非甾体抗炎药（NSAIDs）、依马普铵、阿普洛尔、匹维铵、氯化钾、奎尼丁和含铁化合物。目前引起食管炎的确切机制尚不明确，推测损伤机制包括由于药物溶解形成的酸性环境导致高渗性组织破坏、腐蚀性损伤及血管损害。此外，非甾体抗炎药通常会干扰由前列腺素介导的胃和食管黏膜的保护机制[13]。药物性食管炎的危险因素包括高龄、药丸大、吞服药片时液体很少或没有液体、患者吞咽药物时的体位和食管解剖异常。

针对食管或食管附近的放射治疗可能会破坏食管细胞的新陈代谢，从而导致黏膜变薄和剥脱，患者发生放射性食管炎（radiation esophagitis，RE）。可能预测因素包括用于放射治疗的剂量和技术、同步化疗以及先前存在的食管疾病[14]。

食管恶性肿瘤通常以腺癌或鳞状细胞癌（squamous cell carcinoma，SCC）的形式出现。肥胖、胃食管反流病、吸烟及水果和蔬菜摄入少都是食管癌的危险因素。巴雷特食管是食管的一种病理学化生性改变，慢性胃酸暴露导致食管黏膜的柱状上皮细胞转化为鳞状上皮细胞。巴雷特食管被认为是GERD的并发症之一。这种化生是食管进一步损伤、发育异常和腺癌的癌前病变。遗传性疾病，如黑斑息肉病以及其他与PTEN基因突变相关的疾病增加了食管鳞状细胞癌发生的风险。然而，吸烟和饮酒是发生病变最多的危险因素，占美国食管鳞状细胞癌的近90%[15]。

食管动力障碍可根据食管胃交界处（esophagogastric junction，EGJ）的松弛和蠕动模式按芝加哥分类法进行分类[16]。蠕动功能障碍伴有EGJ松弛障碍是贲门失弛缓症的特征。当EGJ的松弛未受损时，诊断基于食管内的蠕动模式。完全没有蠕动通常是硬皮病的一个特征。相反，过度蠕动表明食管过度收缩（可能是由于高胆碱能状态）或远端食管痉挛[17]。

尽管饮酒与胃食管反流病的相关性存在争议，多年来，关于酒精与胃食管反流病之间是否有关联的数据相互矛盾[18-24]。最近，潘（Pan）等发表了一项荟萃分析，表明两者之间存在明确的联系；然而，其他大规模研究未能证明两者的相关性[25-27]。这导致一些研究人员认为酒精是短期内胃食管反流事件的间歇性触发因素，而不是引起长期持续胃食管反流或食管炎的原因[28]。有学者推测酒精可能是通过降低食管下括约肌（lower esophageal sphincter，LES）张力或通过减少食管下段的蠕动来引起食管反流[29-33]。动物实验研究表明酒精可能对食管黏膜造成直接的损伤[34]。

最后，根据损伤的严重程度及位置，食管穿透性损伤有可能造成灾难性的后果，除非另有原因，否则应将其视为外科急症。食管损伤最常见（＞50%）的原因为医源性，由手术干预引起。大多数发生在内镜检查期间，但也可能是经食管超声心动图或充气扩张的并发症[35-37]。食管穿孔的其他原因包括（发生率较低）：自发性食管破裂（Boerhaave综合征，食管壁全层撕裂，通常由严重干呕/呕吐引起）、异物摄入、外伤

（如穿透性刺伤）、术中损伤和恶性肿瘤[35, 38]。这种情况的病死率可能高达20%，很大程度上是由于食管本身与其他重要器官关系密切（气管、心、肺）[38]。

临 床 表 现

食管炎的临床特征通常表现为胃灼热、吞咽困难、吞咽痛、反流、食物嵌塞感，很少有呕血[9, 39-45]。疼痛部位通常被描述为胸骨后、胸部或上腹部，可放射至背部[9, 39, 45-48]。唇疱疹和口腔水疱应高度怀疑为HSV感染性食管炎。在HSV中，囊泡最终合并形成界限清楚的溃疡，但通常比在CMV中的要小[9]。

放射治疗对食管组织的有害临床表现最早可在开始治疗后的2～3周和治疗完成后的3个月内出现。早期（急性）影响与其他原因引起的食管炎相似，而放射性食管炎的后期影响通常与狭窄、运动改变、穿孔和（或）瘘管有关。一小部分食管癌是通过常规体检及早发现的。然而，对于大多数患者来说，是肿瘤相关临床症状促使他们就医，最终疾病得以评估和确诊。随着恶性肿瘤的进展，由于肿块的生长，它可能会出现食管腔阻塞的迹象（对固体食物吞咽困难）以及不明原因的体重下降。相反，固体和液体的隐匿性吞咽困难更提示食管动力障碍（如贲门失弛缓症）。突然放射到背部或左肩的急性胸痛通常是食管破裂的主要症状[38]。胸痛、呕吐和皮下气肿三联征被称为麦克勒三联征，应该高度怀疑食管穿孔[38, 49]。任何穿透性食管损伤也可能在穿孔侧听诊上显示黑曼征，这是一种心脏在充满空气的组织中跳动时发出的嘎吱嘎吱的声音[50]。最后，食管穿孔的其他不良后果可能涉及全身炎症反应（心动过速、发热）或细菌相关败血症的快速发展[38]。

诊 断

食管炎的诊断性评估始于全面的病史询问和对口腔（唇部）区域的体格检查。进一步的评估可能包括实验室检查、内镜检查、活组织病理学检查，有时还包括食管钡剂成像或其他成像（CT、MRI）。

嗜酸性食管炎在组织学上以嗜酸性粒细胞浸润为主，是排除性诊断[3, 45, 51, 52]。特征性嗜酸性食管炎内镜检查结果包括线性沟（纵向皱襞）、食管气管化（黏膜堆积环）、上皮下血管模式的改变、小口径食管、白色丘疹/渗出物（嗜酸性粒细胞微脓肿）和狭窄[45, 53, 54]。钡餐检查常用于评估解剖学改变和食管功能障碍[55, 56]。2018年，关于嗜酸性食管炎诊断标准的国际专家共识更新为以下内容：食管功能障碍症状、活检显示每个高倍镜视野大于15个嗜酸性粒细胞（约每平方毫米有60个嗜酸性粒细胞）和除外食管嗜酸性粒细胞增多的其他原因[45, 57]。

HSV感染性食管炎活检可见具有磨玻璃样细胞核和嗜酸性包涵体的多核巨细胞[9]。CMV病变表现为在内镜检查中发现食管下段浅糜烂（溃疡）。CMV的组织学分析可见巨细胞和胞质内或核内包涵体。疑似鹅口疮导致的念珠菌性食管炎的患者中，念珠菌在内镜检查中表现为白色斑块；活组织检查显示酵母菌具有假多菌丝，可培养出念珠菌属（通常为白色念珠菌，但偶尔可见光滑念珠菌、克鲁斯念珠菌和热带念珠菌）。

关于药物性食管炎，通常仅根据病史和临床怀疑作出诊断。除了有严重或罕见症状（如呕血）的患者外，很少需要进行侵入性诊断方法。上消化道内镜检查和活检可能有助于排除其他原因。如果根据检查结果怀疑食管受压，钡剂食管造影可能在临床上有助于进一步显示患者的解剖结构。

在放射性食管炎患者中，内镜检查可发现溃疡、黏膜炎和（或）狭窄，而活检显示有纤维化组织伴有慢性炎症和上皮增厚的证据。

食管恶性肿瘤的早期内镜检查结果通常表现为斑块或溃疡，而后期可能显示导致狭窄和管腔阻塞的环形肿块。诊断通常通过直接内镜活检或转移灶的组织学检查来确认。

疑似运动障碍的诊断从上消化道内镜检查开始，通过内镜我们可以看到食物残留的情况，也可以很好地评估内镜通过食管胃交界处时的阻力大小。内镜检查后通常进行测压，在贲门失弛缓症患者中，食管下2/3可能没有蠕动，食管下括约肌处的整体松弛压力高于平均水平，食管测压显示在正常情况下食管收缩压持续异常升高。当测压结果模棱两可时，建议使用钡餐，贲门失弛缓症患者会表现出排空延迟、肠蠕动、EGJ狭窄和食管扩张异常。

影像学检查有助于食管外伤性穿孔的诊断[38]。例如，胸片平片可显示纵隔气肿、皮下气肿、气胸、肺塌陷和胸腔积液[38]。同时，水溶性对比剂吞咽检查（平片或CT）可显示明显的渗漏影像，通常需要紧急手术[38, 58, 59]。

体 格 检 查

食管炎没有特异性体征，大多数患者的表现并不显著。如前所述，口腔检查可能会发现鹅口疮，表明存在念珠菌病，这通常与食管念珠菌病有关。口腔疱疹病变的存在也可能表明疱疹性食管炎。EoE患者可能出现特应性体征，如肺部听诊喘息和特应性皮炎。腹部检查通常没有阳性体征。

治 疗

食管炎治疗通常分为治疗潜在病因（如HSV中的抗病毒药物）和治疗症状（如食管扩张、支架、黑勒贲门肌切开术/胃底折叠术）[60, 61]。由于支持疗法适用于大多数病因，下面将讨论更有针对性的治疗方法。

在诊断为嗜酸性食管炎的患者中，食物过敏的患病率较高。因此，通过避免接触已知引发过敏反应的过敏原是第一步，因为它既有效又便宜[45]。二线治疗通常建议使用质子泵抑制剂（proton pump inhibitor，PPI）进行为期8周的疗程[57]。如果EoE患者仍然难以治愈，则可以局部使用糖皮质激素，使用糖皮质激素可以改善95%病例的症状；而全身性糖皮质激素则用于治疗效果欠佳的病例，因为其具有不良的副作用[45, 62]，具体而言，氟替卡松和雾化用布地奈德是可供选择的局部药物，指导患者吞咽而不是吸入药物[3, 63, 64]。为避免复发通常建议继续使用糖皮质激素作为维持治疗。目前正在研究用于治疗EoE的实验药物，如针对各种白细胞介素的单克隆抗体、前列腺素拮抗剂和孟鲁司特[65-69]。

口服阿昔洛韦（7~10天）是治疗HSV的关键，免疫功能低下的患者通常需要更长的治疗时间（14~21天）。一般而言，静脉注射（IV）阿昔洛韦仅用于治疗HSV住院患者的严重吞咽痛。

当临床高度怀疑CMV食管炎时，应立即开始更昔洛韦、膦甲酸的经验性治疗，而不是等待病理检查结果。考虑到患者的中重度吞咽痛，通常建议静脉诱导式给药，待症状改善后转为口服给药。诱导期一般持续3~6周。此外，CMV食管炎的易感染患者通常不愿意接受HIV抗逆转录病毒治疗（antiretroviral therapy，ART）。但最好的建议是立即开始该方案的治疗（如果患者如果同时存在CMV视网膜炎，接受ART治疗有可能诱发免疫重建炎症综合征）。维持治疗常口服缬更昔洛韦，通常用于复发患者或并发CMV视网膜炎的患者。念珠菌性食管炎使用经典的抗真菌药物治疗，如氟康唑（或者伏立康唑、泊沙康唑或伊曲康唑），疗程为14~21天。由于成本增加和静脉注射剂型的原因，棘白菌素类抗真菌药（卡泊芬净、米卡芬净、阿尼芬净）通常被认为是二线药物。因两性霉素的药物毒性副反应，仅用于耐药病例和孕妇（唑类药物有致畸剂，而棘白菌素尚未进行过相关研究）[70, 71]。

预防药物性食管炎的最好方法，对已知吞咽困难的患者，将片剂或胶囊剂改为液体制剂。同时指导患者用至少250 ml的水服药，并在摄入后保持直立至少30分钟。

尽管停止放疗可能会改善辐射引起的食管炎症状，但这种方法可能会干扰恶性肿瘤的治疗，从而导致不良结局。

对早期食管恶性肿瘤患者，首选方案是手术切除，因为可以达到治愈目的。一旦存在其他器官或淋巴结的转移，则不建议手术切除。放疗和化疗可用于术前辅助治疗（术前减小肿瘤大小）或作为手术条件较差患者的治疗。

对疑似贲门失弛缓症患者，通常在进行任何诊断检查之前接受4周的PPI治疗。对于确诊的贲门失弛缓症，可在饭前服用硝酸甘油或硝酸异山梨酯（在美国不可用）。然而，药物治疗通常不足以缓解贲门失弛缓症，但对于那些不适合手术的人来说可能是一个选择。注射肉毒杆菌毒素和充气扩张可作为贲门失弛缓症的介入治疗选择，其中腹腔镜黑勒贲门肌切开术和胃底折叠术则是最佳的手术治疗方案。最近，经口内镜下黑勒贲门肌切开术作为一种微创治疗方案越来越受到患者的青睐。在内镜检查过程中，通过食管黏膜切开一个切口，并将内镜从食管黏膜下层穿过隧道进入贲门。随后用内镜工具切断固有肌层，从而降低LES压力。这种内镜下黑勒贲门肌切开术不采取胃底折叠术等抗反流措施，因此术后可能会导致胃食管反流。对于胡桃夹食管的患者，建议首先使用3个月的PPI、H_2受体拮抗剂来控制胃灼热症状。薄荷油可以放松食管平滑肌，从而缓解症状。松弛食管平滑肌的二线方案是钙通道阻滞剂，如地尔硫草。对于硬皮病相关疾病，促动力剂（如甲氧氯普胺）可能更有效，食管狭窄的硬皮病患者可以使用充气扩张治疗。在表现出严重反流的硬皮病患者中，在使用PPI、促动力剂和扩张等非手术治疗无效后，可通过胃底折叠术（Nissen）进行手术矫正。

类似于药物性食管炎，酒精相关的胃食管反流最好通过戒酒进行预防。酒精是引发症状的诱因，建议患者避免饮酒[28]。

由于食管穿孔患者病情危重，因此应谨慎对待[38, 72]，建议所有患者立即禁食，转入监护病房，并进行连续的氧气监测[73]。在穿孔可控或损伤有限的情况下，可采用非手术治疗方案，包括使用广谱抗生素、静脉补液、PPI和可能的营养支持。相反，对于重症患者或食管穿孔较大（错位）的患者，应立即行手术治疗[44]。当穿孔是由于远端的狭窄引起时，可能需要行贲门肌切开胃底折叠术。T形管（形状像字母"T"）也是一种手术选择，通过食管皮肤瘘引流，使局部组织有时间愈合，通常在4～6周后移除[38, 74]。特殊情况下，部分或完全食管切除术是必要的，但病死率仍然很高（15%～40%）。

疼 痛 治 疗

食管伤害感受由两种疼痛纤维传导。一般躯体传入有髓小直径A_δ纤维快速传递躯体的剧烈快痛[76-78]。一般内脏传入无髓鞘较小直径的C纤维传递缓慢的内脏钝痛或灼痛不适，其定位较差，通常归因于热或化学感受器[77-79]。痛觉通过迷走神经和脊髓（C1～L2）神经传入[77, 80, 81]。

尽量避免咖啡、酒精、辛辣食物和极端温度的食物，这些食物可加剧食管疼痛，清淡的泥状软食是理想的选择。质子泵抑制剂和H_2受体拮抗剂可能有助于减少胃灼热不适。

WHO疼痛阶梯治疗，最初是为癌症相关疼痛而设计的，但现在已广泛应用于所有类型的疼痛[82]。在该疼痛治疗阶梯中，非阿片类药物被列入第一线（如非甾体抗炎药、对乙酰氨基酚），弱阿片类药物（如可待因、曲马多）是二线，强阿片类药物（如吗啡，氢吗啡酮）被用于严重的难治性疼痛[83]。在任何阶段，可酌情添加辅助药物（如加巴喷丁、糖皮质激素、抗抑郁药）。这种三阶梯疗法对80%～90%的患者有效[83]。在这种疼痛阶梯效果欠佳时，提出了第四阶梯治疗方法（图22.1），该方法为疼痛介入疗法，在食管相关疼痛中包括高位胸硬膜外麻醉和鞘内给药系统[82]。

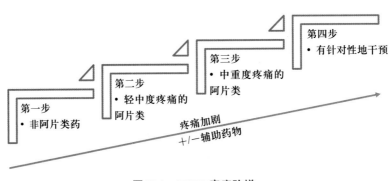

图22.1 WHO疼痛阶梯

（陈　黔 译　谢卫东　马擎宇 校）

原书参考文献

［1］ Rui P, Kang K, Ashmann J. *National Hospital Ambulatory Medical Care Survey: 2016 Emergency Department Summary Tables*; 2016. Available from: https: //www.cdc.gov/nchs/data/nhamcs/web_tables/2016_ed_web_tables.pdf.

［2］ Fruergaard P, Launbjerg J, Hesse B, et al. The diagnoses of patients admitted with acute chest pain but without myocardial infarction. *Eur Heart J*. 1996; 17: 1028-1034.

［3］ Liacouras CA, Furuta GT, Hirano I, et al. Eosinophilic esophagitis: updated consensus recommendations for children and adults. *J Allergy Clin Immunol*. 2011; 128: 3-20.e6. http://dx.doi.org/10.1016/j.jaci.2011.02.040. Available from: .

［4］ Furuta GT. Eosinophils in the esophagus: acid is not the only cause. *J Pediatr Gastroenterol Nutr*. 1998; 26: 468-471. Available from: http://www.ncbi.nlm.nih.gov/pubmed/9552148.

［5］ Ahmad M, Soetikno RM, Ahmed A. The differential diagnosis of eosinophilic esophagitis. *J Clin Gastroenterol*. 2000; 30: 242-244. Available from: http://www.ncbi.nlm.nih.gov/pubmed/10777180.

［6］ Hogan SP, Mishra A, Brandt EB, Foster PS, Rothenberg ME. A critical role for eotaxin in experimental oral antigen-induced eosinophilic gastrointestinal allergy. *Proc Natl Acad Sci USA*. 2000; 97: 6681-6686.

［7］ Watts MM, Saltoun C, Greenberger PA. Eosinophilic esophagitis. *Allergy asthma Proc*. 2019; 40: 462-464. Available from: http://www.ncbi.nlm.nih.gov/pubmed/31690395.

［8］ Kanda N, Yasuba H, Takahashi T, et al. Prevalence of esophageal candidiasis among patients treated with inhaled fluticasone propionate. *Am J Gastroenterol*. 2003; 98: 2146-2148. Available from: http://www.ncbi.nlm.nih.gov/pubmed/14572559.

［9］ Canalejo E, García Durán F, Cabello N, García Martínez J. Herpes esophagitis in healthy adults and adolescents: report of 3 cases and review of the literature. *Medicine)*. 2010; 89: 204-210.

［10］ Généreau T, Rozenberg F, Bouchaud O, Marche C, Lortholary O. Herpes esophagitis: a comprehensive review. *Clin Microbiol Infect*. 1997; 3: 397-407.

［11］ Sutton FM, Graham DY, Goodgame RW. Infectious esophagitis. *Gastrointest Endosc Clin N Am*. 1994; 4: 713-729. Available from: http://www.ncbi.nlm.nih.gov/pubmed/7812643.

［12］ Raffi F. Cytomegalovirus infections in AIDS. *Rev Prat*. 1995; 45: 733-738. Available from: http://www.ncbi.nlm.nih.gov/pubmed/7754312.

［13］ Wallace JL. Prostaglandins, NSAIDs, and gastric mucosal protection: why doesn't the stomach digest itself? *Physiol Rev*. 2008; 88: 1547-1565.

［14］ Maguire PD, Sibley GS, Zhou SM, et al. Clinical and dosimetric predictors of radiation-induced esophageal toxicity. *Int J Radiat Oncol Biol Phys*. 1999; 45: 97-103.

［15］ Engel LS, Chow WH, Vaughan TL, et al. Population attributable risks of esophageal and gastric cancers. *J Natl Cancer Inst*. 2003; 95: 1404-1413.

［16］ Kahrilas PJ, Bredenoord AJ, Fox M, et al. The Chicago classification of esophageal motility disorders, v3.0. *Neurogastroenterol Motil*. 2015; 27: 160-174. Available from: http://www.ncbi.nlm.nih.gov/pubmed/25469569.

［17］ Korsapati H, Bhargava V, Mittal RK. Reversal of asynchrony between circular and longitudinal muscle contraction in nutcracker esophagus by atropine. *Gastroenterology*. 2008; 135: 796-802. Available from: http://www.ncbi.nlm.nih.gov/pubmed/18675815.

［18］ Anderson LA, Cantwell MM, Watson RGP, et al. The association between alcohol and reflux esophagitis, barrett's esophagus, and esophageal adenocarcinoma. *Gastroenterology*. 2009; 136: 799-805. http://dx.doi.org/10.1053/j.gastro.2008.12.005. Available from: .

［19］ Mohammed I, Nightingale P, Trudgill NJ. Risk factors for gastro-oesophageal reflux disease symptoms: a community study. *Aliment Pharmacol Ther.* 2005; 21: 821-827. Available from: http://www.ncbi.nlm.nih.gov/pubmed/15801917.

[20] Nocon M, Labenz J, Willich SN. Lifestyle factors and symptoms of gastro-oesophageal reflux - a population-based study. *Aliment Pharmacol Ther.* 2006; 23: 169-174. Available from: http://www.ncbi.nlm.nih.gov/pubmed/16393294.

[21] Locke GR, Talley NJ, Fett SL, Zinsmeister AR, Melton LJ. Risk factors associated with symptoms of gastroesophageal reflux. *Am J Med.* 1999; 106: 642-649. Available from: http://www.ncbi.nlm.nih.gov/pubmed/10378622.

[22] Veugelers PJ, Porter GA, Guernsey DL, Casson AG. Obesity and lifestyle risk factors for gastroesophageal reflux disease, Barrett esophagus and esophageal adenocarcinoma. *Dis esophagus Off J Int Soc Dis Esophagus.* 2006; 19: 321-328. Available from: http://www.ncbi.nlm.nih.gov/pubmed/16984526.

[23] Ryan P, Hetzel DJ, Shearman DJ, McMichael AJ. Risk factors for ulcerative reflux oesophagitis: a case-control study. *J Gastroenterol Hepatol.* 1995; 10: 306-312. Available from: http://www.ncbi.nlm.nih.gov/pubmed/7548808.

[24] Avidan B, Sonnenberg A, Schnell TG, Sontag SJ. Risk factors for erosive reflux esophagitis: a case-control study. *Am J Gastroenterol.* 2001; 96: 41-46. Available from: http://www.ncbi.nlm.nih.gov/pubmed/11197285.

[25] Pan J, Cen L, Chen W, Yu C, Li Y, Shen Z. Alcohol consumption and the risk of gastroesophageal reflux disease: a systematic review and meta-analysis. *Alcohol Alcohol.* 2019; 54: 62-69.

[26] Hallan A, Bomme M, Hveem K, Møller-Hansen J, Ness-Jensen E. Risk factors on the development of new-onset gastroesophageal reflux symptoms. A population-based prospective cohort study: the HUNT study. *Am J Gastroenterol.* 2015; 110: 393-400. quiz 401.

[27] Nilsson M, Johnsen R, Ye W, Hveem K, Lagergren J. Lifestyle related risk factors in the aetiology of gastro-oesophageal reflux. *Gut.* 2004; 53: 1730-1735.

[28] Ness-Jensen E, Lagergren J. Tobacco smoking, alcohol consumption and gastro-oesophageal reflux disease. *Best Pract Res Clin Gastroenterol.* 2017; 31: 501-508. Available from: http://www.ncbi.nlm.nih.gov/pubmed/29195669.

[29] Pehl C, Wendl B, Pfeiffer A, Schmidt T, Kaess H. Low-proof alcoholic beverages and gastroesophageal reflux. *Dig Dis Sci.* 1993; 38: 93-96.

[30] Pehl C, Pfeiffer A, Wendl B, Kaess H. Different effects of white and red wine on lower esophageal sphincter pressure and gastroesophageal reflux. *Scand J Gastroenterol.* 1998; 33: 118-122.

[31] Kaufman SE, Kaye MD. Induction of gastro-oesophageal reflux by alcohol. *Gut.* 1978; 19: 336-338.

[32] Vitale GC, Cheadle WG, Patel B, Sadek SA, Michel ME, Cuschieri A. The effect of alcohol on nocturnal gastroesophageal reflux. *J Am Med Assoc.* 1987; 258: 2077-2079.

[33] Hogan WJ, Viegas de Andrade SR, Winship DH. Ethanol-induced acute esophageal motor dysfunction.

J Appl Physiol. 1972; 32: 755-760.

[34]　Bor S, Bor-Caymaz C, Tobey NA, Abdulnour-Nakhoul S, Orlando RC. Esophageal exposure to ethanol increases risk of acid damage in rabbit esophagus. *Dig Dis Sci.* 1999; 44: 290-300.

[35]　Brinster CJ, Singhal S, Lee L, Marshall MB, Kaiser LR, Kucharczuk JC. Evolving options in the management of esophageal perforation. *Ann Thorac Surg.* 2004; 77: 1475-1483. Available from: http://www.ncbi.nlm.nih.gov/pubmed/15063302.

[36]　Kavic SM, Basson MD. Complications of endoscopy. *Am J Surg.* 2001; 181: 319-332. Available from: http://www.ncbi.nlm.nih.gov/pubmed/11438266.

[37]　Bufkin BL, Miller JI, Mansour KA. Esophageal perforation: emphasis on management. *Ann Thorac Surg.* 1996; 61: 1447-1451. discussion 1451-2 Available from: http://www.ncbi.nlm.nih.gov/pubmed/8633957.

[38]　Søreide JA, Viste A. Esophageal perforation: diagnostic work-up and clinical decision-making in the first 24 hours. *Scand J Trauma Resusc Emerg Med.* 2011; 19: 66. Available from: http://www.ncbi.nlm.nih.gov/pubmed/22035338.

[39]　Straumann A, Bussmann C, Zuber M, Vannini S, Simon H-U, Schoepfer A. Eosinophilic esophagitis: analysis of food impaction and perforation in 251 adolescent and adult patients. *Clin Gastroenterol Hepatol.* 2008; 6: 598-600. Available from: http://www.ncbi.nlm.nih.gov/pubmed/18407800.

[40]　Achem SR, Almansa C, Krishna M, et al. Oesophageal eosinophilic infiltration in patients with noncardiac chest pain. *Aliment Pharmacol Ther.* 2011; 33: 1194-1201. Available from: http://www.ncbi.nlm.nih.gov/pubmed/21466568.

[41]　Kapel RC, Miller JK, Torres C, Aksoy S, Lash R, Katzka DA. Eosinophilic esophagitis: a prevalent disease in the United States that affects all age groups. *Gastroenterology.* 2008; 134: 1316-1321. Available from: http://www.ncbi.nlm.nih.gov/pubmed/18471509.

[42]　Généreau T, Lortholary O, Bouchaud O, et al. Herpes simplex esophagitis in patients with AIDS: report of 34 cases. The cooperative study group on herpetic esophagitis in HIV infection. *Clin Infect Dis.* 1996; 22: 926-931. Available from: http://www.ncbi.nlm.nih.gov/pubmed/8783688.

[43]　Sgouros SN, Bergele C, Mantides A. Eosinophilic esophagitis in adults: a systematic review. *Eur J Gastroenterol Hepatol.* 2006; 18: 211-217. Available from: http://www.ncbi.nlm.nih.gov/pubmed/16394804.

[44]　Pasha SF, DiBaise JK, Kim HJ, et al. Patient characteristics, clinical, endoscopic, and histologic findings in adult eosinophilic esophagitis: a case series and systematic review of the medical literature. *Dis esophagus Off J Int Soc Dis Esophagus.* 2007; 20: 311-319. Available from: http://www.ncbi.nlm.nih.gov/pubmed/17617880.

[45]　Watts MM, Saltoun C, Greenberger PA. Eosinophilic esophagitis. *Allergy Asthma Proc.* 2019; 40: 462-464.

[46]　Achem SR, Almansa C, Krishna M, et al. Oesophageal eosinophilic infiltration in patients with

noncardiac chest pain. *Aliment Pharmacol Ther*. 2011; 33: 1194-1201.

[47] Kapel RC, Miller JK, Torres C, Aksoy S, Lash R, Katzka DA. Eosinophilic esophagitis: a prevalent disease in the United States that affects all age groups. *Gastroenterology*. 2008; 134: 1316-1321.

[48] Généreau T, Lortholary O, Bouchaud O, et al. Herpes simplex esophagitis in patients with AIDS: report of 34 cases. The cooperative study group on herpetic esophagitis in HIV infection. *Clin Infect Dis*. 1996; 22: 926-931.

[49] Mackler SA. Spontaneous rupture of the esophagus; an experimental and clinical study. *Surg Gynecol Obstet*. 1952; 95: 345-356. Available from: http://www.ncbi.nlm.nih.gov/pubmed/14950670.

[50] Hadjis T, Palisaitis D, Dontigny L, Allard M. Benign pneumopericardium and tamponade. *Can J Cardiol*. 1995; 11: 232-234. Available from: http://www.ncbi.nlm.nih.gov/pubmed/7889442.

[51] Furuta GT. Eosinophils in the esophagus: acid is not the only cause. *J Pediatr Gastroenterol Nutr*. 1998; 26: 468-471.

[52] Ahmad M, Soetikno RM, Ahmed A. The differential diagnosis of eosinophilic esophagitis. *J Clin Gastroenterol*. 2000; 30: 242-244.

[53] Kim HP, Vance RB, Shaheen NJ, Dellon ES. The prevalence and diagnostic utility of endoscopic features of eosinophilic esophagitis: a meta-analysis. *Clin Gastroenterol Hepatol*. 2012; 10: 988-996. e5. http://dx.doi.org/10.1016/j.cgh.2012.04.019. Available from: .

[54] Hawari R, Pasricha PJ. Images in clinical medicine. *Eosinophilic esophagitis. N Engl J Med*. 2007; 356: e20. Available from: http://www.ncbi.nlm.nih.gov/pubmed/17507698.

[55] Gentile N, Katzka D, Ravi K, et al. Oesophageal narrowing is common and frequently under-appreciated at endoscopy in patients with oesophageal eosinophilia. *Aliment Pharmacol Ther*. 2014; 40: 1333-1340. Available from: http://www.ncbi.nlm.nih.gov/pubmed/25287184.

[56] Menard-Katcher C, Swerdlow MP, Mehta P, Furuta GT, Fenton LZ. Contribution of esophagram to the evaluation of complicated pediatric eosinophilic esophagitis. *J Pediatr Gastroenterol Nutr*. 2015; 61: 541-546. Available from: http://www.ncbi.nlm.nih.gov/pubmed/25988559.

[57] Dellon ES, Liacouras CA, Molina-Infante J, et al. Updated international consensus diagnostic criteria for eosinophilic esophagitis: proceedings of the AGREE conference. *Gastroenterology*. 2018; 155: 1022-1033.e10. http://dx.doi.org/10.1053/j.gastro.2018.07.009. Available from: .

[58] Vial CM, Whyte RI. Boerhaave's syndrome: diagnosis and treatment. *Surg Clin North Am*. 2005; 85: 515-524. ix Available from: http://www.ncbi.nlm.nih.gov/pubmed/15927648.

[59] Sajith A, O'Donohue B, Roth RM, Khan RA. CT scan findings in oesophagogastric perforation after out of hospital cardiopulmonary resuscitation. *Emerg Med J*. 2008; 25: 115-116. Available from: http://www.ncbi.nlm.nih.gov/pubmed/18212156.

[60] Robles-Medranda C, Villard F, le Gall C, et al. Severe dysphagia in children with eosinophilic esophagitis and esophageal stricture: an indication for balloon dilation?. *J Pediatr Gastroenterol Nutr*. 2010; 50: 516-520. Available from: http://www.ncbi.nlm.nih.gov/pubmed/19934772.

［61］ Schoepfer AM, Gonsalves N, Bussmann C, et al. Esophageal dilation in eosinophilic esophagitis: effectiveness, safety, and impact on the underlying inflammation. *Am J Gastroenterol*. 2010; 105: 1062-1070. Available from: http://www.ncbi.nlm.nih.gov/pubmed/19935783.

［62］ Sgouros SN, Bergele C, Mantides A. Eosinophilic esophagitis in adults: a systematic review. *Eur J Gastroenterol Hepatol*. 2006; 18: 211-217.

［63］ Remedios M, Campbell C, Jones DM, Kerlin P. Eosinophilic esophagitis in adults: clinical, endoscopic, histologic findings, and response to treatment with fluticasone propionate. *Gastrointest Endosc*. 2006; 63: 3-12. Available from: http://www.ncbi.nlm.nih.gov/pubmed/16377308.

［64］ Aceves SS, Furuta GT, Spechler SJ. Integrated approach to treatment of children and adults with eosinophilic esophagitis. *Gastrointest Endosc Clin N Am*. 2008; 18: 195-217. xi Available from: http://www.ncbi.nlm.nih.gov/pubmed/18061112.

［65］ Straumann A, Hoesli S, Bussmann C, et al. Anti-eosinophil activity and clinical efficacy of the CRTH2 antagonist OC000459 in eosinophilic esophagitis. *Allergy*. 2013; 68: 375-385. Available from: http://www.ncbi.nlm.nih.gov/pubmed/23379537.

［66］ Hirano I, Dellon ES, Hamilton JD, et al. Efficacy of dupilumab in a phase 2 randomized trial of adults with active eosinophilic esophagitis. *Gastroenterology*. 2019. Available from: http://www.ncbi.nlm.nih.gov/pubmed/31593702.

［67］ Hirano I, Collins MH, Assouline-Dayan Y, et al. RPC4046, a monoclonal antibody against IL13, reduces histologic and endoscopic activity in patients with eosinophilic esophagitis. *Gastroenterology*. 2019; 156: 592-603.e10. Available from: http://www.ncbi.nlm.nih.gov/pubmed/30395812.

［68］ Spergel JM, Rothenberg ME, Collins MH, et al. Reslizumab in children and adolescents with eosinophilic esophagitis: results of a double-blind, randomized, placebo-controlled trial. *J Allergy Clin Immunol*. 2012; 129: 456-463. 463.e1-3 Available from: http://www.ncbi.nlm.nih.gov/pubmed/22206777.

［69］ Attwood SEA, Lewis CJ, Bronder CS, Morris CD, Armstrong GR, Whittam J. Eosinophilic oesophagitis: a novel treatment using Montelukast. *Gut*. 2003; 52: 181-185. Available from: http://www.ncbi.nlm.nih.gov/pubmed/12524397.

［70］ Pursley TJ, Blomquist IK, Abraham J, Andersen HF, Bartley JA. Fluconazole-induced congenital anomalies in three infants. *Clin Infect Dis*. 1996; 22: 336-340. Available from: http://www.ncbi.nlm.nih.gov/pubmed/8838193.

［71］ Benson CA, Kaplan JE, Masur H, et al. Treating opportunistic infections among HIV-infected adults and adolescents: recommendations from CDC, the National Institutes of Health, and the HIV Medicine Association/Infectious Diseases Society of America. *MMWR Recomm Reports*. 2004; 53: 1-112. Available from: http://www.ncbi.nlm.nih.gov/pubmed/15841069.

［72］ Wolfson D, Barkin JS. Treatment of Boerhaave's syndrome. *Curr Treat Options Gastroenterol*. 2007; 10: 71-77. Available from: http://www.ncbi.nlm.nih.gov/pubmed/17298767.

[73] Sepesi B, Raymond DP, Peters JH. Esophageal perforation: surgical, endoscopic and medical management strategies. *Curr Opin Gastroenterol*. 2010; 26: 379-383. Available from: http://www. ncbi.nlm.nih.gov/pubmed/20473156.

[74] Qadir I, Zafar H, Khan MZ, Sharif HM. T-tube management of late esophageal perforation. *J Pak Med Assoc*. 2011; 61: 418-420. Available from: http://www.ncbi.nlm.nih.gov/pubmed/21465993.

[75] Schenfine J, Griffin SM. *Oesophageal Emergencies* Oesophagogastric Surgery-A Companion to Spec Surg Pract.; 2006: 365-393.

[76] Burgess PR, Perl ER. Myelinated afferent fibres responding specifically to noxious stimulation of the skin. *J Physiol*. 1967; 190: 541-562. Available from: http://www.ncbi.nlm.nih.gov/pubmed/6051786.

[77] Lynn RB. Mechanisms of esophageal pain. *Am J Med*. 1992; 92: 11S-19S. Available from: http://www. ncbi.nlm.nih.gov/pubmed/1595755.

[78] Miwa H, Kondo T, Oshima T, Fukui H, Tomita T, Watari J. Esophageal sensation and esophageal hypersensitivity - overview from bench to bedside. *J Neurogastroenterol Motil*. 2010; 16: 353-362.

[79] Bessou P, Perl ER. Response of cutaneous sensory units with unmyelinated fibers to noxious stimuli. *J Neurophysiol*. 1969; 32: 1025-1043. Available from: http://www.ncbi.nlm.nih.gov/pubmed/5347705.

[80] Clerc N. Afferent innervation of the lower esophageal sphincter of the cat. Pathways and functional characteristics. *J Auton Nerv Syst*. 1984; 10: 213-216. Available from: http://www.ncbi.nlm.nih.gov/ pubmed/6481088.

[81] Sengupta JN. Esophageal sensory physiology. *GI Motil*. 2006.

[82] Pergolizzi JV, Raffa RB. The WHO pain ladder: do we need another step? *Pract Pain Manag*. 2015; 14.

[83] WHO's cancer pain ladder for adults. *World Heal Organ*. 2019. Available from: https: //www.who.int/ cancer/palliative/painladder/en/.

JAVIER SANCHEZ, NEEL D. MEHTA

概　述

胃食管反流病（gastroesophageal reflux disease，GERD）被定义为"由胃内容物反流引起临床表现的一种疾病，临床常表现为反酸、胃灼热、胸痛和咳嗽"[1]。据估计，GERD在北美的患病率为20%[具体定义为每周至少发生一次胃灼热和（或）反流][2]，然而，真实的患病率可能更高，由于肥胖者的增多，患病人数逐年攀升[3]。许多患者的治疗仅选择服用抑酸药物。

用于治疗GERD的支出非常大，直接和间接的经济损失每年高达15亿到200亿美元[4]。GERD的直接费用估计为每年9亿～100亿美元。这些费用包括住院和门诊就诊、诊断程序和药物（质子泵抑制剂占比最高）。间接成本是生活质量下降、缺勤和生产力下降的综合支出。

一部分GERD患者出现非心源性胸痛（noncardiac chest pain，NCCP）[5]。NCCP是一种非心脏原因引起的复发性心绞痛样胸骨后疼痛，是一种严重降低患者生活质量的慢性疾病，但不增加患者的病死率。NCCP显著降低患者的生活质量，明显增加患者的经济负担，因为患者多年会持续出现症状并多次进行重复检查以排除胸痛的心脏来源[6]。NCCP的患病率为25%，男性和女性无明显差异。患病率通常随着年龄增长而降低，与缺血性心脏病患者相比，NCCP患者更年轻，而且饮酒与吸烟更容易出现此症。

病因和发病机制

GERD的病因和发病机制是多因素的。约60%的患者存在食管下括约肌（LES）功能不全，而40%的GERD患者，反流继发于LES的短暂松弛（不是由吞咽引发的），很可能继发于胃扩张[7]。约30%的GERD患者食管蠕动功能障碍导致无效的食管蠕动和胃排空延迟[8]。食管裂孔疝也可导致胃食管反流病的发展，因为LES周围可能会失去外部压力，造成贲门的压力降低，进而导致胃内容物反流[9]。导致腹内压升高（如肥胖）以及胸内压降低（如阻塞性睡眠呼吸暂停，经常与肥胖并存）

会产生不利的压力梯度，可能导致 LES 失衡，从而引起反流。除了这些机械因素外，反流症状的严重程度、反流量及频率通常与胃反流物的酸度有关。GERD 也常发生在妊娠期，可能继发于机械因素（体重增加、腹内压升高）和生理因素（孕酮升高）[7]。

GERD 是冠状动脉疾病患者和非冠状动脉疾病患者 NCCP 最常见的食管病因。然而，GERD 导致 NCCP 的机制知之甚少[6]。一种机制是涉及食管传入神经的外周致敏，进而导致生理和病理刺激增加。在一项研究中，将健康受试者的食管远端暴露于胃酸，发现食管近端的疼痛阈值降低。在对相同刺激的反应中，相较于健康受试者，NCCP 受试者上段食管对刺激更敏感且不适症状持续时间更长，此外前胸壁的痛阈降低或出现继发性躯体异常性疼痛，这表明中枢敏化也是一种可能的机制[10, 11]。

临 床 表 现

GERD 患者会出现胃灼热和反流，吞咽困难较为少见，这通常继发于无效的蠕动。患者还可出现 GERD 的非典型症状，如 NCCP、慢性咳嗽、吸入性肺炎、肺纤维化、声音嘶哑、癔症和牙齿糜烂[2, 7]。NCCP 的特点是在没有心脏原因的情况下反复出现心绞痛样胸骨后胸痛[12]。

诊 断

对于出现典型症状（如胃灼热或反流）的 GERD 患者，建议使用质子泵抑制剂（PPI）治疗[5]。对 PPI 治疗的良好效果更进一步证实 GERD 的诊断。然而，该策略并非屡试不爽，因为 PPI 试验的敏感性为 78%，特异性为 54%[13]。对 PPI 试验无反应、症状不典型的患者可能需要行进一步的诊断检查，包括食管胃十二指肠镜检查、食管测压和食管 pH 值监测。进行上消化道内镜检查是为了评估是否有黏膜损伤，适用于出现警报症状的 GERD 患者，因为只有 50%～60% 的 GERD 患者有黏膜损伤（阳性预测值为 53%）[5]。上消化道内镜检查可用于排除其他疾病，如嗜酸性食管炎、胃炎、消化性溃疡、巴雷特食管、食管狭窄和恶性肿瘤。

食管测压法在 GERD 诊断中的价值有限，但可用于确认 pH 探针的正确放置、排除原发性运动障碍（如贲门失弛缓症）和手术计划的制订[5]。食管 pH 监测被认为是 GERD 诊断的金标准。在患者未服用抑酸药物时放置食管 pH 探针，在 LES 上方 5 cm 处进行测量，并记录患者 pH 测量相关的症状。该方法在将反流发作与 NCCP 相关联方面不太有用，因为患者在测试期间发生胸痛的可能性较低，它可能对那些正在考虑进行抗反流手术的患者更有用[5]。吞钡在诊断GERD中几乎没有用处，它的灵敏度较低（20%），因此钡反流的意义并不大，因为正常受试者也会出现自发性钡反流[5]。

对于继发于GERD的NCCP患者，应谨慎排除胸痛的心脏原因，如冠状动脉疾病和心包炎。应将患者转诊给心脏病专家进行排除，完善相关检查，包括心电图、超声心动图、压力测试和其他诊断方式以排除心脏病因[14]。

鉴 别 诊 断

GERD的鉴别诊断包括食管动力障碍，如贲门失弛缓症、食管狭窄、恶性肿瘤、胃炎、消化性溃疡、食管炎（嗜酸性、病毒性或真菌性）、冠状动脉疾病（即心绞痛）和心包炎。表23.1说明了非心源性胸痛的多种原因。

表 23.1　非心源性胸痛的原因

器官系统	病因
消化系统	胃食管反流病
	巴雷特食管
	食管动力障碍（如弥漫性食管痉挛、贲门失弛缓症）
	过敏性食管
	Schatski环
	嗜酸性食管炎
	感染性食管炎
	药物性食管炎
	MalloryeWeiss综合征、Boerhaave综合征
	胃十二指肠溃疡
	胰腺炎、胆绞痛、胆管炎
呼吸系统	肺栓塞
	肺炎
	气胸
神经系统	神经压迫
	带状疱疹神经痛
	带状疱疹后神经痛
运动系统/风湿免疫系统	退行性椎间盘疾病
	椎管狭窄
	神经根压迫
	炎症性关节炎
	肋软骨炎
精神系统	抑郁症
	慢性疼痛疾病

体 格 检 查

大多数轻中度GERD患者的体格检查无明显阳性体征，重度患者可有声音嘶哑、慢性咳嗽、牙龈糜烂、肺部听诊喘息等症状。GERD患者的心脏检查通常是正常的，大多数患者还应进行腹部检查。

治 疗

治疗GERD相关NCCP的主要措施是处理潜在的GERD，方法有很多，范围从非手术治疗（如生活方式的改变）到手术治疗。表23.2总结了可用于非心源性胸痛的各种治疗方式。

表 23.2　GERD 相关非心源性胸痛的管理策略

治疗类别	治疗方式
生活方式的改变	床头抬高
	避免夜间进食
	避免饮酒
	避免吸烟
	避免食用巧克力
	禁咖啡
	禁碳酸饮料等
	已知的促发因素
	减重
药物	抗酸剂
	H_2受体拮抗剂
	质子泵抑制剂
	神经调控剂
内镜诊疗	内镜
	肉毒杆菌毒素注射
	LES的射频消融术
	经口无切口胃底折叠术
手术治疗	腹腔镜胃底折叠术
	Roux-en-Y 胃旁路术
	Linx 磁环
替代治疗	认知行为疗法
	催眠疗法

生活方式的改变

GERD的主要治疗方式包括减少反流发作的次数和降低反流液的酸度。生活方式的改变通常建议晚上抬高床头，避免深夜进餐；避免酒精、烟草和某些已知会引发胃酸反流的食物，如巧克力、咖啡和碳酸饮料。对于肥胖患者，建议减轻体重，如果减重成功，症状会完全消失[2, 5, 7, 15, 16]。

药物治疗

GERD的主要治疗方法是使用抑酸药物，如H_2受体拮抗剂和PPI。H_2受体拮抗剂在控制GERD相关NCCP的有效率为42%～52%。PPI在治疗GERD方面更有效，被认为是一线治疗[2, 5, 7, 17]。在评估PPI在NCCP中疗效的8项随机对照试验（randomised controlled trial，RCT）中，其疗效优于安慰剂。此外，GERD阳性患者亚组的疗效显著[18]。PPI通过降低反流内容物的酸度来减轻症状，但实际上并没有减少反流发作的次数，因此可能无法很好地控制反流症状。PPI治疗的不良反应包括使艰难梭菌（C diff）感染、社区获得性肺炎、髋部骨折、维生素B_{12}缺乏和低镁血症的风险增加。PPI的使用也与严重的心脏事件有关，例如由于对血管功能的潜在影响以及对血小板聚集的抑制作用降低而导致的心肌梗死[7]。

很少有其他药物类别被推荐用于GERD或与GERD相关的NCCP的治疗[19]。促动力剂如甲氧氯普胺由于迟发性运动障碍等不良反应而不被经常使用，仅限于严重胃瘫患者。在一项RCT中，使用巴氯芬可显著减少反流发作和降低食管pH值，但在2周的随访中，发现巴氯芬与胸痛的加重有关[14]。

疼痛辅助药常用于非GERD相关的NCCP[16, 18]，三环类抗抑郁药有中枢神经调控和内脏镇痛作用。这些作用已在健康受试者和NCCP患者中得到证实。在一项研究中，每天服用75 mg的丙咪嗪可明显提高健康男性在食管球囊扩张期间的痛阈。在另一项研究中，接受丙咪嗪治疗的NCCP患者胸痛明显减轻（52%）。但另一项研究显示阿米替林没有任何益处。一般来说，在长期使用的患者中三环类抗抑郁药可持续缓解症状。曲唑酮是一种四环类抗抑郁药，在一些研究中也被证明可以缓解症状。对选择性5-羟色胺再摄取抑制剂如舍曲林和帕罗西汀也进行了类似的研究。在一项单盲安慰剂对照试验中，舍曲林可显著减轻疼痛。在一项类似的双盲安慰剂对照试验中，帕罗西汀的综合评估中显示出改善，但在患者自我报告的疼痛评分方面没有改善，两种药物的综合疗效可能继发于内脏镇痛作用。

研究证实，腺苷类似物（如茶碱）可提高75%的功能性胸痛患者的疼痛阈值[20]。然而证据不充分，其使用也受到药物副作用的限制。阿普唑仑和氯硝西泮等抗焦虑药已被证明可以减少NCCP和惊恐症患者的胸痛发作。5-羟色胺受体抑制剂（如昂丹司琼）已被证明可提高NCCP患者食管的痛阈，替加色罗是一种5-HT$_4$受体激动剂，具有和昂丹司琼相似的特性。奥曲肽是一种生长抑素合成物，可提高健康受试者和肠易激综合征（IBS）患者的直肠和乙状结肠的痛阈[19]。

最近，加巴喷丁被用于治疗GERD相关咳嗽，但在治疗GERD相关的NCCP中没有作用[21]。普瑞巴林是一种作用于电压敏感钙通道的中枢调节剂，在研究中，对试验动物的远端食管输注酸性物质后用普瑞巴林治疗，证实普瑞巴林可以缓解疼痛和食管超敏状态，但尚未在NCCP患者中进行过研究[19]。

妊娠期的GERD可以通过改变生活方式和服用H$_2$受体拮抗剂来治疗。由于PPI属于C类药物，临床常规不推荐使用[7]。

治疗新进展

肉毒杆菌毒素注射到食管下括约肌治疗NCCP[18, 19]，肉毒杆菌毒素可选择性地与胆碱能神经元作用，抑制突触前末端乙酰胆碱的释放。一些研究表明，该方法治疗NCCP和食管动力障碍患者的疗效参差不齐，但这些研究样本量较小且缺乏安慰剂对照。唯一的双盲安慰剂对照试验中，肉毒杆菌毒素可显著改善吞咽困难症状，但对胸痛或GERD相关症状几乎没有作用[22]。

总之，肉素杆菌毒素对NCCP和食管动力障碍患者可能有一些益处，但它在GERD相关NCCP的治疗中作用有限。

LES的射频消融（RFA）和LES的内镜缝合（也称为经口无切口胃底折叠术）治疗方法仅限于部分患者，且不包括裂孔疝大于2 cm、食管动力障碍、巴雷特食管、C级或D级食管炎、食管狭窄、BMI>35 kg/m^{2}的患者。另外，这些手术的证据有限。在一项随机对照试验中，LES的RFA未显示出优于PPI治疗的疗效[23]。对4项试验的荟萃分析同样发现，RFA与PPI治疗相比没有优势[24]。一项随机对照试验证实经口无切口胃底折叠术可用于减少反流，但随着时间的推移，反流反而变得更严重[25, 26]。LES的RFA和LES的内镜缝合未被临床广泛接受，而美国胃肠道和内镜外科医师协会推荐这些疗法，美国胃肠病学会指南指出它们不能替代药物治疗或手术干预[7]。

手术干预

手术通常适合于有严重症状且无法通过药物治疗的患者，包括无法耐受PPI或不想服用PPI的患者，以及大裂孔疝患者或病态肥胖且无法通过改变生活方式来减轻体重的患者，腹腔镜胃底折叠术在肥胖患者中的失败率很高，故常推荐Roux-en-Y胃绕道术。手术有时非常有效，但有很大一部分患者在手术后仍然需要继续服用PPI[2, 7, 17]。一项比较药物治疗与手术治疗的随机对照试验的Cochrane综述显示，对于手术干预而言，风险-获益存在相当大的不确定性[27]。最近，一类磁环上市[17]，该装置通过腹腔镜放置在食管远端周围并增强食管下括约肌张力。初步研究表明，胃酸反流和PPI使用量总体减少，但高达68%的患者出现吞咽困难等副作用，该装置的长期疗效仍有待确定。

替代疗法

NCCP患者也可能被转诊接受认知行为疗法（CBT）或催眠疗法。CBT的结果好坏参半，一些研究表明与心内科的常规治疗相比，使用替代疗法的患者疼痛有所缓解；而其他研究表明，尽管疼痛强度没有降低，但疼痛发作的频率有所减少。一项小型研究显示使用Johrei（一种自然能量疗法）具有显著的益处，但研究结果尚未被确定。另一项研究表明，催眠治疗对NCCP患者有潜在益处。总体而言，关于替代疗法的研究规模较小且证据有限，但这些疗法可能对某些难治性症状或并存焦虑或抑郁的患者可发挥作用[18]。

（陈　黔译　马擎宇校）

原书参考文献

[1]　Clarrett DM, Hachem C. Gastroesophageal Reflux Disease (GERD) . *Mo Med*. 2018 May-Jun; 115 (3): 214-218. PMID: 30228725; PMCID: PMC6140167.

[2]　Kellerman R, Kintanar T. Gastroesophageal reflux disease. *Prim Care Clin Off Pract*. 2017; 44 (4): 561-573. http://dx.doi.org/10.1016/j.pop.2017.07.001.

[3]　El-Serag HB, Sweet S, Winchester CC, Dent J. Update on the epidemiology of gastro-oesophageal reflux disease: a systematic review. *Gut*. 2014; 63 (6): 871-880. http://dx.doi.org/10.1136/gutjnl-2012-304269.

［4］ Gawron AJ, French DD, Pandolfino JE, Howden CW. Economic evaluations of gastroesophageal reflux disease medical management. *Pharmacoeconomics*. 2014; 32 (8): 745-758. http://dx.doi.org/10.1007/s40273-014-0164-8.

［5］ Katz PO, Gerson LB, Vela MF. Guidelines for the diagnosis and management of gastroesophageal reflux disease. *Am J Gastroenterol*. 2013; 108 (3): 308-328. http://dx.doi.org/10.1038/ajg.2012.444.

［6］ Fass R, Achem SR. Noncardiac chest pain: epidemiology, natural course and pathogenesis. *J Neurogastroenterol Motil*. 2011; 17 (2): 110-123. http://dx.doi.org/10.5056/jnm.2011.17.2.110.

［7］ Patti MG. An evidence-based approach to the treatment of gastroesophageal reflux disease. *JAMA Surg*. 2016; 151 (1): 73-78. http://dx.doi.org/10.1001/jamasurg.2015.4233.

［8］ Diener U, Patti MG, Molena D, Fisichella PM, Way LW. Esophageal dysmotility and gastroesophageal reflux disease. *J Gastrointest Surg*. 2001; 5 (3): 260-265. http://www.ncbi.nlm.nih.gov/pubmed/11360049.

［9］ Gordon C, Kang JY, Neild PJ, Maxwell JD. The role of the hiatus hernia in gastro-oesophageal reflux disease. *Aliment Pharmacol Ther*. 2004; 20 (7): 719-732. http://dx.doi.org/10.1111/j.1365-2036.2004.02149.x.

［10］ Sarkar S, Thompson DG, Woolf CJ, Hobson AR, Millane T, Aziz Q. Patients with chest pain and occult gastroesophageal reflux demonstrate visceral pain hypersensitivity which may be partially responsive to acid suppression. *Am J Gastroenterol*. 2004; 99 (10): 1998-2006. http://dx.doi.org/10.1111/j.1572-0241.2004.40174.x.

［11］ Sarkar S, Aziz Q, Woolf CJ, Hobson AR, Thompson DG. Contribution of central sensitisation to the development of non-cardiac chest pain. *Lancet*. 2000; 356 (9236): 1154-1159. http://dx.doi.org/10.1016/S0140-6736 (00) 02758-6.

［12］ Fass R. Chest pain of esophageal origin. *Curr Opin Gastroenterol*. 2002; 18 (4): 464-470. http://dx.doi.org/10.1097/00001574-200207000-00011.

［13］ Numans ME, Lau J, de Wit NJ, Bonis PA. Short-term treatment with proton-pump inhibitors as a test for gastroesophageal reflux disease: a meta-analysis of diagnostic test characteristics. *Ann Intern Med*. 2004; 140 (7): 518-527. http://dx.doi.org/10.7326/0003-4819-140-7-200404060-00011.

［14］ Cossentino MJ, Mann K, Armbruster SP, Lake JM, Maydonovitch C, Wong RKH. Randomised clinical trial: the effect of baclofen in patients with gastro-oesophageal reflux-a randomised prospective study. *Aliment Pharmacol Ther*. 2012; 35 (9): 1036-1044. http://dx.doi.org/10.1111/j.1365-2036.2012.05068.x.

［15］ Frieling T. Non-cardiac chest pain. *Visc Med*. 2018 http://dx.doi.org/10.1159/000486440.

［16］ Nguyen TMT, Eslick GD. Systematic review: the treatment of noncardiac chest pain with antidepressants. *Aliment Pharmacol Ther*. 2012; 35 (5): 493-500. http://dx.doi.org/10.1111/j.1365-2036.2011.04978.x.

［17］ Sandhu DS, Fass R. Current trends in the management of gastroesophageal reflux disease. *Gut Liver*. 2018; 12 (1): 7-16. http://dx.doi.org/10.5009/gnl16615.

［18］ Burgstaller JM, Jenni BF, Steurer J, Held U, Wertli MM. Treatment efficacy for non-cardiovascular chest pain: a systematic review and meta-analysis. *PLoS One*. 2014; 9 (8) http://dx.doi.org/10.1371/journal.pone.0104722.

［19］ Maradey-Romero C, Fass R. New therapies for non-cardiac chest pain. *Curr Gastroenterol Rep*. 2014; 16 (6) http://dx.doi.org/10.1007/s11894-014-0390-4.

［20］ Rao SSC, Mudipalli RS, Remes-Troche JM, Utech CL, Zimmerman B. Theophylline improves esophageal chest pain - a randomized, placebo-controlled study. *Am J Gastroenterol*. 2007; 102 (5): 930-938. http://dx.doi.org/10.1111/j.1572-0241.2007.01112.x.

［21］ Dong R, Xu X, Yu L, et al. Randomised clinical trial: gabapentin vs baclofen in the treatment of suspected refractory gastro-oesophageal reflux-induced chronic cough. *Aliment Pharmacol Ther*. 2019; 49 (6): 714-722. http://dx.doi.org/10.1111/apt.15169.

［22］ Vanuytsel T, Bisschops R, Farré R, et al. Botulinum toxin reduces dysphagia in patients with nonachalasia primary esophageal motility disorders. *Clin Gastroenterol Hepatol*. 2013 http://dx.doi.org/10.1016/j.cgh.2013.03.021.

［23］ Corley DA, Katz P, Wo JM, et al. Improvement of gastroesophageal reflux symptoms after radiofrequency energy: a randomized, sham-controlled trial. *Gastroenterology*. 2003 http://dx.doi.org/10.1016/S0016-5085 (03) 01052-7.

［24］ Lipka S, Kumar A, Richter JE. No evidence for efficacy of radiofrequency ablation for treatment of gastroesophageal reflux disease: a systematic review and meta-analysis. *Clin Gastroenterol Hepatol*. 2015 http://dx.doi.org/10.1016/j.cgh.2014.10.013.

［25］ Hunter JG, Kahrilas PJ, Bell RCW, et al. Efficacy of transoral fundoplication vs omeprazole for treatment of regurgitation in a randomized controlled trial. *Gastroenterology*. 2015 http://dx.doi.org/10.1053/j.gastro.2014.10.009.

［26］ Witteman BPL, Conchillo JM, Rinsma NF, et al. Randomized controlled trial of transoral incisionless fundoplication vs. proton pump inhibitors for treatment of gastroesophageal reflux disease. *Am J Gastroenterol*. 2015 http://dx.doi.org/10.1038/ajg.2015.28.

［27］ Wileman SM, McLeer S, Campbell MK, et al. Laparoscopic fundoplication versus medical management for gastro-oesphageal reflux disease (GORD) in adults. In: *Cochrane Database of Systematic Reviews*. John Wiley & Sons, Ltd.; 2001 http://dx.doi.org/10.1002/14651858.cd003243.